CYBERCHOROBY

Jak cyfrowe życie rujnuje nasze zdrowie

Tytuł oryginału: CYBERKRANK! Wie das digitalisierte Leben unsere Gesundheit ruiniert

Copyright © 2015 Droemer Verlag. Verlagsgruppe Droemer Knaur GmbH & Co KG, München
Copyright © 2016 for the Polish edition by Grupa Wydawnicza Literatura Inspiruje Sp. z o.o.
Copyright © for the Polish translation by Małgorzata Guzowska

Wszelkie prawa zastrzeżone
All rights reserved
Książka ani żadna jej część nie mogą być publikowane ani w jakikolwiek inny sposób powielane w formie elektronicznej oraz mechanicznej bez zgody wydawcy.

Redakcja i korekta: **Agnieszka Brach, Justyna Jakubczyk**
Projekt okładki i stron tytułowych: **Ilona Gostyńska-Rymkiewicz**
Zdjęcie na okładce: **Copyright © lucadp (fotolia.pl)**
Skład graficzny: **Justyna Jakubczyk**

Druk i oprawa: **Abedik SA Poznań**
www.abedik.com.p

ISBN: 978-83-65223-47-0

Wydawnictwo Dobra Literatura
Słupsk 2016

zamowienia@literaturainspiruje.pl
www.dobraliteratura.pl
www.literaturainspiruje.pl

Manfred Spitzer

CYBERCHOROBY

Jak cyfrowe życie rujnuje nasze zdrowie

Przełożyła Małgorzata Guzowska

Dla Anny, żeby była zdrowa

Przedmowa

Cyfrowa technologia informacyjna jest w naszym społeczeństwie wszechobecna. Kształtuje nasze życie. Już 7 lat temu młodzi ludzie w Niemczech spędzali przed ekranami (TV, komputer, wideo, konsole do gier) po 7 godzin dziennie. Błyskawiczne rozpowszechnienie smartfonów w ciągu ostatnich pięciu lat zmieniło ten stan wyłącznie pod jednym względem: zakres wykorzystywania cyfrowej technologii informacyjnej gwałtownie wzrósł, ponieważ smartfon bezustannie nam towarzyszy – zawsze jest w zasięgu ręki. Już nie pytamy o drogę napotykanych przechodniów, w celu rozwiązania problemu nie szukamy wsparcia u znajomych („jak uruchomić pralkę?"). Pytania zadajemy za pośrednictwem smartfona, a odpowiedzi po ułamkach sekund płyną do nas z „chmury", jak coraz częściej określa się gigantyczne zbiory danych rozlokowane gdzieś na pustyniach tego świata. Pozostawiamy przy tym cyfrowe ślady, które są rejestrowane, zapamiętywane i analizowane. Nawet jeżeli wykorzystujesz smartfon wyłącznie jako latarkę, wciąż zbiera on i wysyła dane na twój temat, a najpóźniej od lata 2013 roku – dzięki wyznaniom pracownika NSA, Edwarda Snowdena – wiemy, że są one analizowane, sprzedawane i nadużywane.

Jakie niesie to skutki dla nas? Na to pytanie starałem się odpowiedzieć w poprzednich publikacjach. Nie jest to pierwsza książka, w której zajmuję się pytaniami o konsekwencje zmian naszych życiowych nawyków w związku z mediami. W 2005 roku wydałem książkę pt. *Vorsicht, Bildschirm* (Uwaga, ekran), w której naświetlałem niekorzystne dla ciała i ducha skutki oglądania telewizji.

Wtedy średni czas poświęcany na oglądanie telewizji wynosił 3 godziny dziennie. Sądziłem, że to niedorzecznie długo, zwłaszcza w przypadku dzieci i młodzieży, czyli tych, którzy chodzą do szkoły, by zdobywać tam wiedzę i wykształcenie potrzebne do życia w społeczeństwie. Przy założeniu, że mamy 35 godzin lekcyjnych tygodniowo – jedna lekcja trwa 45 minut, tydzień szkolny ma 5 dni – to uczeń przez 26,25 godzin tygodniowo zajmuje się nauczanym materiałem, co daje 3,75 godziny dziennie. A zatem 3 godziny przed telewizorem odpowiadały mniej więcej całemu dziennemu czasowi poświęcanemu na naukę w szkole. Fakt, że takie „równouprawnienie" musi mieć konsekwencje, był już wtedy oczywisty w świetle badań nad mózgiem, neuroplastycznością i uczeniem się. Pytanie, którym zajmowałem się 10 lat temu, brzmiało więc: czy istniejące już wtedy dowody naukowe mogły to rzeczywiście wykazać. Mogły – taki wniosek płynął z dokonanego przeglądu literatury naukowej: telewizja rzeczywiście sprawia, że ludzie stają się grubi, głupi i agresywni. Każdy, kto twierdzi, że tak nie jest, zaprzecza naukowym faktom – tak jak ktoś, kto głosi, że Ziemia jest płaska, a Słońce krąży wokół niej.

Książka spotkała się z pewnym zainteresowaniem. Została przez media rozszarpana, mnie zniesławiono i zaatakowano. To samo – jednak z jeszcze większym natężeniem – spotkało mnie po wydaniu drugiej książki dotyczącej „ryzyka i skutków niepożądanych mediów ekranowych", zatytułowanej *Cyfrowa demencja*. Nagle zostałem okrzyknięty psychiatrą chuliganem[1], który „z niepełnymi i błędnymi tezami jeździ po kraju, wykorzystując sezon ogórkowy 2012 roku do reklamowania swojej książki za pomocą demagogicznych uproszczeń" [cytaty pochodzące z materiałów, które nie zostały wydane w języku polskim, zostały przetłumaczone przez Małgorzatę Guzowską na potrzeby tej książki; pozostałe tłumaczenia zaczerpnięte z wydań polskich zostały opatrzone stosowną informacją], jak scharakteryzowano moją pracę w stanowisku wydanym na zlecenie ministerstwa kultury przez Landesmedienzentrum Badenii-Wirtembergii[2]. W tym finansowanym z pieniędzy podatników, ubliżającym mi tekście (pt. *Der Spitzer geht um*, brak wskazania autorów i daty) możemy również przeczytać, że „dla osiągnięcia efektu pod publiczkę" dopuszczam się „grzechu na naszych dzieciach" oraz „uniemożliwiam rzeczowe zmierzenie się z problemami"[3]. Prawdą jest jednak dokładne przeciwieństwo sformułowanego tu zarzutu. O „cyfrowej demencji" mówi się dziś powszechnie w kontekście niepożądanych skutków cyfrowej technologii informacyjnej. Zaledwie kilka dni temu pewien instytut badania rynku opublikował wyniki sondażu przeprowadzonego na próbie reprezentatywnej złożonej z tysiąca niemieckich obywateli na temat „zdolności zapamiętywania i cyfrowych funkcji pamięci", zatytułowanego *Digitale Demenz: was merken sich die Deutschen im Digitalen Zeitalter noch* (Cyfrowa demencja: co jeszcze zapamiętują Niemcy w czasach cyfryzacji). Zwięzłe podsumowanie wyników: przerażająco mało[4].

Medialna (a także publiczno-prawna[5]) nagonka rozpętana latem 2012 roku nie dała rady zapobiec czytaniu i rozumieniu *Cyfrowej demencji* przez szeroką publiczność – od starszych kolegów z kręgów akademickich po uczniów gimnazjów („niezła jazda" – napisał mi jeden z nich). O ile zaraz po publikacji opinie na temat książki były wyraźnie podzielone na krytykę i głosy potwierdzające moje obserwacje, o tyle dzisiaj zdecydowanie przeważają komentarze pozytywne (co obrazuje zamieszczony wykres). Nawet zwolennicy internetu, jak bloger i dziennikarz Sascha Lobo, którzy jeszcze 3 lata temu gwałtownie atakowali mnie za moją krytyczną postawę, dziś sami odnoszą się krytycznie do współczesnej technologii informacyjnej[6].

Mam nadzieję, że książka, którą trzymasz w ręku, poruszająca tematykę o wiele szerszą niż wspomniane wcześniej publikacje, trafi do jeszcze większej liczby otwartych głów i „krytycznych umysłów". Tutaj bowiem nie chodzi „tylko" o skutki wykorzystywania mediów cyfrowych dla naszego umysłu, ale również o konsekwencje dla całokształtu zdrowia psychicznego i fizycznego. I nie chodzi „tylko" o telewizor czy komputer, ale przede wszystkim o smartfon – przedmiot, który ze względu na swoje rozpowszechnienie i wielość zastosowań możemy nazwać „szwajcarskim scyzorykiem XXI wieku".

Każdy obdarzony fantazją może sobie wyobrazić, co się dzieje, kiedy miliardy ludzi co 7 minut zerkają na wyświetlacz smartfona, coś robią z tym urządzeniem lub na nim i zostawiają przy tym ślady, które są dalej analizowane przez najbogatsze i najpotężniejsze światowe firmy, chcące się dzięki temu stać jeszcze potężniejszymi i – przede wszystkim – jeszcze bogatszymi. Istnieją już szczegółowe wizje tego, co mogłoby się wydarzyć, gdyby skumulowane możliwości przetwarzania danych chmury przerosły możliwości naszych mózgów w tym zakresie (uwaga: to nie jest temat dla ludzi o słabych nerwach!). Na własnej skórze poczułem drobny tego przedsmak podczas długiej podróży samochodem 1 lutego 2015 roku. Słuchałem radia Deutschlandfunk oraz wiadomości nadawanych przez inne stacje. To był zupełnie zwyczajny dzień, jednak według wieści płynących z mojego radia życie przypominało jeden wielki cyfrowy koszmar: informacje dotyczyły m.in. tego, że kanadyjski wywiad CSIS [Canadian Security Intelligence Service – przyp. red.] cyfrowo inwigiluje swoich obywateli w jeszcze większym stopniu, niż robi to amerykańska agencja NSA [National Security Agency; Amerykańska Agencja Wywiadowcza – przyp. red.]. Chodziło też o to, że Facebook zmienia swoje warunki

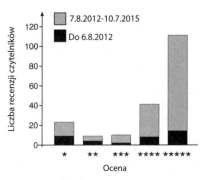

Zmiany w zakresie publicznego odbioru książki pt. *Cyfrowa demencja* zrekonstruowane na podstawie recenzji klientów sklepu Amazon. O ile kilka dni po jej ukazaniu się (37 recenzji zebranych do 6 sierpnia 2012; kolor czarny) komentarze zdecydowanie negatywne (jedna gwiazdka: 9 ocen) i bardzo pozytywne (5 gwiazdek: 14 ocen) rozkładały się dość równomiernie, to informacje zebrane niecałe 3 lata później (157 recenzji napisanych do 10 lipca 2015; kolor szary) pokazują zgoła odmienny obraz. Liczba recenzji przychylnych rosła w porównaniu z negatywnymi dużo silniej, przekraczając 80%.

biznesowe, by móc dostarczać niemieckim obywatelom jeszcze bardziej celowaną i personalizowaną reklamę. Program puszczany przez stację Deutschlandfunk pt. *Cyfrowe objęcie: internet jako wola i wyobrażenie* nie był wcale filozoficznym spojrzeniem na Sieć z perspektywy Schopenhauera, lecz przerażającym scenariuszem „zepsutej", „nieudanej" „nieuniknionej" i „kontrolującej" nas sieci danych. Magazyn konsumentów w programie B5 Aktuell (stacja radiowa należąca do Beyerischer Rundfunk) zawierał materiał na temat „wątpliwości wokół elektronicznej karty zdrowia" (która całe 9 lat po zaplanowanym wdrożeniu w 2006 roku nadal nie działa), a także informację o „cotygodniowym gniewie konsumenta: zhakowani w imieniu Microsoft" (gdzie ostrzegano przed indyjskimi oszustami). W nadawanym chwilę później w B5 Aktuell magazynie komputerowym była mowa m.in. o tym, „jak gwiazdy radzą sobie z hakerami", „jak bardzo rozpraszają nas smartfony podczas prowadzenia samochodu", i jeszcze raz pojawiły się obszerne doniesienia o ogólnoświatowym cyberszpiegostwie. POMOCY! Takie wołanie rozbrzmiewało w mojej głowie pod koniec podróży.

Poruszone wyżej tematy nie wchodzą jednak w treść tej książki; tu wyjaśniam, co w świetle naukowych doniesień wiemy dziś o chorobotwórczych skutkach cyfrowego życia. Różnorodność, szczegółowość i zakres dostępnej wiedzy, z którą zetknąłem się podczas prac nad tą publikacją, również był dla mnie więcej niż zaskoczeniem, ponieważ nauka ze swej natury nie jest przedsięwzięciem charakteryzującym się szybkością. Tymczasem dane dotyczące patologii wynikających z cyfryzacji naszego życia w roku 2015 kreślą obraz o wiele wyraźniejszy niż 3 lata wstecz. Dlatego podjęcie działań jest jeszcze pilniejsze – i z tego powodu ta książka w zakresie poruszanej tematyki i wiedzy naukowej, którą dysponujemy, znacząco wykracza poza treści przedstawione w *Cyfrowej demencji*.

Nie chodzi mi wcale o wrogość wobec technologii, ale o niepożądane działania uboczne – jak w farmakologii. Tam także mamy nie tylko działania korzystne i pożądane, ale też skutki uboczne. W farmakologii od dawna wiadomo również, że owe działania uboczne mogą być odmienne w zależności od wieku. Czy ktoś zażyłby bez refleksji nieprzebadany medykament? Albo – jeszcze gorzej – po tym, jak już poznano jego wyraźne działania niepożądane u ludzi młodych, zaaplikowałby go swoim dzieciom? I do kogo należy się zwrócić w razie wątpliwości – do przedstawicieli branży farmaceutycznej czy może jednak do pediatry?

W przedmowie do najnowszej analizy korzystania z mediów przez dzieci w wieku od trzech do ośmiu lat czytamy: „Na początek najważniejsze odkrycie: pytanie »czy« jest w praktyce już nieaktualne i oderwane od rzeczywistości.

Dzieci poruszają się samodzielnie w cyfrowym świecie. Aż 1,2 miliona dzieci w wieku od trzech do ośmiu lat jest regularnie online. Dzieci, które nie potrafią jeszcze pisać i czytać, rozpoznają symbole umożliwiające im korzystanie z internetowych ofert"[7]. W tej książce sprzeciwiam się takiemu podejściu: „oderwany od rzeczywistości" jest ten, kto zamyka oczy na negatywne konsekwencje zdrowotne tego zjawiska. Dzieci nie są w sieci „samodzielne", a już na pewno nie wtedy, kiedy nie potrafią czytać i pisać oraz nie wykształciły jeszcze umiejętności krytycznego myślenia. Tak samo zresztą w wątpliwość należy podać samodzielność dorosłych poruszających się po internecie. A to, że mimo wszystko dzieci potrafią „korzystać z internetowych ofert", jest niestety prawdą, o czym przekonują się rodzice stający przed koniecznością płacenia za internetową działalność swoich pociech.

Musimy dbać o wykształcenie młodych ludzi – najważniejszy fundament nie tylko naszej gospodarki, ale i całego społeczeństwa. To samo dotyczy ich zdrowia. Jeżeli pozostawimy to kilku bardzo bogatym firmom, dla których zyski są ważniejsze od dobrostanu kolejnego pokolenia, dopuszczamy się grzechu wobec naszych potomków. W innych obszarach już to robimy, zostawiając im planetę, która kiedyś była rajem, obecnie zaś stała się składowiskiem śmieci. Nie wiem, co jest gorsze: śmieci w krajobrazie czy w głowie, wiem jednak, że niezależnie od umiejscowienia śmieci mocno ograniczają szanse na wykształcenie, autonomię, wolność, zdrowie i szczęście. Nie możemy pozostawić ani umysłów, ani zdrowia naszych dzieci w szponach rynku!

Ulm, lipiec 2015
Manfred Spitzer

Wprowadzenie

Mniej więcej 12 000 lat temu ludzie zaczęli żyć w sposób cywilizowany, dlatego dziś zamiast słońca budzi nas budzik. Idziemy do łazienki, w której myjemy się ciepłą wodą, jemy śniadanie w przyjemnych klimatyzowanych pomieszczeniach, a żywność na naszym talerzu wyprodukowano i przygotowano w odległych miejscach. Pomyślmy choćby o drodze i etapach produkcji, przez jakie od pola i krowy musi przejść leżąca na naszym stole bułka z masłem. Następnie pociągiem, autobusem albo samochodem jedziemy „do pracy", jak określamy wyspecjalizowane i często niebywale stechnicyzowane miejsca produkcji oraz dystrybucji produktów i usług. Po powrocie z pracy spędzamy wieczór w domu – nierzadko samotnie[1] – i pozwalamy, by w czasie wolnym, jaki mamy do dyspozycji, zabawiali nas na różne sposoby aktorzy, a więc obcy ludzie, których zachowanie z założenia zostaje wymyślone, z wysiłkiem utrwalone i rozpowszechnione za pośrednictwem mediów. Często się nam wydaje, że znamy tych ludzi lepiej niż naszych najbliższych sąsiadów. Już nie siedzimy z *naszą* grupą przy ognisku w jaskini.

Cywilizacja i choroba

Nasze życie jest wygodne, to oczywiste. O wiele trudniej dostrzec skutki uboczne – od lęku i braku ruchu, przez samotność i wyobcowanie aż po choroby cywilizacyjne. Dzieje się tak dlatego, że negatywne konsekwencje nie pojawiają się natychmiast, ale rozwijają długo, a nawet bardzo długo. Tymczasem ludzie o wiele bardziej cenią wróbla w garści niż gołąbka na dachu, w związku z czym pytanie, czy zjeść teraz lody waniliowe, czy żyć jeden dzień dłużej, niemal wszyscy rozstrzygamy na korzyść lodów. Istnieje specjalistyczny termin określający to zjawisko: *dyskontowanie przyszłości* – pomniejszamy wartość przyszłych zdarzeń, a najważniejsza jest teraźniejszość. Obecne udogodnienia przeważają większe korzyści, które moglibyśmy osiągnąć w przyszłości, rezygnując z małej przyjemności tu i teraz.

Tak było zawsze, co widać na przykładzie pierwszych chorób cywilizacyjnych sprzed 10 000 lat (więcej na ten temat w rozdziale 1). Dziś także mamy do czynienia z chorobami cywilizacyjnymi, można powiedzieć – znowu. Chorobami zupełnie nowymi i przede wszystkim całkowicie nas zaskakującymi. Cyfrowa technologia informacyjna – silniej niż jakakolwiek innowacja kiedykolwiek wcześniej – kształtuje nasze życie. Budzi nas już nie budzik, tylko smartfon (patrz rozdział 2), z którego pomocą rozsyłamy też wiadomości tekstowe i robimy mnóstwo innych rzeczy: umawiamy się, znajdujemy dzięki wyszukiwarkom odpowiedzi na pytania, czytamy wiadomości, oglądamy telewizję, orientujemy się w obcym mieście, dostajemy reklamy, wysyłamy zdjęcia dotyczące naszych przeżyć i przyjaciół, słuchamy muzyki, robimy notatki i zarządzamy naszym terminarzem. Niebawem smartfon będzie kontrolował ogrzewanie naszego domu – włączał je, nim nas obudzi, wyłączał, gdy dostrzeże, że opuszczamy miejsce zamieszkania; będzie dla nas włączał ekspres do kawy i zamawiał zakupy spożywcze, kiedy w lodówce zabraknie czegoś na imprezę, o której będzie wiedział dzięki kalendarzowi, który w nim prowadzimy. Dzień przed przyjęciem ustali liczbę przyjaciół, którzy e-mailem lub

SMS-em potwierdzili przybycie, i zadba o potrzebne ilości jedzenia i napojów. Kraina pieczonych gołąbków wpadających wprost do ust jawi się przy tym niczym miejsce, które oferuje nam nędzne atrakcje i wymaga mozołu, nie mówiąc już o nieakceptowalnym zacofaniu.

Za pomocą komputerów ze znacząco większymi ekranami załatwiamy sporą część pracy niezależnie od tego, czy jesteśmy mechanikiem samochodowym, finansistą czy chirurgiem. Największe ekrany zostawiamy sobie jednak na wieczorną rozrywkę – olbrzymie telewizory HDTV z okularami 3D i pięciokanałowym dźwiękiem stereo przenoszą nas w inne światy. Każdego indywidualnie. Równocześnie, żeby zwalczyć wkradające się poczucie osamotnienia, buszujemy po takich serwisach, jak Facebook, WhatsApp, Instagram czy Twitter i oglądamy, co porabiają inni. Niestety ogarnia nas wtedy nierzadko nieprzyjemne uczucie, że znaleźliśmy się akurat w miejscu, w którym niewiele się dzieje (więcej o tym w rozdziale 6). Jak radzić sobie z niezadowoleniem, pustką i samotnością, które niepostrzeżenie nas dopadają i się rozpychają, czyniąc nasze życie nudnym i szarym (a o tym opowiem w rozdziale 12), zwłaszcza w porównaniu z kolorami obecnymi w życiu innych ludzi, widocznymi na otaczających nas ekranach?

Gdy nie mamy do dyspozycji nowoczesnej technologii, czujemy się jak leżący na grzbiecie bezradny żuk wymachujący nadaremno odnóżami. Zapodziana gdzieś, zgubiona albo nawet skradziona komórka przyprawia nas o palpitacje, wywołuje strach i stres. „Prędzej odetnę sobie rękę, niż zrezygnuję z mojej komórki" – takie deklaracje najgłębszego przywiązania do nowych technologii składają nieustannie przede wszystkim młodzi ludzie. Ponad trzy czwarte z nich przyznaje: „Gdy akurat nic się nie dzieję, biorę do ręki telefon"[2]. Wszystko to są znane objawy uzależnienia (o tym w rozdziale 3), którego rozpowszechnienie w kilku krajach tego świata osiągnęło już niepokojące rozmiary. Co można z tym zrobić?

Sądzimy, że zarówno dobre samopoczucie, jak i cierpienia nas wszystkich zależą bezpośrednio od opanowania nowych technologii. A ten, kto nie chce się w to włączyć, zostaje wykluczony lub przynajmniej tak się czuje. W każdym razie wysyłane są do niego odpowiednie sygnały. Nieco starsi pośród nas, którzy przyszli na świat jeszcze przed erą cyfrową, nierzadko mają problemy z poruszaniem się po internecie, właściwą obsługą komputera, smartfona itd. Z tego powodu wszyscy uważają, że należy młodym ułatwiać życie, i dlatego wprowadzać ich w świat nowoczesnych technologii możliwie jak najwcześniej. Uznaje się więc, że tablety w przedszkolu, smartfony i konsole do gier w szkole oraz laptopy najpóźniej w 5 klasie sprzyjają właściwemu rozwojowi dzieci. To zrozumiałe. A jednak przy okazji nie zauważamy, że dzieci i młodzież wyjątkowo łatwo wpadają w uzależnienie. Dorośli, których mózgi osiągnęły już dojrzałość, są w stanie oprzeć się substancjom czy zachowaniom prowadzącym do uzależnień. Dzieci takiej zdolności nie mają. One „wciągają się" w cyfrowe technologie.

Dorzućmy brak ruchu, zubożenie sensoryczne, nabyte problemy z koncentracją uwagi, brak treningu celowych, przemyślanych działań, zaburzenia rozwoju mowy i słabsze wykształcenie – to wszystko *udowodnione* skutki cyfrowej technologii informacyjnej u dzieci i młodzieży (temat poruszam w rozdziałach 8 i 9). Poza tym cyfrowe media na wiele sposobów zaburzają sen (rozdział 10) i życie seksualne (rozdział 11), konkretne mechanizmy takiego działania są już częściowo znane albo właśnie badane. Dziś możemy jednak stwierdzić, że wraz z rosnącą cyfryzacją naszego życia intensywnie szerzą się niezadowolenie, depresja i osamotnienie (rozdział 12).

Cyber-

W książce używam przedrostka „cyber-" [za *Słownikiem języka polskiego* PWN (dostęp 14.03.2016): cyber- pierwszy człon wyrazów złożonych wskazujący na ich związek z informatyką, a zwłaszcza z Internetem] jako określenia przyczyny wszystkich tych głębokich zmian naszego prywatnego i zawodowego życia. Słowo pochodzi z języka greckiego i określa umiejętność nawigowania, kompetencje sternika. Pojawiło się ono w tytule książki amerykańskiego matematyka Norberta Wienera [*Cybernetyka; cybernetics or control and communication in the animal and the machine*, New York 1948; wyd. pol. *Cybernetyka, czyli sterowanie i komunikacja w zwierzęciu i maszynie*. PWN, Warszawa 1971 – przyp. red.] jako określenie nauki o procesach kierowania, kontroli i komunikacji. Wraz z nastaniem współczesnej cyfrowej technologii informacyjnej słowo „cyber" według słownika Dudena [słownik języka niemieckiego wydany przez Konrada Dudena. Początkowo był to głównie słownik ortograficzny, z czasem nazwę tę przejęły też inne typy niemieckich słowników – przyp. red.] odnosi się do „stworzonego dzięki komputerom wirtualnego świata". Nie chodzi tu o pojedyncze składniki hard- czy software'u, ale o cały system, ze wszystkimi powiązaniami, które zapewnia internet. Dopiero dzięki temu nasze komputery stają się wyjątkowo wydajne, przede wszystkim w zakresie dostępu do informacji. I dopiero dzięki temu *wirtualna rzeczywistość* całkiem realnie oddziałuje na nasze doznania, myślenie i przede wszystkim relacje społeczne. Stosowanie przedrostka „cyber-" na określanie różnych patologii nie jest niczym nowym, mamy wszak: cyberchondrię, cybermobbing, cyberprzestępczość, cyberataki czy cyberdżihad. Ale dlaczego media informacyjne czy wręcz same informacje miałyby nas wpędzać w chorobę? Przede wszystkim dlatego, że ludzie nie są komputerami i nie „pobierają" informacji, ale poznają i analizują zagadnienia. To zaś jest możliwe wyłącznie dzięki wiedzy wstępnej, którą musimy mieć już przed jakimkolwiek korzystaniem z nowych mediów (o tym w rozdziale 7). Poza tym do psychicznych i społecznych konsekwencji cyfrowej technologii informacyjnej zaliczamy lęk, deficyty uwagi, stres, bezsenność, brak ruchu, problemy w relacjach, rozwody, depresję i osamotnienie. Odnośnie do wszystkich tych zjawisk dysponujemy wynikami badań z ostatnich trzech lat, które zaprezentuję w kolejnych rozdziałach.

Cyberlobby wywołuje cyberstres

Jak dochodzi do wymienionych negatywnych skutków? I dlaczego nic z tym nie robimy? Jak się okazuje, oba pytania są ściśle powiązane. Oto przykład: ilekroć w ciągu ostatnich kilku lat rozmawiałem z rodzicami na temat ich dzieci i tego, jak intensywnie korzystają one z cyfrowych mediów, w trakcie rozmowy padała taka oto uwaga: „Dzisiaj to już tak jest. Oczywiście to straszne, ale nie da się z tym nic zrobić". Takie zdania w mniejszym stopniu oddają stan rzeczy, w zdecydowanie większym zaś wyrażają całkowitą rezygnację i bezradność. Bardzo wiele osób opisuje swoje subiektywne doświadczenia z cyfrową technologią informacyjną w taki sposób, jakby były wobec niej całkowicie bezbronne – jakby komputery, konsole, tablety i smartfony jak grad spadały na nas z nieba, a wszystko, co możemy zrobić, to jedynie przyglądać się takiemu fatalnemu zrządzeniu losu.

W rozdziale 5 szczegółowo przedstawię, że takim doświadczeniom często towarzyszą uogólniony lęk i stres. Jednocześnie bardzo skuteczne i pracujące w ukryciu lobby dba o to, aby codziennie, za pośrednictwem mediów, bombardowały nas komunikaty o tym, jak ważne i przydatne są media cyfrowe we wszystkich sferach życia:

- Samotny? – Dlaczego nie ma cię na Facebooku?
- Singiel? – Dlaczego nie korzystasz z serwisów randkowych?
- Problemy w szkole? – Brakuje ci właściwej aplikacji do nauki!
- Za gruby? – Jeszcze nie masz aplikacji z dietą?
- Brakuje ci czasu? – Nie masz kalendarza w chmurze?
- Chory? – Watson[3] pomoże przy diagnozie i terapii!
- Głodny? – Od fastfoodu po wyszukane przepisy – wszystko online!
- Brakuje ci pieniędzy? – Kredyty online są szybsze niż jakikolwiek normalny bank!
- Nie masz na nic ochoty? – Przecież są aplikacje motywujące!
- Nie masz już ochoty i czasu dla swojego smartfona? – Może skorzystasz z aplikacji, by się wyłączyć?

Można odnieść wrażenie, że życie w zasadzie toczy się już tylko online, ponieważ każdej – *naprawdę każdej!* – naszej aktywności w sposób niemal oczywisty towarzyszy cyfrowa technologia informacyjna. Nawet do świadomego wyłączenia się potrzebujemy dziś aplikacji. Codziennie obserwujemy, jak bardzo akurat to się nie sprawdza: na każdym kroku ludzie zajmują się swoimi smartfonami, tabletami czy laptopami. Nieustannie są połączeni z wirtualnym światem, w kontakcie z wieloma innymi użytkownikami sieci, którzy są właśnie online, z dostępem do błyskawicznie zmieniającego się zbioru informacji. Przemysł, który umożliwia nam nowe cyfrowe życie, jest najbogatszym przemysłem na świecie. Dlatego to lobby ma środki na zadbanie o to, byśmy codziennie wszędzie słyszeli, widzieli i czytali, jak dobre... nie, jak megasuperzajefajne jest wszystko to, co się nam proponuje.

Przeładowanie czy dyktat większości?

Jak mawiają Amerykanie, trawa zawsze jest zieleńsza po drugiej stronie ogrodzenia. Gdzieś tam zawsze jest ciekawiej niż u nas. Dlatego wiele osób ma nieustanne poczucie, że coś je omija. A przecież ludzie, zwłaszcza młodzi, śpią już wyraźnie mniej, niż potrzebują (ten trend zarysował się już 10 lat temu, a więc przed wynalezieniem smartfonów). Przez to są często przewlekle zmęczeni (i w dłuższej perspektywie zapadają na różne choroby), ponieważ cały czas mają poczucie, że już nie nadążają, a w efekcie się poddają.

Rozpowszechnione określenie tego stanu – przeładowanie informacyjne – jest podstępne, jako że uniemożliwia nam wgląd w to, co rzeczywiście się dzieje. Nie można bowiem doprowadzić do faktycznego przeładowania informacyjnego mózgu, ponieważ mózg sam z siebie o wiele wcześniej zamyka dostęp! Możemy jednak mieć nieprzerwane uczucie osobistej niezdolności i niemocy przy każdym spojrzeniu na smartfon w dłoni, monitor w pracy czy gigantyczny ekran telewizora w domu: nasi znajomi balują, konkurencja dawno po fajrancie wciąż pracuje nad rozwiązaniem problemu, a na 500 pozostałych kanałach kablówki leci zapewne lepszy film. Próbujemy gonić, boleśnie sobie w tym samym czasie uświadamiając, że nie mamy w tym starciu najmniejszych szans.

Przy każdym użyciu współczesnej technologii informacyjnej ponadto pozostawiamy po sobie cyfrowy ślad, który może być przez innych śledzony, zapamiętywany i analizowany. O ile nie wiedzieliśmy tego już wcześniej – od czasu zeznań byłego pracownika amerykańskiej agencji wywiadowczej National Security Agency (NSA) Edwarda Snowdena mamy pewność, że tak właśnie się dzieje. Wszędzie. Teraz. I dotyczy nas wszystkich.

Czujni rodzice wiedzą aż za dobrze, jak bardzo cyfrowe życie szkodzi ich dzieciom, jak kradnie czas, którego brakuje na inne czynności wspierające rozwój (np. zabawę, sport, muzykowanie, malowanie, majsterkowanie, szaleństwa na podwórku, włażenie na drzewa itp.). Kiedy rozmawia się z rodzicami, często w którymś momencie pada zrezygnowana wypowiedź: „Przecież wszystkie inne dzieci z tego korzystają, moje dziecko nie może być outsiderem". Gdyby rodzice wiedzieli, że korzystanie z urządzeń cyfrowych w czasie wolnym – jak jednoznacznie pokazują stosowne badania – prowadzi właśnie do izolacji dzieci i młodzieży, zapewne postępowaliby inaczej. W końcu wszyscy rodzice chcą zawsze dla swoich dzieci tego, co najlepsze. Poddanie się naciskom większości prowadzi zatem do tego, że rodzice swoim dzieciom szkodzą – mając tego świadomość *oraz* wynikające z tego wyrzuty sumienia!

Dyktat większości tak naprawdę nie istnieje. Rzeczywiście rodzice codziennie *widzą*, w jakim zakresie cyfrowe media szkodzą ich pociechom. Pozornie wszechwładne lobby dba o to, by nam codziennie przypominano, że gry komputerowe czynią nas mądrzejszymi, że każdy uczeń i student musi mieć dostęp do komputera oraz internetu, że publiczne placówki edukacyjne muszą mieć WLAN, a cyfrowe życie ogólnie zapewni nam przyszłość różową i pozbawioną wszelkich zmartwień. Złe języki podszeptują, że politycy tylko dlatego tak chętnie się w to włączają, ponieważ bezkrytycznym i głupim obywatelem zdecydowanie łatwiej się rządzi. Nie jestem zwolennikiem teorii spiskowych[4]. Jako psychiatra znam się na tym i z doświadczenia mogę powiedzieć, że niemal zawsze, gdy w grze pojawia się wroga siła, ostatecznie okazuje się, że chodzi o głupotę i brak pojęcia – z dolewką egoizmu i przestępczej energii.

Dostrzeganie, zapobieganie i terapia

Cyfrowa technologia informacyjna może – pośrednio lub bezpośrednio – wywoływać nowe choroby albo zwiększać występowanie już znanych. W pierwszej kolejności potrzebujemy wyjaśniania i uświadamiania: co wiemy? Co jest prawdą? Co jest propagandą i lobbowaniem najbogatszych firm świata, a co kłamstwami opłacanych przez nie ludzi? Sama wiedza to jednak za mało, by skutecznie działać. Zwłaszcza wtedy, gdy na scenę wkracza uzależnienie. Dlatego rodzice, wychowawcy i nauczyciele muszą nie tylko dostrzec puste hasła reklamowe, ale też choroby, które pojawiają się w związku z nadmiernym korzystaniem z cyfrowych mediów. I musimy wiedzieć, w jaki sposób im zapobiegać, zanim dziecko wpadnie w tarapaty, i jak wygląda terapia, gdy już się to stanie. O tym właśnie jest ta książka.

Niemoc ludzi w obliczu maszyn chyba nigdzie nie jest aż tak jaskrawa jak w historii o naukowcach, którzy stworzyli inteligentny komputer. Pierwsze pytanie, które mu zadali, brzmiało: „Czy istnieje bóg?". Na co komputer odpowiedział: „Tak, teraz już istnieje". Po czym z nieba spadł grom, niszcząc przycisk wyłączenia maszyny.

1. Choroby cywilizacyjne

Coś takiego jak choroby cywilizacyjne w ogóle nie powinno istnieć, wszak cywilizacja oznacza dobrobyt, a ten idzie w parze z lepszymi warunkami bytowymi. Gwarancja zaopatrzenia w pożywienie, ubrania, ciepło i bezpieczeństwo, do tego czysta woda z kranu oraz systemy odprowadzania ścieków i wywożenia śmieci wraz z opieką medyczną są częścią naszej cywilizacji. Sprawiły, że nasze życie stało się lepsze i znacząco dłuższe.

Mimo wszystkich tych wspaniałości mamy dziś do czynienia z chorobami, które nie występowały w czasach poprzedzających cywilizację. Nie bez powodu mówi się o nich „choroby z dobrobytu". Przyczyny i skutki niektórych dobrze już poznano i dlatego wiadomo również, jak można stawić im czoła. A jednak przekraczając próg supermarketu i stając przed półkami, raczej nie myślimy o tym, że oferowane produkty żywnościowe mogą powodować choroby. Dlaczego tak jest i jak do tego doszło?

Cywilizacja łączy się z technicznym i naukowym postępem. Dziś postęp kojarzy nam się przede wszystkim z internetem albo podbojem kosmosu, a patrząc wstecz, na myśl przychodzą: rewolucja przemysłowa, oświecenie, drukowanie książek czy żegluga morska – i wszystkie ich konsekwencje dla powstania, trwania i organizacji dużych społeczności pracujących, bez których cywilizacja w ogóle nie jest możliwa. Niewiele osób, myśląc o cywilizacji, wspomni natomiast tych kilka jednostek, które w zamierzchłych czasach, zapewne w kilku miejscach świata jednocześnie, wpadły na pomysł, żeby nie tylko zbierać pożywienie, ale je samemu wytwarzać.

Od myśliwych i zbieraczy do rolników

Jeszcze 10 000–15 000 lat temu ludzie żyli dość zdrowo. Analizy genetyczne wskazują, że było ich zaledwie kilka tysięcy. Wynika to albo z dłuższego okresu ochłodzenia sprzed 100 000 lat, albo ze skutków wybuchu wulkanu na Sumatrze 75 000 lat temu. Globalna katastrofa zmiotła z powierzchni Ziemi niemal całą ludzką populację.

Przed 10 000 lat liczba ludności zamieszkującej glob ziemski wynosiła jedynie 5–10 milionów. Potem, gdy ludzie „podporządkowali sobie Ziemię", zaczęła gwałtowanie wzrastać. Ludzie nie ograniczali się już do polowań i zbieractwa – gdzie wiele zależało od szczęścia – ale kontrolowali rodzaj i ilość tego, co było wytwarzane i zjadane, uprawiając ziemię i hodując bydło. W rezultacie liczba ludności zaczęła gwałtownie rosnąć, z czym ściśle wiązało się zagęszczenie populacji. Pojawiły się społeczności, w których dzielono się pracą i osiągano dzięki temu wyjątkową wydajność gospodarczą.

W czasach narodzin Chrystusa liczba ludzi zamieszkujących Ziemię wynosiła już 300 milionów, przez kolejne 1000 lat nie podlegała większym zmianom, a do XVI wieku osiągnęła około 500 milionów. W ciągu kolejnych 300 lat populacja podwoiła się, sięgając miliarda, by w ciągu następnych 200 lat, do 1999 roku, dojść do 6 miliardów (patrz ryc. 1.1). W roku 2011 było nas już 7 miliardów, na rok 2015 zakładamy osiągnięcie 7,3 miliarda ludzi[1].

Zmiana stylu życia, jaką przeszliśmy od wędrownych łowców i zbieraczy do pozostających w jednym miejscu rolników, i powiązana z tym zmiana diety doprowadziły do wprawdzie niepostrzegalnego dla każdego z osobna, a jednak dramatycznego przyrostu chorób[2]. Badania kości z wykopalisk z całego świata jednoznacznie pokazują, że wraz

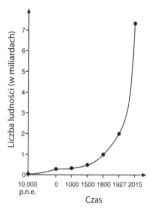

Ryc. 1.1. Przyrost liczby ludności zamieszkującej Ziemię na przestrzeni dziejów.

z osiedleniem się staliśmy się znacząco niżsi (patrz ryc. 1.2). Zwłaszcza kości długie ludzi żyjących 10 000–8000 lat temu są wyraźnie krótsze niż te ze starszych znalezisk i widać na nich więcej oznak niedoborów pokarmowych. Wiek wydobywanych szkieletów pokazuje również, że oczekiwana długość życia w okresie przejściowym z łowców i zbieraczy w rolników początkowo uległa skróceniu. Ludzkie zęby również mogą przetrwać tysiące lat[3]. Podobnie jak analizy kości także badania czaszek i zębów znalezionych w wykopaliskach pokazują nieciekawy obraz przejścia od trybu łowców i zbieraczy do osiadłego życia. Pierwsi z wymienionych w chwili śmierci mieli dobrze zachowane uzębienie, podczas gdy rolnicy byli niemal bezzębni. Na przykład w Egipcie wykazano wyraźny związek między rosnącą długością ciała a dobrobytem społeczeństwa przy jednoczesnym nasilaniu się próchnicy. Zepsute zęby były konsekwencją jedzenia, ponieważ zamiast owoców, warzyw i okazjonalnie ryb i mięsa ludzie odżywiali się przede wszystkim chlebem, a więc zbożami.

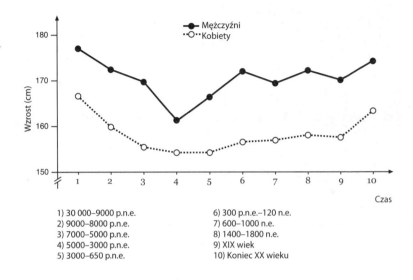

Ryc. 1.2. Wzrost kobiet i mężczyzn w ciągu minionych 30 000 lat[4].

Wraz z osiadłym trybem życia człowieka w większych społecznościach pojawiły się również nowe choroby, wywoływane zmieniającą się i stosunkowo jednostronną dietą oraz wynikającymi z niej niedoborami witamin, białka czy też określonych niezbędnych aminokwasów, wapnia oraz niektórych podstawowych tłuszczów. Wprawdzie życie pod kątem planowania i przewidywania stało się teraz łatwiejsze, jednak za cenę gorszego zdrowia jednostek. Człowiek tę cenę płacił, ponieważ wcale nie dostrzegał zmian. A to się po prostu działo – powoli i w związku z tym niezauważalnie.

Historia ludzkości odnotowuje liczne inne choroby, które można sprowadzić do zmienionych warunków życia. Rzymianie zapewnili mieszkańcom zaopatrzenie w wodę dzięki budowie olbrzymich rurociągów. W niektórych woda przepływała też przez rury wykonane z ołowiu, tak więc wielu

Rzymian cierpiało na przewlekłe zatrucie ołowiem. Wraz z upowszechnieniem się malowania ścian w domach na biało trujące właściwości ołowiu ponownie stały się problemem, ponieważ okazało się, że wcale nie potrzeba go dużo, by trwale uszkodzić rozwój mózgu dziecka[5]. Im wyższe stężenie ołowiu we krwi dziecka, tym niższy poziom jego inteligencji. Gdy poznano już trujące właściwości ołowiu, zakazano stosowania go w farbach. Wtedy nikt nie pytał, czy nie dałoby się jednak zostawić w pokoju dziecięcym choć pół białej ściany, skoro tak ładnie wygląda. W latach 70. ubiegłego wieku z tych samych powodów w ogromnej mierze wyeliminowano związki ołowiu z benzyny.

Azbest uchodził przez długi czas za cudowny materiał budowlany, ponieważ jego mikroskopijnie małe kryształki zapobiegały rozprzestrzenianiu się ognia. Dopiero później zauważono, że te same kryształki mogą powodować śmiertelne choroby płuc. Domy i wieżowce z azbestu zostały więc wyburzone. Nikt wtedy nie mówił: dom już stoi, nic się nie da zrobić.

Kiedy odkryto promieniowanie rentgenowskie, podczas przyjęć prześwietlano się dla zabawy. Potrzebowaliśmy około połowy wieku, by jednoznacznie stwierdzić, że promienie te działają rakotwórczo, a potem kolejne 3 dekady zajęło nam usuwanie ostatnich sprzętów do prześwietlania stóp na stoiskach z dziecięcymi (!) butami.

Nie inaczej sprawy się miały z papierosami, których udział w powstawaniu raka płuc znany był już w latach 50. Do momentu, w którym wiedza ta przedarła się do opinii publicznej i kiedy wreszcie zaczęto coś w tej sprawie robić (zakaz reklam, zakazy palenia), minęło jeszcze 50 lat. Wynika to w niemałej mierze z faktu, że papierosy uzależniają oraz istnieje cały przemysł, który na używaniu tytoniu zarabia duże pieniądze. Koncerny tytoniowe celowo rozprzestrzeniały błędne doniesienia, przekupując kilku naukowców, by publikowali uspokajające ekspertyzy[6] – także w Niemczech, gdzie uwikłany w to był nawet szef federalnego urzędu zdrowia[7]. „Chociaż Niemcy wiodą na świecie prym w zakresie ochrony środowiska, przemysł tytoniowy w tym kraju doskonale potrafił blokować przekształcanie wiedzy o szkodliwości biernego palenia w skuteczne polityki zdrowotne. Koncerny wykorzystywały starannie zaplanowaną współpracę z naukowcami i decydentami, a także zmyślny program PR-owy – wszystko to zostało zainicjowane w latach 70. i od tamtej pory, po cichu, wciąż działa"[8], można przeczytać w godnym polecenia dokumencie amerykańskiej agencji zdrowia.

Nadwaga

Dzisiaj w kontekście chorób cywilizacyjnych wymieniane są przede wszystkim choroby serca i naczyń, nadwaga, nadciśnienie tętnicze i cukrzyca (typu II), a także niektóre rodzaje nowotworów, jak rak płuc i jelita grubego. Uwarunkowane są one naszymi codziennymi nawykami żywieniowymi (za dużo nie tego, co jest potrzebne), brakiem ruchu i zagrażającymi zdrowiu skłonnościami (np. niedosypianiem czy paleniem papierosów). Jeżeli stosunek energii przyjmowanej (pożywienia) i zużywanej (ruch) przestaje się zgadzać, nasze ciało magazynuje różnicę w postaci tłuszczu.

Reprezentatywne wyniki berlińskiego Instytutu Roberta Kocha pokazują[9], że 10 lat temu w Niemczech 15% dzieci i młodzieży (a więc 1,9 miliona osób) miało nadwagę, z czego 6,3% (800 000) było otyłych. Odsetek dzieci i młodzieży z nadwagą rośnie wraz z wiekiem (ryc. 1.3) i w ciągu 20 lat niemal się podwoił.

W celu określenia poziomu nadwagi najczęściej stosuje się wskaźnik masy ciała – BMI (ang. *body mass indeks*). Oblicza się go, dzieląc masę ciała przez kwadrat wzrostu wyrażonego w metrach. Wskaźnik masy ciała człowieka, który mierzy 180 cm i waży 81 kg, można obliczyć następująco: $81/1,8^2 = 81/3,24 = 25$. Wynik jest więc dokładnie na granicy wagi prawidłowej (BMI od 18 do 25) i nadwagi (BMI od 25 do 30). Gdyby człowiek ten ważył 97,2 kg, jego BMI wynosiłby już 30, tj. na granicy nadwagi i otyłości.

Grupa robocza z kliniki uniwersyteckiej w Ulm stwierdziła w ostatnich latach niewielki spadek nadwagi u dzieci rozpoczynających szkołę, przy czym należałoby tu mówić raczej o stabilizacji na, niestety, wysokim poziomie[10]. Nie stwierdza się różnic między płciami, natomiast występują one w zakresie warstwy społecznej i pochodzenia: dzieci i młodzież z rodzin z niskim statusem socjoekonomicznym szczególnie często są dotknięte nadwagą i otyłością, podobnie jak dzieci i młodzież z rodzin migrantów oraz dzieci matek z nadwagą lub otyłością. To samo zaobserwowano także w innych krajach, na przykład w Wielkiej Brytanii. Dysponujemy danymi z brytyjskiego badania obejmującego 13 287 dzieci i młodzieży[11]. Na rycinie 1.4 widać, że nadwaga i otyłość są w tych krajach jeszcze większym problemem niż w Niemczech.

Na całym świecie nadwagę lub otyłość stwierdza się u 155 milionów dzieci w wieku szkolnym. Już 5 lat temu specjaliści zajmujący się zdrowiem przepowiadali, że pokolenie dzisiejszych młodych ludzi będzie pierwszym, którego oczekiwana długość życia będzie niższa niż w pokoleniu ich rodziców[12].

Wśród dorosłych Europejczyków nadwaga i otyłość najczęściej występują u Niemców[13]. Na świecie najwięcej osób

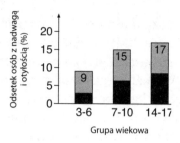

Ryc. 1.3. Odsetek osób z nadwagą (kolor szary) i otyłością (kolor czarny) wśród dzieci i młodzieży w różnych grupach wiekowych w Niemczech: 9% dzieci w wieku 3–6 lat ma już nadwagę, tak jak 15% dzieci w wieku 7–10 lat i 17% dzieci w wieku 14–17 lat. Częstość otyłości w grupie 3–6 lat wynosi 2,9% i rośnie do 6,4% w grupie wiekowej 7–10 lat, aż do 8,5% w grupie dzieci w wieku 14–17 lat.

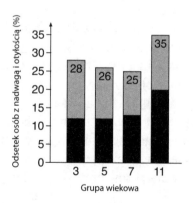

Ryc. 1.4. Odsetek osób z nadwagą (kolor szary) i otyłością (kolor czarny) wśród dzieci i młodzieży w różnych grupach wiekowych w Wielkiej Brytanii.

z nadwagą i otyłością mieszka w Stanach Zjednoczonych, gdzie odsetek borykających się z tymi problemami, także wśród chłopców i dziewczynek, przekracza 30%. Odsetek otyłości wśród dorosłych Amerykanów również przekracza 30%. W dużym badaniu stanu zdrowia Amerykanów z 2012 roku zaobserwowano, że długość życia rzeczywiście zaczyna spadać – po raz pierwszy, odkąd w ogóle zaczęto zbierać takie dane. Trend ten rysuje się szczególnie wyraźnie w niższych warstwach społecznych białej ludności, gdzie oczekiwana długość życia kobiet w latach 1999–2008 spadła o 5 lat, a wśród mężczyzn o 3 lata[14]. Nowe badanie z Kanady z udziałem mniej więcej 4000 otyłych osób z BMI powyżej 35 pokazała skrócenie oczekiwanej długości życia nawet o 8 lat[15].

W czasach, w których pojawiały się klęski głodu, nadwaga zapewniała przeżycie! Człowiekowi cywilizowanemu zaś przynosi śmierć – zbyt wysoka masa ciała prowadzi do nadciśnienia tętniczego i podwyższonego poziomu cukru we krwi, a to na dłuższą metę skutkuje schorzeniami serca i naczyń krwionośnych. Zawały serca i udary mózgu należą do częstych konsekwencji nadwagi. Ludzie to wiedzą. Dlaczego więc nie zmieniają swojego zachowania i ryzykują utratą zdrowia, a nawet stanem grożącym przedwczesną śmiercią!?

Energia i nagroda

Zrozumienie tego tematu wymaga zaznajomienia się z układem nagrody w ludzkim mózgu (patrz ryc. 1.5). Układ ten przypisuje naszym doświadczeniom ocenę i tym samym nadaje im znaczenie[16]. Zderzające się ze sobą i wzajemnie przepychające cząstki materii i energii nie mają same w sobie znaczenia. Nabierają go dzięki naszym doświadczeniom. Zdarzenie w rozumieniu psychologicznym[17] pojawia się tak naprawdę dopiero poprzez „znaczenie", ponieważ właśnie wtedy zostaje wyłonione z całego ciągu przeżyć i zakodowane w pamięci jako wyrazisty, odrębny byt. Dzięki takim uwydatniającym ocenom (w naukowej literaturze anglojęzycznej pojawia się w tym kontekście słowo *saliency* oznaczające istotność, wydatność) powstają wspomnienia, które pomagają nam odnaleźć się w otaczającym świecie. Orientacja wymaga wiedzy na temat tego, czy coś jest dla nas dobre, czy złe. Nasz mózg, nieustannie zmieniający się pod wpływem pełnionych funkcji, tworzy zatem nie tylko ogólne reprezentacje („z ciemnych chmur pada deszcz"; „jabłka

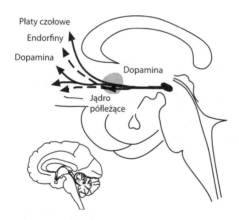

Ryc. 1.5. Schematyczne przedstawienie układu nagrody w ludzkim mózgu. Neuroprzekaźnikiem, za którego pośrednictwem ten układ działa, jest dopamina – przyspieszająca uczenie się w hipokampie, w korze przedczołowej zaś zwiększająca wydajność przetwarzania informacji (pamięci roboczej). Dodatkowo dopamina prowadzi w jądrze półleżącym do aktywacji neuronów uwalniających endorfiny w płatach czołowych, co idzie w parze z pozytywnymi emocjami.

są smaczne"), ale również pojedyncze wydarzenia ("wczoraj była silna burza"; „jabłka z trzeciej jabłoni za zakolem rzeki po prawej stronie są szczególnie smaczne"). I te stają się treściami pamięciowymi. Jak widać, w tym systemie uczenie się i przyjemność są ściśle ze sobą powiązane. Układ ten w literaturze fachowej, w zależności od perspektywy i zainteresowań, nazywany jest układem przyjemności, uzależnienia, motywacji albo nagrody[18].

Innymi słowy nasz mózg z jednej strony bezustannie dokonuje ogólnych szacunków w celu przewidywania, co się zaraz wydarzy. Ten proces uczenia się ogólnych prawidłowości otaczającego świata jest czymś innym niż uczenie się konkretnych zdarzeń, które dzięki nadaniu oceny są wyłaniane z całości naszych doświadczeń. Takie zdarzenia – podobnie jak ogólne zasady opanowywane dzięki doświadczeniom – są rezultatem bezustannej pracy mózgu, mają jednak inną strukturę logiczną i zostają wyodrębnione i opracowane w mózgu nieco inaczej (i w innych modułach).

Czy coś zostanie wyodrębnione i zapamiętane jako pojedyncze zdarzenie, zależy od „procesu nadawania oceny", który z kolei można z grubsza rozumieć jako sumę właśnie doświadczanych emocji[19]. Nadawanie znaczenia jest więc funkcją mózgu. Tak jak w przypadku wszystkich właściwości cielesnych i umysłowych (wzrost, inteligencja), także w zakresie tej funkcji istnieją (genetyczne i środowiskowe) różnice, które prowadzą do tego, że ludzie bardziej lub mniej „podlegają wpływom zdarzeń" czy też są ich ciekawi. W psychiatrii mamy do czynienia nawet ze schorzeniami, które dotyczą tego systemu i neuroprzekaźnika, dzięki któremu on działa, a więc dopaminy, i w których wszystko ma albo za duże znaczenie, albo jest tego znaczenia pozbawione.

Wbrew temu, co mogłoby się wydawać niewprawnemu czytelnikowi podręcznika psychiatrii, funkcją układu nagrody nie jest bynajmniej wywoływanie chorób psychicznych (jak uzależnienia, schizofrenia czy depresja), dokładnie tak jak funkcją kości nie jest ich łamliwość. Do normalnych funkcji układu nagrody należy nadawanie znaczenia i ułatwianie zapamiętywania wszystkiego, co jest dla nas wyjątkowe[20].

Szczególną rolę odgrywa tu jedzenie, ponieważ dostarcza ono koniecznej do życia energii. Dlatego (obok rozmnażania się) należy ono do najważniejszych naturalnych bodźców aktywujących układ nagrody. Przyjmowanie pokarmów jest aktem nastawionym na przyjemność, działa więc jak nagroda w eksperymentach z udziałem nie tylko zwierząt, ale również ludzi[21]. Siłę motywującego działania pożywienia na człowieka zna każdy, kto obietnicą lodów był w stanie nakłonić dzieci do bohaterskich czynów lub sam nieopatrznie wybrał się głodny do supermarketu.

Nie powinno zatem nikogo dziwić, że między patologicznymi zachowaniami żywieniowymi a konsumpcją substancji uzależniających istnieją wyraźne zbieżności. Z prowadzonych od lat badań nad mózgiem wiemy o istnieniu ścisłych zależności między zachowaniami żywieniowymi a uzależnieniami. Warto iść tym tropem, ponieważ jedynie dogłębne zrozumienie funkcji i mechanizmów uzależnienia daje szansę na skuteczne działania terapeutyczne.

Uzależnienie i jedzenie

Substancje uzależniające również aktywują układ nagrody i wywołują tym samym przyjemne doznania. Wykorzystują system odpowiedzialny za motywację i uczenie się dla jedynego celu: wytwarzania przyjemności – i niczego więcej. Ponieważ substancje z potencjałem uzależniającym są w stanie aktywować ten układ zdecydowanie silniej niż doświadczenia psychologiczne, przyjemne uczucia wywołane sztucznie przez te substancje mogą być silniejsze niż przyjemności doświadczane podczas jedzenia czy seksu (patrz ryc. 1.6). Dokładnie to sprawia, że uzależnienie staje się tym, czym jest: zachowaniem patologicznym, długofalowo niszczącym życie, które bardzo trudno zmienić.

Wyniki szeregu badań na zwierzętach i z udziałem ludzi[22] już wykazały, że aktywacja układu nagrody podczas przyjmowania pokarmów zależy od czerpania przyjemności z jedzenia i u osób z nadwagą czy otyłością pobudzenie układu nagrody jest mniejsze. Dlatego muszą one jeść więcej, by doświadczyć przyjemności. Nie inaczej jest w przypadku

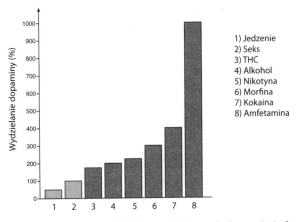

Ryc. 1.6. Stopień psychologicznej (jasne kolumny) i farmakologicznej (ciemne kolumny) aktywacji układu nagrody w eksperymentach na zwierzętach. Wyniki mają charakter orientacyjny, ponieważ zależą od konkretnych warunków eksperymentalnych, zwłaszcza dawki substancji uzależniającej. Wyraźnie widać, na czym polega problem uzależnienia: substancje pobudzają układ silniej niż przeżycia, a zatem wpływ czynników psychologicznych na zachowanie relatywnie słabnie (za: Wrase, 2008 i Wise, 2006) [(THC, tetrahydrokannabinol – główna substancja psychoaktywna zawarta w konopiach – przyp. red.)].

uzależnień – układ nagrody reaguje słabiej, dlatego dotknięte uzależnieniem osoby sięgają po substancje, które silniej na niego oddziałują. Nadwaga i otyłość – biorąc pod uwagę wywołujący je mechanizm – przypominają więc uzależnienie. Nowsze badania pokazują, jak jedzenie bogate w węglowodany i tłuszcze (np. sernik, kiełbaski, czekolada, frytki itp.) oddziałuje na układ nagrody i zachowania żywieniowe. Od dziesięcioleci wiadomo, że taka dieta w eksperymentach na zwierzętach (i na ludziach również) prowadzi do nadwagi i otyłości. W celu zmierzenia wpływu takiego jedzenia na układ nagrody szczurów umieszczono w tym układzie elektrody i pozwolono, by zwierzęta za pomocą przycisku same go stymulowały. Szybko przekonano się, że zwierzęta wciskają taki guzik do 2000 razy na godzinę[23]. Zmieniając natężenie bodźca elektrycznego, można określić próg, przy którym to zachowanie – wciskanie guzika – jeszcze się ujawnia (poniżej tego progu zwierzęta przestają wciskać przycisk). W ten sposób definiowana jest miara indywidualnej wrażliwości układu nagrody („próg nagrody" lub „próg odczuwania przyjemności").

Uzależnienie od sernika, kiełbasek i czekolady

Po określeniu progu odczuwania przyjemności u młodych szczurów losowo przydzielono je do grup w taki sposób, by między grupami nie występowały różnice ani w masie ciała (300–350 g), ani w progu odczuwania przyjemności[24]. Następnie zwierzęta przez 40 dni karmiono albo normalnym pokarmem dla szczurów, albo pokarmem dla szczurów z dodaniem przez godzinę dziennie słodkiego i tłustego jedzenia z tzw. diety zachodniej bądź też wyłącznie dietą zachodnią (18–23 godz.). U wszystkich zwierząt podczas całego eksperymentu rejestrowano liczbę przyjmowanych kalorii, wagę i progi odczuwania przyjemności.

Jak się spodziewano, we wszystkich trzech grupach nastąpił przyrost masy ciała, ponieważ zwierzęta były jeszcze młode i znajdowały się w okresie wzrostu. Przyrost był jednak zróżnicowany w zależności od diety: największy wzrost (ok. 160 g) odnotowano w grupie szczurów karmionych wyłącznie żywnością z dużą zawartością węglowodanów, cukru i tłuszczu, mniejszy (ok. 100 g) stwierdzono w grupie mającej dostęp do produktów z diety zachodniej przez godzinę dziennie, a najmniejszy (ok. 80 g) w grupie karmionej pokarmem przeznaczonym dla szczurów (patrz ryc. 1.7)[25].

Równolegle dochodziło do podwyższania progu odczuwania przyjemności, a więc do spadku wrażliwości układu nagrody na bodźce nagradzające, w tym także na pokarm (patrz ryc. 1.8).

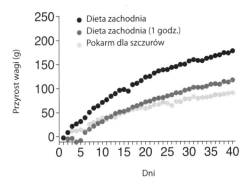

Ryc. 1.7. Przyrost masy ciała w zależności od diety obserwowany w trzech grupach w trakcie czterdziestodniowego badania[26].

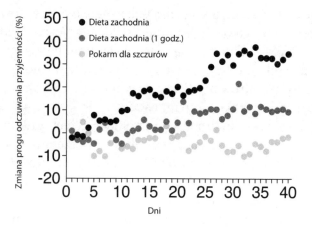

Ryc. 1.8. Zmiana progów odczuwania przyjemności w zależności od diety, obserwowana w trzech grupach podczas czterdziestodniowego badania[27].

Taki spadek wrażliwości układu nagrody na przyjemne bodźce znany jest również z eksperymentu przeprowadzonego na zwierzętach, w którym badano skutki stosowania narkotyków – kokainy i heroiny. Zmiana wrażliwości układu nagrody wywołana pokarmami trwa dłużej, ale też utrzymuje się dłużej niż ta wywołana substancjami uzależniającymi, jak kokaina, nikotyna czy alkohol.

Uzależnienie jest silniejsze od strachu

Jedną z najistotniejszych cech uzależnienia jest ta, że przyjmując substancję uzależniającą, świadomie zgadzamy się na jej negatywne skutki. Na przykład każdy palacz wie, że palenie nie sprzyja zdrowiu. Tę właściwość uzależnienia zgłębiano także w badaniach na zwierzętach. Szczury są uczone reagowania strachem na rozbłysk lampki poprzez np. równoczesny słaby, ale bolesny dla nich, wstrząs elektryczny. Zwierzęta uczą się w ten sposób kojarzenia światła i wstrząsu, więc po pewnym czasie reagują strachem już na samo światło. Dlatego jeśli pożywienie zostanie położone pod lampą, zwierzęta go nie zjedzą, ponieważ strach będzie silniejszy od głodu. Ale jeżeli pod tą lampą położymy substancję, od której zwierzęta są uzależnione, zaobserwujemy, że chęć zdobycia substancji jest silniejsza niż strach przed lampą – uzależnienie wygrywa ze strachem!

W celu zbadania, czy opisane diety mają podobne działanie, ponownie przez 40 dni szczury były karmione w przedstawiony wcześniej sposób, nauczono je też strachu przed rozświetloną żarówką. Następnie wszystkie zwierzęta otrzymały dostęp do produktów diety zachodniej, które jednak umieszczono bardzo blisko lampy. Te szczury, które przez 40 dni jadły tylko pokarm dla szczurów, nie podchodziły do pożywienia – strach brał górę. Podobnie zachowywały się zwierzęta, które miały dostęp do diety zachodniej przez godzinę dziennie. Szczury karmione wyłącznie dietą zachodnią próbowały dostać się do sernika, kiełbasek i czekolady mimo złych doświadczeń z lampą znajdującą się tuż obok. Można zatem, nieco antropomorfizując, stwierdzić, że negatywne skutki uzależnienia były im obojętne. Koniecznie chciały zdobyć i zjeść znane produkty bez względu na towarzyszące temu straty. Zwierzęta były od tego pożywienia uzależnione.

„Podobnie jak w wypadku substancji uzależniających nieograniczony dostęp do produktów diety zachodniej prowadził do przymusowego poszukiwania nagrody, a zachowanie nie było tłumione nawet wyraźną zapowiedzią kary" – napisali autorzy komentarza do powyższego eksperymentu[28].

Podsumujmy: nieograniczony dostęp do smacznego i wysokokalorycznego jedzenia prowadzi do wykształcenia zachowań o charakterze uzależnienia. Mechanizm polega na zmianie wrażliwości układu nagrody na pokarm w taki sposób, że uzyskanie takiej samej przyjemności (zawsze) wymaga zjedzenia większej ilości pokarmu. Ludzie różnią się między sobą w zakresie genetycznie uwarunkowanej wrażliwości układu nagrody. Mniejsza jego wrażliwość jest czynnikiem ryzyka opisanego tu zjawiska, ponieważ ułatwia wpadnięcie w błędne koło jedzenia sernika, słabiej odczuwanej przyjemności i jeszcze większej ilości sernika itd. (patrz ryc. 1.9).

„Nasze dane wskazują, że wrażliwość układu nagrody u szczurów spada, gdy zwierzęta zjadają smaczniejsze produkty bogate w cukier i tłuszcz, przypominające pożywienie ludzi, i że skutki są coraz gorsze, im bardziej [zwierzęta] przybierają na wadze. [...] Spowodowane dietą osłabienie funkcji układu nagrody może sprzyjać rozwojowi chorobliwej nadwagi, ponieważ wzmaga motywację do spożywania wysokokalorycznych pokarmów dostarczających przyjemności,

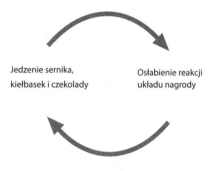

Jedzenie sernika, kiełbasek i czekolady

Osłabienie reakcji układu nagrody

Ryc. 1.9. Błędne koło otyłości.

która odczuwana jest coraz słabiej. [...] Nasze dane przemawiają za tym, że u źródeł otyłości i uzależnienia od narkotyków leży ten sam mechanizm" – komentują swoje wyniki autorzy i dodają: „Traktowane łącznie nasze dane wspierają założenie, że nieograniczony dostęp do wysokokalorycznego pokarmu sprzyja wystąpieniu kompulsywnych zachowań żywieniowych, analogicznych do uzależnienia od kokainy".

Jeżeli kokaina i sernik bardzo podobnie oddziałują na zachowanie i efekty tego są wywoływane przez te same mechanizmy w mózgu, to najwyższy czas potraktować uzyskane wyniki poważnie i zacząć działać! Dlaczego? Ponieważ mamy w Niemczech, podobnie jak w innych krajach wysoko rozwiniętych, epidemię, która osiągnęła już katastrofalne rozmiary i powoduje śmierć setek tysięcy ludzi: nie mówimy o AIDS ani o eboli, tylko o nadwadze i otyłości!

Ktoś, kto jako dziecko lub nastolatek już ma nadwagę, ten także jako dorosły z dużym prawdopodobieństwem będzie miał zbyt wysoką masę ciała[29], ze wszystkimi zdrowotnymi konsekwencjami tego faktu, jak cukrzyca, nadciśnienie tętnicze, (w rezultacie) zawały serca i udary mózgu, nowotwory, schorzenia kręgosłupa i aparatu ruchowego[30].

Reklama

Dlaczego zatem nasze dzieci jedzą niezdrowe pożywienie? Nie bez znaczenia jest obecność nieustannej zachęty w reklamach. Żywność jest bez wątpienia najczęściej reklamowaną kategorią produktów w reklamach kierowanych do dzieci. W samych Stanach Zjednoczonych branża reklamowa przeznacza rocznie 10 miliardów dolarów na kształtowanie zachowań żywieniowych u najmłodszych, z czego lwią część pochłania reklama telewizyjna[31]. Dzieci przed ukończeniem 5 lat oglądają rocznie ponad 4000 reklam produktów żywnościowych[32]. Ujmując to inaczej: podczas porcji kreskówek w typowy niedzielny poranek przeciętnie co 5 minut dzieciom serwuje się reklamę produktu spożywczego[33], a niemal wszystkie reklamowane w telewizji produkty są niezdrowe[34]. Fakt, że oglądanie telewizji sprzyja tyciu, jest znany od ponad 30 lat[35]. Udowodniono to w minimum 50 stosownych badaniach, które podsumowano w roku 2004 w artykule opublikowanym w uznanym na świecie czasopiśmie medycznym „Lancet" pt. *Programujemy otyłość w dzieciństwie*[36]. Przy czym zależność przyczynowo-skutkowa przebiega od oglądania telewizji do otyłości – kto ogląda telewizję, staje się gruby, a nie odwrotnie! Amerykańscy naukowcy wykazali ponadto, że *reklamy niezdrowych produktów żywnościowych* w programach rozrywkowych były współodpowiedzialne za otyłość uwarunkowaną oglądaniem telewizji: z każdą dodatkową godziną spędzoną w 1997 roku przed telewizorem BMI w roku 2002 rósł o 11%, niezależnie od oglądanych programów czy aktywności sportowej dziecka[37]. Dysponujemy też danymi niemieckimi: jeżeli uczniowie szkoły podstawowej spędzają ponad 2 godziny dziennie przed elektronicznymi mediami wizualnymi [przez elektroniczne media wizualne rozumiane jest wszystko, co ma ekran, monitor, wyświetlacz itp. – przyp. tłum.], względne ryzyko nadwagi rośnie o 70%[38].

Dodatkowo w szeroko zakrojonym badaniu podłużnym obliczono, że 17% nadwagi i otyłości dorosłych można sprowadzić do skutków oglądania telewizji w dzieciństwie[39]. Oznacza to, że w przeliczeniu na 60 000–120 000 ludzi, którzy rokrocznie umierają w Niemczech z powodu nadwagi, reklama telewizyjna odegrała znaczącą rolę w powstaniu nadmiernej tuszy prowadzącej do zgonu 10 000–20 000 osób. Te dane pokazują rząd wielkości i można je wyliczyć z istniejących, opublikowanych wyników badań. Na ich podstawie musimy też zakładać znaczący wzrost problemu w przyszłości. Ponadto z danych opublikowanych przez ministerstwo zdrowia wynika, że koszty nadwagi i otyłości wywołanej reklamą telewizyjną wynoszą rocznie 15 miliardów euro.

Bardzo trudno przełożyć na pieniądze cierpienie osób dotkniętych tym problemem: podstępność czynników ryzyka, jakimi są nadwaga czy otyłość, zwłaszcza w wieku dziecięcym czy nastoletnim, polega na tym, że do pojawienia się niekorzystnych skutków musi upłynąć o wiele więcej czasu niż w przypadku nabrania nadmiernej masy ciała w wieku dorosłym. Jest duże prawdopodobieństwo, że ktoś, kto „dorobi się" nadprogramowych kilogramów w wieku 60 lat, zanim skona na zawał czy udar, zakończy żywot w inny sposób. Na taką sytuację nie należy liczyć, jeżeli czynniki ryzyka pojawią się w dzieciństwie, za to z dużą dozą prawdopodobieństwa można założyć, że wystąpią skracające życie skutki nadwagi czy otyłości. Potwierdziło to duże badanie norweskie, do którego w latach 1963–1975 zaproszono 230 000 nastolatków. Grube nastolatki umierają wcześniej; u grubych dziewczynek ryzyko śmierci z powodu zawału serca przed 50. urodzinami wzrasta 3,7-krotnie, u chłopców – 2,9-krotnie. Ryzyko przedwczesnej śmierci z powodu raka jelita, udaru czy cukrzycy u grubych dzieci także wzrasta: od 2 do 4 razy[40].

Zależność – mechanizm – konsekwencja

Wykazanie statystycznej zależności to jedno, natomiast wyjaśnienie mechanizmu owej zależności to już całkiem inna sprawa. To, że coś jest takie, jakie jest, nic nam nie mówi o tym, dlaczego takie jest. Od dawna wiadomo, że telewizja sprzyja tyciu, ale dopiero w niedawno przeprowadzonych badaniach udowodniono, że mechanizm ten działa również za pośrednictwem reklamy. Wyniki te wpisują się dobrze w ugruntowaną już wiedzę o uczeniu się, wpływie reklamy na dzieci, a także w opisane wcześniej wnioski z badań nad mózgiem i patologicznymi zachowaniami żywieniowymi jako jednej z postaci uzależnienia.

Dzieci uczą się bardzo szybko, bez względu na rodzaj treści, jakie im pokażemy. Eksperymenty z udziałem przedszkolaków pokazują, że pamiętają one zawartość reklam po zaledwie kilkukrotnym obejrzeniu i ujawniają bardzo pozytywne nastawienie wobec reklamowanego produktu: uważają, że jest dobry, a mając wybór, właśnie po niego sięgają[41]. Dzieci przejawiają również skłonność do uogólniania, a więc wywołane reklamą pozytywne nastawienie wobec jednej rzeczy przenoszą na produkty podobne, co wiadomo już od niemal 40 lat z badań nad reklamą[42]. Dodatkowo wiemy, że takie generalizacje wykraczają poza poszczególne media, a więc dzieci bez najmniejszych trudności rozpoznają np. postać z telewizji na opakowaniu czekolady.

W Stanach Zjednoczonych przeciętnie już dziewięciomiesięczne dzieci zaczynają oglądać telewizję, a 90% wszystkich maluchów przed 2. urodzinami regularnie spędza czas przed telewizorem[43]. W związku z tym reklama telewizyjna z premedytacją jest kierowana właśnie do tej grupy docelowej, co skutkuje m.in. tym, że dziecko rozpoczynające naukę w szkole zna ponad 200 znaków towarowych wraz z konkretnymi produktami[44]. Dane z 2015 roku pokazują, że w Niemczech i Stanach Zjednoczonych utrzymuje się trend do jeszcze wcześniejszego zaznajamiania najmłodszych z elektronicznymi mediami wizualnymi – dotyczy to komputerów, tabletów i przede wszystkim smartfonów[45].

Dzieci nie potrafią myśleć krytycznie, ponieważ umiejętność ta u nich jeszcze się nie rozwinęła. Dlatego są one całkowicie bezbronne wobec działania reklam. I kiedy już uda się je przyzwyczaić do produktów żywnościowych wychwalanych w spotach reklamowych, bardzo trudno je od nich odzwyczaić. Opisane badania dotyczące zależności między zachowaniami typowymi dla uzależnienia a patologicznymi zachowaniami żywieniowymi pozwalają zrozumieć, dlaczego ci, którzy w najmłodszym wieku naoglądali się reklam telewizyjnych, w zasadzie nie mogli inaczej niż powoli „wciągnąć się" w nałóg jedzenia (żeby sięgnąć po sformułowanie z narkotykowego półświatka). Jak pokazują wyniki badań nad mózgiem, ludzie spożywający reklamowane produkty na dłuższą metę przestawiają swój układ nagrody i muszą jeść coraz więcej, by uzyskać tę samą przyjemność. Mechanizm reklamy telewizyjnej wykracza tym samym poza standardowe procesy przyswajania wiedzy – uczymy się nie tylko nazw produktów i znaków firmowych oraz powiązanych z nimi skojarzeń, ale nawet sposobów zachowania[46]. Nie, uzależniamy się od określonego rodzaju pożywienia, szczególnie bogatego w tłuszcz i cukier. A nasz mózg – ewolucyjnie – nie jest przystosowany do nieprzerwanego funkcjonowania na diecie zachodniej.

W ten sposób zaczynamy rozumieć, jak ludzie – którzy są zdolni do rozsądnych zachowań, którzy wiedzą, jak niezdrowa i przede wszystkim nieprzyjemna (psychicznie i fizycznie) jest nadwaga – mimo wszystko dużo jedzą i tyją. Nie sądzę, żeby koncerny spożywcze o tym wiedziały, rozpoczynając na dużą skalę intensywną reklamę i sprzedaż konkretnych produktów żywnościowych dzieciom. Ale mechanizm doskonale zadziałał i przełożył się na grube (!) pieniądze. Natomiast w skali społeczeństwa epidemia nadwagi i otyłości jest katastrofą. O ile bowiem ktoś, kto tyje dopiero z wiekiem, prawdopodobnie nie dożyje komplikacji wynikających z uwarunkowanych behawioralnie zaburzeń przemiany materii (i nie będzie też musiał doświadczać związanego z tym cierpienia), o tyle ktoś, kto jest za gruby już jako dziecko, daje swojemu organizmowi mnóstwo czasu na doświadczenie wywołanych otyłością chorób przewlekłych (schorzeń układu sercowo--naczyniowego, nowotworów, chorób kości, stawów, aż do przewlekłych zaburzeń psychicznych) i ich powikłań, a raczej na *cierpienie* wywołane tymi schorzeniami i ostatecznie na śmierć z ich powodu. Dlatego z nadwagą jest tak jak z alkoholem i nikotyną – wprawdzie państwo pobiera podatki od koncernów, ale szkody i idące w parze straty finansowe dla społeczeństwa zdecydowanie przewyższają przychody. I abstrahujemy tu od przewlekłego cierpienia – bólu, ograniczeń i niedołęstwa.

Wnioski są ewidentne: kierowana do dzieci reklama niezdrowych produktów spożywczych powinna zostać zakazana. W Szwecji od ponad 20 lat nie wolno kierować do dzieci żadnych reklam[47]. W Wielkiej Brytanii problem nadwagi i otyłości jest ogromny (patrz ryc. 1.4), dlatego od 2008 roku w programach telewizyjnych emitowanych przed godziną 21.00 nie wolno już reklamować „śmieciowego" jedzenia. Organizacje promujące zdrowy tryb życia opowiedziały się za całkowitym zakazem reklam takich produktów. Branża reklamowa i prywatne stacje finansowane wpływami z reklam skrytykowały to posunięcie jako zbyt daleko idące, argumentując przede wszystkim, że taki zakaz zagraża miejscom pracy. Z mojej perspektywy należałoby jednak cieszyć się z likwidacji każdego miejsca pracy, którego „owocami" są cierpienie i śmierć wielu ludzi z kolejnego pokolenia. Kierowana do dzieci reklama niezdrowego jedzenia prowadzi do ciągłej niepewności rodziców, którzy pragną dla swoich pociech wszystkiego, co najlepsze, tymczasem nieustannie muszą walczyć z reklamą i działać wbrew pragnieniom własnych dzieci. „Rodzice mają trudność z wyborem właściwych produktów żywnościowych dla małych dzieci: cena, wygoda, oferta, znajomość, komfort, nagroda i presja grupy – wszystkie razem konkurują z wewnętrznym pragnieniem robienia tego, co najlepsze dla zdrowia dziecka"[48], napisano w artykule wstępnym międzynarodowego czasopisma medycznego „Lancet" 20 lutego 2010 roku. Zrozumiano to już w Korei Południowej, kolejnym państwie, w którym zakazano kierowanych do dzieci reklam niezdrowego jedzenia.

Jak długo my musimy czekać, aż coś się wydarzy? Czy naprawdę, wbrew stosownej wiedzy, powinniśmy pozostać na stanowisku „tak to już jest, z reklamą nie da się wygrać"? Gdyby w Niemczech udało się przeforsować zakaz kierowanej do dzieci reklamy niezdrowych produktów spożywczych, na dłuższą metę pozwoliłoby to oszczędzić rokrocznie 15 miliardów euro kosztów zdrowotnych, udałoby się też zlikwidować bezpośrednią przyczynę 10 000–20 000 zgonów (!), co da się wyliczyć z danych opublikowanych m.in. przez niemieckie ministerstwo zdrowia. W przeszłości nieraz tworzyliśmy prawo, mając ku temu o wiele słabsze podstawy.

Wnioski

Na przykładzie nadwagi i otyłości pokazałem, czym są choroby cywilizacyjne i jakie mechanizmy dbają o to, by jak najtrudniej było nam je pokonać. Ostatecznie sami je wywołujemy! Rozwiązanie może pojawić się wyłącznie wtedy, kiedy zrozumiemy złożone zależności i wspólnie wprowadzimy pożądane i zaakceptowane społecznie zmiany. Zrzucanie winy na jednostkę – „niech przy stole nad sobą lepiej panuje!" – nie tylko prowadzi donikąd, ale też krzywdzi potraktowanego w ten sposób człowieka!

Dzisiaj wiemy, które (i w jakich ilościach) pokarmy są dla nas dobre, jednak nie postępujemy zgodnie z tą wiedzą i dlatego wciąż na nowo doświadczamy licznych chorób cywilizacyjnych. Nie działamy z dwóch powodów: nasze pożywienie uzależnia (i chcemy go coraz więcej). A producenci w niemieckim przemyśle spożywczym – w sytuacji utrzymującej się na stałym poziomie liczby ludności i całościowego pokrycia zapotrzebowania na produkty żywnościowe – mogą zwiększać swoje zyski jedynie poprzez sprawienie, by ludzie jedli więcej, niż jest to dla nich korzystne i zdrowe. I w dużej części społeczeństwa ta strategia dość dobrze się sprawdza: już u dzieci za pomocą stosownej reklamy wytwarza się uzależnienie od wysokokalorycznego jedzenia.

Sytuacja stała się tym samym bardziej złożona niż dawniej. Mimo to wiele osób zadaje sobie trud, by coś z tym zrobić: chodzi do siłowni i/lub utrzymuje dietę; wielu rodziców przykładnie troszczy się o zdrowe jedzenie dla swoich dzieci i codzienną porcję ruchu na świeżym powietrzu. W niektórych społeczeństwach zaczęto już dawać odpór potajemnym uwodzicielom, którzy majstrują przy układzie nagrody maluchów w celu zapewnienia sobie długoterminowych zysków – zakazując reklamy kierowanej do dzieci. Zakazy są ostatecznością, kiedy zawodzi wszystko inne i mamy do czynienia z działaniami przestępczymi prowadzącymi do śmierci. O wiele lepszą metodą jest uświadamianie, by ludzie wiedzieli, co jest dla nich dobre, i postępowali zgodnie z tą wiedzą. Któż bowiem dobrowolnie chciałby sobie szkodzić? Błędem jest wskazywanie palcem na grubasa i żądanie, by jadł mniej. Przecież to system prowadzi do choroby[49]!

Inaczej niż w przypadku chorób cywilizacyjnych wywoływanych nawykami żywieniowymi bardzo nieliczni pośród nas uświadomili sobie ryzyko i niepożądane działania cyfrowej technologii informacyjnej, nie mówiąc już wcale o rozumieniu złożonych mechanizmów przyczynowo-skutkowych. „Tak już jest" – mówi większość z nas. Gdy rozmawiamy o znaczeniu cyfrowej technologii informacyjnej dla naszego życia, nie myślimy ani o skutkach, a więc o chorobach, ani o tym, jak do nich dochodzi. Natomiast o tym, jak wspaniały jest cyfrowy świat, możemy opowiadać godzinami. Co ciekawe, każdy – gdy tylko o to zapytamy – zna również efekty niekorzystne, przyjmuje je jednak bezrefleksyjnie jako zrządzenie losu: „Nie można się przed tym bronić, te wszystkie rzeczy po prostu są już częścią naszego życia". I kontynuują: „Nie można cofnąć czasu. Przecież dziś każdy z tego korzysta". Wobec masywnych zmian warunków życiowych, których dziś doświadczamy, zachowujemy się podobnie jak ludzie w obliczu równie olbrzymiego przełomu sprzed 10 000 lat. I nie zauważamy, że ponownie, i to w skali całego globu, zamieniamy skuteczniejszą kontrolę – nad niemal wszystkimi obszarami naszego życia – na skradające się pogorszenie zdrowia.

Na przykładzie choroby cywilizacyjnej, jaką jest otyłość, możemy nauczyć się jeszcze jednej ważnej rzeczy: rozwiązaniem nie jest „zaprzestanie jedzenia w ogóle",

„dieta paleolityczna" czy „trening kompetencji cukierkowych w przedszkolu"! Ono powinno polegać na zadbaniu, by nasze dzieci nie jadły rzeczy niewłaściwych i by ich zdrowie nie cierpiało. Musimy chronić najmłodszych przed reklamami, niezdrowym jedzeniem i złym stylem życia. Kiedy chcesz się dowiedzieć, co powinny jeść twoje dzieci, nie pytasz producentów słodyczy i „śmieciowego" jedzenia. To samo powinno dotyczyć cyfrowej technologii informacyjnej: ona jest narzędziem, dzięki któremu skuteczniej radzimy sobie w życiu. Niemniej kryje w sobie zagrożenia dla dzieci i młodzieży, prowadzi do uzależnień i chorób. My zaś pozwalamy, by to nie eksperci zajmujący się dziećmi, ale spece od komputerów odpowiadali na pytania o to, kiedy młodzi ludzie powinni z tej technologii korzystać.

2. Smartfony w cyberprzestrzeni

Idealna przestrzeń, w której komunikacja zachodzi za pośrednictwem komputerów, określana jest w *Oxford English Dictionary* pojęciem *cyberspace* (cyberprzestrzeń). Wyrażenie to stało się już metaforą dla całego internetu. Jasne jest więc, że przestrzeń (ang. *space*) nie ma tu charakteru „przestrzennego" (a więc takich parametrów jak długość, szerokość i wysokość, którą można podawać w mili- czy kilometrach) i należy ją rozumieć jako przestrzeń matematyczną (jak w wyrażeniu, że „pierwszoklasiści liczą w przestrzeni od 1 do 20"[1]). Można też ułatwić sobie życie i mianem cyberprzestrzeni określać każde medium komunikacyjne między komputerami czy telefonami albo urządzeniami typu smartfon, które pełnią funkcje komputera i telefonu jednocześnie.

Szwajcarski scyzoryk czasów informatyzacji

Nie ma dnia, byśmy nie oglądali młodych ludzi, którzy jak zaczarowani wgapiają się w wyświetlacze swoich smartfonów. Dawniej niemal każdy nosił przy sobie szwajcarski scyzoryk – nóż, piłę, pilnik, śrubokręt, korkociąg i wiele innych w jednym. Dziś, w cyfrowej i zintegrowanej sieciami epoce, tę wielość funkcji przejął smartfon. Czymkolwiek młodzi ludzie by się dziś nie zajmowali, wszędzie i zawsze używają smartfonów – nawet podczas seksu, o czym wiemy z badań ankietowych.

W 2011 roku już 90% ludności świata miało dostęp do sieci komórkowych[2]. Ponieważ smartfon bezustannie jest do naszej dyspozycji, oddziałuje na nas mocniej niż telewizor, komputer czy konsole do gier. Bo wprawdzie chociaż łączy nas z całym światem, jeszcze silniej odciąga od spraw i ludzi w naszym bezpośrednim otoczeniu, co należy podkreślić.

Rozwój w kierunku życia połączonego w sieć przebiega błyskawicznie: w przypadku radia musiało upłynąć prawie 40 lat, by na całym świecie zdobyć 50 milionów słuchaczy. W przypadku telewizji ten poziom udało się osiągnąć w zaledwie 13 lat. Komputery osobiste potrzebowały trochę

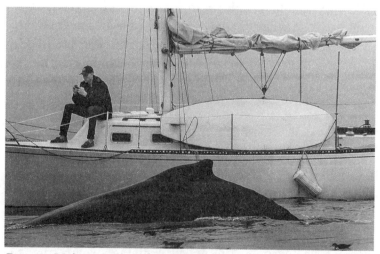

Ryc. 2.1. Mężczyzna na żaglówce, który prawdopodobnie jest tu po to, żeby coś przeżyć, nie dostrzega wieloryba wynurzającego się z wody tuż obok niego. „Kto patrzy wyłącznie na wyświetlacz swojego smartfona, ten traci połowę życia" – powiedział fotograf Eric J. Smith, któremu udało się zrobić to zdjęcie u wybrzeży Kalifornii.

dłuższego czasu – 16 lat, prawdopodobnie dlatego, że kilka lat po wprowadzeniu na rynek były tak kosztowne jak samochody (czego prawie nikt już nie pamięta). Niemal darmowy dostęp do internetu miało 50 milionów użytkowników po niespełna 5 latach[3], iPhone potrzebował 3 lat, by sprzedać się w 50 milionach egzemplarzy. Tylko w ostatnim kwartale 2014 roku jego sprzedaż wyniosła 74,5 miliona sztuk[4]. Zaledwie kilka lat wstecz smartfon był przywilejem młodych dorosłych i młodzieży, dziś z okazji świąt czy urodzin pojawia się na szczycie listy życzeń dzieci ze szkoły podstawowej.

Według amerykańskiego raportu[5] w 2011 roku smartfon posiadali niemal wszyscy (96%) studenci między 18. a 22. rokiem życia. W analogicznej grupie wiekowej, która jednak nie studiowała, było to 89%. W obu grupach ponad 60% osób korzysta za pomocą smartfona z internetu, co sprawia, że

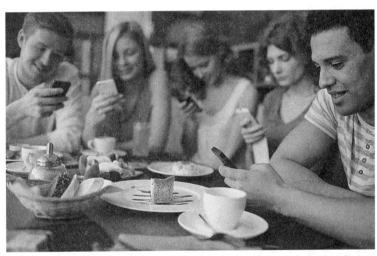

Ryc. 2.2. Jakże dobrze znany widok. W grupie młodych ludzi każdy jest zajęty swoim smartfonem i nie jest tak naprawdę częścią społeczności.

młodych ludzi określa się czasem jako „hiperpodłączonych" (ang. *hyperconnected*)[6]. Przy tak ogromnym tempie rozwoju tej technologii trzeba zakładać, że z chwilą publikacji tej książki podane tu liczby będą już przestarzałe i korzystanie ze smartfonów stanie się jeszcze intensywniejsze.

Na rycinie 2.4 przedstawiono rozpowszechnienie smartfonów w Niemczech, nowego „opium dla mas" (jak określa się to urządzenie w niektórych doniesieniach[7]). Widzimy znaczący wzrost na przestrzeni 5,5 roku, do połowy 2014 roku. W odniesieniu do młodzieży bardzo ważny jest wzrost odsetka użytkowników smartfonów w tej grupie wiekowej z 25% w 2011 roku do 72% w 2013 roku[8]. Podobne dane uzyskano w Szwajcarii, gdzie korzystanie ze smartfonów przez osoby między 12. a 19. rokiem życia wzrosło z 47% w roku 2010 do 72% w 2012 roku[9].

Co ludzie robią z tymi urządzeniami? Dysponujemy niemieckimi danymi pozwalającymi odpowiedzieć na to pytanie: oczywiście smartfony używane są głównie do telefonowania,

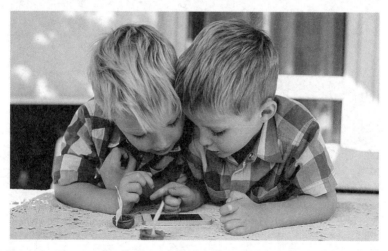

Ryc. 2.3. Ze smartfona korzysta już nie tylko młodzież, nawet dzieci poniżej 10. roku życia obsługują to urządzenie.

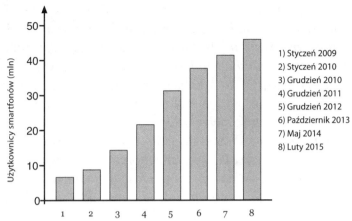

Ryc. 2.4. Liczba użytkowników smartfonów w Niemczech od stycznia 2009 do lutego 2015 (w milionach)[10].

ale też do wysyłania wiadomości (e-maile, SMS-y itp.) i ich odbierania (94%), korzystania z sieci społecznościowych (np. Facebook, Twitter; 69%), gier (57%), oglądania filmów z YouTube'a (44%) czy robienia zakupów (37%)[11].

Nie jest z założenia możliwe, by sprzęt z tak wielorakim zastosowaniem był zupełnie pozbawiony zagrożeń i działań niepożądanych. W lutym 2015 roku dostałem e-maila od nauczycielki niemieckiej szkoły, w którym została pokazana forma, jaką owe niebezpieczeństwa mogą przybrać. Takie wiadomości dostaję codziennie, już niemal ze wszystkich zakątków świata[12], i najczęściej od ludzi, którzy mają do czynienia z dziećmi i młodzieżą: rodziców, wychowawców, nauczycieli, oraz czasami od kolegów po fachu z innych uniwersytetów.

Przeczytali oni moją książkę *Cyfrowa demencja* i opisali własne doświadczenia. Zdecydowałem się zacytować list od nauczycielki, ponieważ jego tematem są smartfony, a autorka w sposób bardzo szczegółowy przedstawiła zmiany zachodzące u uczniów.

Szanowny Panie Profesorze,

już od ponad 36 lat uczę matematyki, najpierw w gimnazjum, teraz już od 17 lat w zespole szkół, nieustannie z ogromnym zaangażowaniem i wielką pasją. Od rozpoczęcia bieżącego roku szkolnego odnoszę jednak coraz silniejsze wrażenie, że nie potrafię już przekazać uczniom materiału. Jestem wychowawczynią i nauczycielką matematyki w klasie 7. Wszystkie dzieci są naprawdę miłe i poza tarciami, które są całkowicie normalne w szkolnej codzienności, mam zupełnie zwyczajną klasę. Od końca listopada zajmujemy się procentami. Jest to temat, który, jak wynikało z moich dotychczasowych doświadczeń, nie sprawiał dzieciom większych trudności, przynajmniej nie wtedy, kiedy rozwiązujemy standardowe zadania. A jednak teraz mi się wydaje, że żadne treści nie zostają w głowach moich obecnych uczniów. To, co przerabiamy w poniedziałek, do środy kompletnie wyparowuje. Mam poczucie, że na każdej lekcji muszę zaczynać od nowa. Nawet najprostsze obliczenia w myślach, jak „10% z..." czy „25% z..." mimo regularnych ćwiczeń wciąż nie zostały opanowane przez wielu uczniów. [Uwaga autora: w lutym, a więc po ponad dwóch miesiącach zajęć na temat procentów!]. Doświadczałam tego już wcześniej u pojedynczych uczniów, jednak nigdy do tej pory nie dotyczyło to tak dużej ich liczby. Dzisiaj to raczej dzieci, które opanowały materiał, są wyjątkiem. Wciąż zadaję sobie pytanie, czy to przypadek, czy trafiła mi się klasa wyjątkowo słaba z matematyki. Niestety moi koledzy uczący niemieckiego lub angielskiego zgłaszają te same trudności, i to nie tylko w mojej klasie, ale i w wielu innych. Prace klasowe, które zadawaliśmy na przykład sześć lat temu, są dziś dla uczniów nie do przejścia. Tym, co wprawia mnie w osłupienie, jest fakt, że nie zauważyłam tego w trakcie pierwszych dwóch lat nauczania tej klasy.

[...] Nasza szkoła położona jest w obszarze wiejskim, duża grupa uczniów dojeżdża szkolnym autobusem. Według tego, co mówią uczniowie, już w autobusie siedzą ze swoimi smartfonami w ręku. Często rano, kiedy wchodzę do sali lekcyjnej, widzę następujący obraz: z trzech włączników światła w sali załączony jest tylko jeden, w pomieszczeniu panuje półmrok. Jest bardzo spokojnie, dzieci siedzą w grupkach i zajmują się smartfonami. Kiedy wchodzę i włączam światło, wszyscy grzecznie zasiadają w ławkach i chowają telefony do kieszeni. Ale w przerwach śniadaniowych i obiadowych urządzenia ponownie są wyjmowane i duża część przerw – a bywa, że i całe pauzy – spędzana jest z telefonem w ręku. Już od dawna nie opuszcza mnie poczucie, że próbuję pakować materiał do głów, w których nie ma już na nic miejsca, ponieważ są tak przepełnione najróżniejszymi działaniami na smartfonach, „przeładowane", jak mówi moja koleżanka [...]. Tak intensywne korzystanie ze smartfonów obserwuję dopiero od początku tego roku szkolnego, i to nie tylko w mojej klasie, ale także w całym budynku szkolnym. Dawniej zwłaszcza chłopcy kłócili się o miejsca na boisku do piłki nożnej, dziś całą dużą przerwę siedzą na krześle, gapiąc się w wyświetlacz smartfona. [...]

Nie wolno nam zakazać korzystania ze smartfonów podczas przerw, ponieważ przerwy są czasem wolnym. A gdybyśmy to jednak zrobili, zapoczątkowałoby to jedynie wielką zabawę w chowanego. Uczniowie zaczęliby w naszej naprawdę dużej szkole szukać kątów i zakamarków, w których mogliby, przez nas niepostrzeżeni, nadal robić to, co robią teraz. Najlepiej byłoby, gdyby dzieci w ogóle nie przynosiły telefonów do szkoły. Ale jak mamy do tego przekonać rodziców, skoro są matki, które dzwonią do szkoły z prośbą, czy sekretarka mogłaby pójść i zobaczyć, *jak ma się ich dziecko, bo ona od dwóch godzin nie może się do niego dodzwonić na komórkę? [...]*

Zakładam, że wielu czytelników poczyniło podobne obserwacje. Rozmowy czy nawet jedynie pobieżne wymiany zdań, o czytaniu książek czy gazet już w ogóle nie wspominając, w przestrzeni publicznej praktycznie przestały istnieć: w tramwajach, pociągach podmiejskich czy metrze, w kawiarniach albo na parkowych ławkach i oczywiście na szkolnych boiskach można dostać oczopląsu od widoku palców śmigających po dotykowych ekranach i obsługujących inne elektroniczne gadżety. Przeprowadzane badania wyraźnie pokazują, że nie idzie to w parze z koncentracją i siłą umysłu, wręcz przeciwnie – łączy się z rozpraszaniem uwagi, dekoncentracją i słabszymi osiągnięciami umysłowymi. Chcąc doradzać szkołom, jak powinny podejść do kwestii używania smartfonów, nie musimy już odwoływać się do pojedynczych opinii. Istnieją naukowe dane, dotyczące zarówno rozpraszania uwagi (słowo klucz: wielozadaniowość) przez smartfony, jak i innych negatywnych konsekwencji, choćby lęku i stresu (więcej na ten temat w rozdziałach 5–7), i ich przewlekłych skutków (bezsenność, depresja, samotność; więcej na ten temat w rozdziałach 10 i 12). W tym rozdziale zaczniemy od rozpraszania uwagi.

Wielozadaniowość i nieuwaga

Wcześniej w biurach albo pisało się pisma, albo przeglądało pocztę, albo prowadziło się rozmowy telefoniczne, albo archiwizowało pisma, albo przygotowywało się materiały lub prowadziło spotkania. Dziś wszystko to robi się równocześnie, „bo tak już dzisiaj jest". Firmy często wymagają od swoich pracowników wielozadaniowości (ang. *multitasking*), podobnie jak znajomości angielskiego czy biegłości w zakresie obsługi komputera oraz kindersztuby.

Od dawna wiemy, że ludzie są w stanie równocześnie robić mnóstwo rzeczy – skakać na lewej nodze, machać prawą ręką i przy tym jeszcze śpiewać piosenkę. Natomiast zdecydowanie nie potrafimy równocześnie śledzić dwóch ciągów znaczeniowych, a więc czytać równolegle dwóch książek, prowadzić dwóch rozmów telefonicznych lub słuchać dwóch wykładów. Ludzie tego nie robią, ponieważ najzwyczajniej nie potrafią – nawet kobiety! W badaniach poświęconych temu zagadnieniu[13] wykazano, że zarówno kobiety, jak i mężczyźni mają kłopoty z równoczesnym wykonywaniem dwóch złożonych zadań. Niewielkie różnice w zakresie wyników testów, które do tej pory wykazano, można sprowadzić do odmiennych mocnych i słabych stron wśród mężczyzn i kobiet, nie dotyczy to jednak wielozadaniowości: założenie, że kobiety są z natury wielozadaniowe, a mężczyźni – nie, jest kompletnym mitem, który jednak od dawna ma się dobrze i zapewne jeszcze długo będzie się mocno trzymał. Powtórzmy: nikt nie czyta równocześnie dwóch książek, by szybciej skończyć lekturę obu pozycji. Ludzie tego nie potrafią, tak samo jak nie potrafią latać czy oddychać pod wodą. To jest sprzeczne z naszą naturą!

„Wielozadaniowość medialna", a więc jednoczesne korzystanie z wielu mediów w czasie wolnym w celach rozrywkowych, jest wśród młodzieży bardzo powszechne[14]. Kto jednak próbuje stosować wielozadaniowość podczas nauki czy pracy, straci na efektywności – dawno udowodniono to w eksperymentach psychologicznych dotyczących podstaw naszego funkcjonowania[15]. Lata temu już szacowano, że amerykańska gospodarka traci rocznie 650 miliardów dolarów w związku z próbami stosowania wielozadaniowości podejmowanymi przez niemal wszystkich pracowników, które jednak źle się kończą i prowadzą do spadku produktywności[16]. A ktoś, kto codziennie od nowa stara się jednak wdrożyć taki styl pracy, wcale nie staje się bardziej wielozadaniowy, tylko długofalowo „wypracowuje" sobie zaburzenia uwagi. Wykazano to w eksperymentach, w których porównywano osoby próbujące robić sto rzeczy na raz z tymi, które tego nie chcą i nie robią[17].

Wielozadaniowość jest szalenie powszechnym zjawiskiem na uniwersytetach: w błędnym – jak się okazuje – przekonaniu, że sprzyja to uczeniu się, studenci siedzą na wykładach z włączonymi laptopami z dostępem do internetu (WLAN). Późniejsze pytania o to, co robią, kreślą przerażający obraz (tab. 2.1): Lydia Burak z Bridgewater State University (Massachusetts, USA) zebrała za pomocą ankiety informacje od 774 studentów (średnia wieku 20,75 roku; 67,1% badanych to kobiety; 90,6% grupy stanowiła rasa biała, nielatynoska). Okazało się, że w trakcie wykładu robią oni wszystko, co tylko może przyjść do głowy. Zaledwie 9 studentów podało, że w trakcie wykładu nie robiło nic poza słuchaniem wykładowcy. Także wtedy, kiedy nie uwzględniamy jedzenia i picia (przebiega to automatycznie i w związku z tym odwraca uwagę w niewielkim stopniu), mamy zaledwie 44 studentów (5,6%), którzy w trakcie wykładu tylko słuchają.

Niemal połowa grupy studentów podała, że odwiedza seminaria online i w tym czasie robi dodatkowo inne rzeczy, najwyraźniej w jeszcze większym wymiarze niż podczas wykładu (patrz tab. 2.1). Zaledwie dwóch studentów zajmowało się wyłącznie treścią seminarium, a kiedy ponownie wyłączymy jedzenie i picie jako aktywności dodatkowe, liczba wzrasta do pięciu osób (czyli 1,5% z 333 studentów), które nie robiły nic dodatkowego. Konsekwencje nie mogą być inne niż gorsze uczenie się i 90% osób rezygnujących z kursów online!

Wpisuje się to w obserwacje, które można poczynić w Niemczech: ci sami studenci medycyny, którzy w zetknięciu z problemami klinicznymi zadają wnikliwe pytania i słusznie domagają się empirycznych dowodów przemawiających za zastosowaną metodą terapeutyczną, wykazują całkowity brak zainteresowania empirycznymi podstawami ich własnych procesów uczenia się i nalegają na WLAN i gniazdka do podłączenia laptopów w salach wykładowych[19].

O co chodzi? Nowości w obszarze badań nad kształceniem, jak to często się dzieje, były stosownie oceniane przez tych, którzy je entuzjastycznie wdrażali. I właśnie dlatego

Tabela 2.1. Czynności wykonywane często lub bardzo często podczas wykładu (środkowa kolumna) bądź seminariów online (prawa kolumna) w grupie 774 ankietowanych studentów[18]

Dodatkowe czynności podczas...	...wykładu (%)	...seminarium online (%)
Facebook	24,7	62,7
SMS	50,6	69,3
Czat	13,2	40,2
E-mail	15,0	46,5
Słuchanie muzyki	6,5	66,6
Praca nad zadaniem na inne zajęcia	17,6	31,2
Rozmowa przez telefon	3,2	23,4
Jedzenie	26,1	70,2
Picie	56,8	79,3

komputery oraz dostęp do internetu były fetowane jako pedagogiczna rewolucja. Pierwsze badania rzeczywiście wskazywały pozytywne rezultaty[20]. W związku z tym nowoczesna technologia informacyjna trafiła do wielu placówek edukacyjnych w krajach wysoko rozwiniętych, nierzadko przy wysokich nakładach finansowych ze źródeł publicznych i prywatnych. Szybko pojawiło się też techniczne pojęcie – *ubiquitous computing*, czyli wszechobecna informatyzacja – „na określenie kampusu, na którym wszyscy studenci i docenci mają laptopy, a wszystkie budynki zapewniają bezprzewodowy dostęp do internetu (Wi-Fi)"[21]. I tak oto podczas wykładu studenci mogą korzystać z Google, czytać i pisać e-maile, twittować, flirtować na Facebooku, słuchać muzyki, pisać wiadomości, czatować lub oglądać najnowsze filmiki na YouTube. Robią to na potęgę i – jak pokazują zebrane dane – tym częściej, im są młodsi[22].

Porównanie tradycyjnych zajęć i seminariów online pokazało, że wszystkie czynności wymienione w tabeli 2.1 pojawiają się o wiele częściej podczas tej drugiej formy nauczania. Dlatego nie powinno dziwić, że po pierwsze odsetek osób porzucających seminaria online jest bardzo wysoki i po drugie pojawia się istotna negatywna zależność między liczbą dodatkowych czynności wykonywanych w trakcie zajęć a średnimi ocenami. Biorąc pod uwagę, że dziś bardzo liczne niemieckie uniwersytety „odkryły" rynek zajęć prowadzonych online i wietrzą w tym sporą szansę na zarobek, to w świetle podanych informacji można jedynie apelować o powściągliwość.

Korzystanie z telefonów komórkowych do pisania SMS-ów podczas lektury tekstu[23] albo w trakcie wykładu[24] również wpływa bardzo niekorzystnie na uczenie się i rozumienie. W pewnym trwającym 15 tygodni badaniu z udziałem 97 studentów bardzo dokładnie odnotowywano (za ogólną,

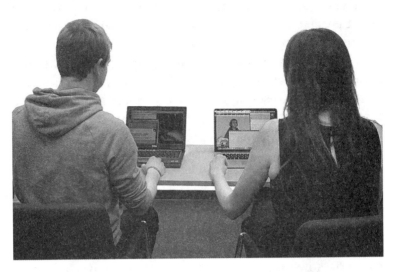

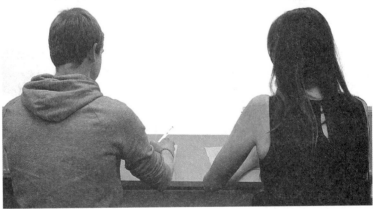

Ryc. 2.5. Schemat eksperymentalny dotyczący przyglądania się, jak ktoś inny realizuje wiele zadań na raz: pole widzenia osoby badanej w warunku „wielozadaniowości studenta w polu widzenia" (na górze) albo w warunku „braku wielozadaniowości studenta w polu widzenia" (na dole). Wykładowcę należy sobie wyobrazić w górnej, środkowej części zdjęcia.

wyrażoną wcześniej zgodą uczestników, jednak w sposób dla nich niezauważalny) czynności wykonywane przez nich podczas zajęć za pomocą specjalnego oprogramowania rejestrującego wszystkie używane programy i umożliwiającego ich późniejszą analizę. Chociaż studenci byli zachęcani, by otwierać wyłącznie „produktywne okna", a więc programy istotne dla treści zajęć, analiza wykazała, że przez 42% czasu wykładu studenci mieli otwarte „okna rozpraszające", m.in. gry, zdjęcia, e-maile, czaty i strony internetowe. Tacy studenci dostawali gorsze oceny za prace domowe, projekty, testy i podczas egzaminów końcowych niż ci, którzy otwierali głównie okna przydatne z punktu widzenia zajęć. Warto dodać, że sami studenci nie zdawali sobie sprawy z rozmiarów swojej wielozadaniowości[25].

W ostatnim czasie wykazano eksperymentalnie, że robienie dodatkowych rzeczy na laptopie podczas wykładu prowadzi do gorszej znajomości materiału, co widać w teście wielokrotnego wyboru przeprowadzonym zaraz po zajęciach. Jeszcze gorsze wyniki osiągają osoby, które w trakcie wykładu przyglądają się, jak inni robią sto rzeczy na raz.

W kilku badaniach wykazano, że czatowanie i korzystanie z Facebooka szczególnie źle wpływają na uczenie się[27]. W dodatku wielokrotnie dawało się wyraźnie zaobserwować, że studenci czuli się mocno rozpraszani przez innych studentów korzystających podczas zajęć z mediów elektronicznych.

Wielozadaniowość – zawsze i wszędzie

Do konsekwencji nieustannego bezpośredniego dostępu do smartfona można zaliczyć następujące: mimo stosownych

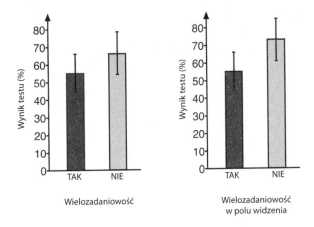

Ryc. 2.6. Częstość poprawnych odpowiedzi w teście przeprowadzonym po wykładzie w zależności od tego, czy studenci jednocześnie sami byli zajęci dodatkowymi czynnościami na komputerze, czy też nie (wykres po lewej), albo od tego, czy przyglądali się innemu studentowi oddającemu się wielozadaniowości na laptopie, czy też nie (wykres prawy). Różnice 11 lub 17 punktów były istotne statystycznie na poziomie p < 0,001[26].

zakazów połowa uczniów podczas zajęć ma włączone urządzenie[28], tak jak ponad dwie trzecie studentów podczas wykładów[29]. W dodatku jest ono bardzo wszechstronnie wykorzystywane w zakresie, na jaki pozwala dany model. W badaniu przeprowadzonym przez producenta telefonów, firmę Nokia, ujawniono, że młodzi ludzie patrzą codziennie na swój telefon średnio 150 razy[30]. To znaczy, że ich uwaga jest 150 razy dziennie odrywana od tego, co akurat robią.

Wyniki całej serii badań naukowych wyraźnie udowodniły negatywne skutki upośledzania koncentracji podczas pracy i, przede wszystkim, w trakcie uczenia się[31]. Czy zatem smartfon w przyszłości zagrozi edukacji i zdrowiu całego pokolenia? Co już dziś wiemy o zagrożeniach, ryzyku i skutkach niepożądanych korzystania z takiego urządzenia?

Dość szeroko zakrojone badanie z roku 2014, dotyczące wpływu telefonów komórkowych na wykształcenie, w którym brało udział 536 studentów w wieku 20 lat (w tym 370 kobiet), z różnych kierunków studiów, pokazało szerszy obraz[32]. Uczestnicy nie tylko wypełniali ankiety dotyczące wykorzystywania smartfonów (jak telefonowania, pisania SMS-ów, a także częstotliwości i czasu trwania tych zajęć), poziomu lęku i zadowolenia z życia, ale wyrażali również zgodę na pozyskanie i analizowanie średnich ocen z uczelnianych dokumentów przy zachowaniu anonimowości. W ten sposób można było zbadać, jakimi drogami i za pośrednictwem jakich czynników korzystanie ze smartfonów oddziałuje na życie młodych ludzi. Wiadomo, że zadowolenie i satysfakcja z życia idą w parze z niemałą liczbą zmiennych wpływających na nasze życie, jak choćby zdrowie fizyczne i psychiczne, długość życia (ludzie zadowoleni są zdrowsi i żyją dłużej), jakość i liczba kontaktów społecznych, zadowolenie z małżeństwa/związku, obniżone ryzyko spożywania alkoholu i narkotyków oraz ograniczenie ryzyka samobójstw[33].

Przeciętny dzienny czas korzystania ze smartfona w tym badaniu wyniósł średnio 4 godziny i 39 minut, wysyłano średnio 77 SMS-ów. Nie pojawiły się istotne różnice między płciami. Statystyczne modelowanie danych za pomocą analizy ścieżek zobrazowało istotne zależności między wykorzystywaniem telefonu komórkowego (w godzinach dziennie) a gorszymi wynikami i wyższym poziomem lęku; te 2 czynniki zaś łączyły się z obniżonym poziomem zadowolenia z życia (patrz ryc. 2.7). Cytując autorów: „W badanej populacji osoby intensywnie korzystające ze smartfonów miały gorsze oceny, odczuwały silniejszy lęk i mniejszą satysfakcję z życia w porównaniu z uczestnikami rzadziej sięgającymi po telefon komórkowy"[34]. Wyniki badań były niemal identyczne, gdy zamiast łącznego czasu korzystania z telefonu jako wskaźnik intensywności korzystania uwzględniano liczbę pisanych wiadomości tekstowych. Zespół kalifornijskich psychologów pracujących pod przewodnictwem Larry'ego Rosena bezpośrednio obserwował studentów podczas pracy i doszedł do jeszcze dalej idących wniosków[35]. Oprócz konkretnych przejawów zachowania (chodzi o ang. *time on task*, a więc o okres rzeczywiście spędzony na nauce podczas 15-minutowej obserwacji) uwzględniano także czas poświęcony innym mediom (ang. *off-task technology use*) oraz otoczenie, w którym studenci się uczą, rodzaj i liczbę wykorzystywanych pomocy technicznych i liczbę okien otwartych na monitorze. Okazało się, że media odwracały uwagę od zadań, które miały być realizowane, zwłaszcza zaś te media, które były obecne już na początku realizowania zadania, jak telewizja. Ponadto Facebook i pisanie wiadomości tekstowych w sposób udowodniony odciągają od meritum. Zauważono też, że zarówno

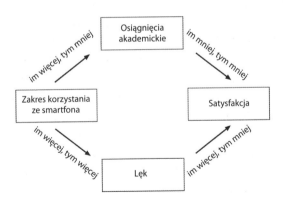

Ryc. 2.7. Model zależności między zakresem korzystania ze smartfona, osiągnięciami akademickimi, poziomem lęku i satysfakcji z życia (dane z próby obejmującej 496 studentów).

studenci, którzy nie stosowali konkretnej strategii uczenia się, jak i ci, którzy często przeskakiwali z zadania na zadanie, łącznie poświęcali mniej czasu na realizację zadań. Liczba okien otwartych na monitorze również miała związek z rozpraszaniem uwagi. Wśród uczniów i studentów odnotowano negatywny wpływ korzystania z Facebooka na otrzymywane przez nich oceny.

Na koniec zapytano uczestników, jak wyobrażają sobie idealne miejsce do nauki podczas przygotowań do ważnego egzaminu (końcowego) i jakie bodźce odwracające uwagę są oni w stanie tolerować. Wynik (patrz tab. 2.2) wyraźnie pokazuje, że nie tylko zakłócenia mają charakter pasywny, ale też studenci całkiem aktywnie dopuszczają i planują rozpraszanie podczas przygotowań do egzaminu. Znowu pisanie krótkich wiadomości tekstowych i korzystanie z Facebooka pojawiają się jako czynność wyjątkowo mocno odwracająca uwagę od nauki.

Ogólnie rzecz biorąc, przerażający wynik tego badania pokazał, że uczniowie i studenci podczas 15 minut obserwacji byli w stanie koncentrować się nieprzerwanie na zadaniu średnio krócej niż 6 minut. Przerwy miały swoje źródło przeważnie w technologii informacyjnej, od muzyki słuchanej nieprzerwanie przez słuchawki po telewizję, ale przede wszystkim wynikały z pisania krótkich wiadomości i korzystania z Facebooka. Te dwie czynności okazały się szczególnie niekorzystne, ponieważ podejmowano je stosunkowo często[36] i wymagały sporo uwagi z powodu wielozadaniowości. Dla porównania: prowadzenie rozmowy telefonicznej także przerywało naukę, jednak pojawiało się w sumie rzadziej niż pisanie SMS-ów czy korzystanie z Facebooka. Dane na temat słuchania muzyki odpowiadały pisaniu SMS-ów, ale słuchanie muzyki wymaga mniej uwagi i dlatego niekorzystny wpływ tej czynności na naukę był słabszy.

Tabela 2.2. Czynności odwracające uwagę podawane przez studentów opisujących wyobrażoną sytuację[37] uczenia się do ważnego egzaminu

Czynność	Odsetek studentów planujących daną czynność
Pisanie SMS-ów	48%
Słuchanie muzyki	48%
Korzystanie z Facebooka	36%
Odbieranie telefonu	22%
Oglądanie telewizji	21%
Odwiedzanie stron w sieci	21%
Korzystanie ze słuchawek	20%
Uczenie się w cichym i spokojnym miejscu	40%

Zdrowotne skutki wykorzystywania smartfonów[38] stają się tematem często podejmowanym również w Chinach, gdzie pod koniec 2013 roku grupa użytkowników tych urządzeń liczyła pół miliarda osób. W dużym badaniu populacyjnym – w skali świata największym do tej pory, uwzględniającym dane od 7102 młodych ludzi (mniej więcej po równo od chłopców i dziewcząt, w wieku około 15 lat, z klas 7–12) – chińscy naukowcy uwzględnili zarówno korzystanie z telefonów, jak i objawy zaburzeń uwagi oraz dane demograficzne. W badanej grupie 71% młodych ludzi było mieszkańcami miast, a 29% pochodziło z obszarów wiejskich.

Analizowano zarówno posiadanie telefonu komórkowego – co dotyczy 80% ankietowanych – jak i konkretny sposób jego wykorzystania. Także i tu okazało się, że użytkowanie telefonu komórkowego w celach rozrywkowych było istotnie powiązane z podwyższonym poziomem rozkojarzenia – posiadanie telefonu trzykrotnie podwyższało prawdopodobieństwo nieuwagi, intensywniejsze używanie go w celach rozrywkowych prowadziło do niemal dwukrotnego jej wzrostu. Nosząc telefon w ciągu dnia w kieszeni, podnosimy ryzyko zwiększenia nieuwagi o 30%, a wyłączając go na noc, zmniejszamy to ryzyko o ok. 25%.

Autorzy badania skomentowali to następująco: „We wcześniejszych badaniach wykazywano zależność między nieuwagą a lękiem, stresem i przemocą. Zależność między graniem w gry komputerowe, uzależnieniem od internetu a nieuwagą również została opisana. Do tego dochodzi jeszcze fakt, że pobieżny sposób korzystania z internetu i treści gier komputerowych może prowadzić do zaburzeń uwagi. Czas poświęcany na gry komputerowe może zatem wzmagać objawy ADHD – jeśli nie bezpośrednio, to na pewno pośrednio – ograniczając czas na ambitne zadania wspierające rozwój"[39].

Naukowcy wyprowadzają ze swoich obserwacji jasne wytyczne: radzą rodzicom dzieci i młodzieży ograniczać im czas korzystania ze smartfona do 60 minut dziennie (szczególnie w przypadku gier). Należy ponadto zadbać o wyłączanie telefonów na noc.

Granie zamiast myślenia

Amerykańscy naukowcy dowiedli niedawno w badaniu eksperymentalnym, że skłonność do grania w gry na komputerach i smartfonach prowadzi do bezsensownych czynności, niemających raczej nic wspólnego z myśleniem, natomiast zdecydowanie sprzyjających umysłowej nieobecności.

Badacze ci wyszli z założenia, że ludzie z natury niechętnie myślą. Udowodnił to i opublikował m.in. laureat Nagrody Nobla Daniel Kahneman. Ludzie są oszczędni – żeby nie powiedzieć: skąpi[40] – w zakresie gotowości do korzystania ze swojej zdolności myślenia. Zamiast się zastanowić, podążają ścieżką prostych skojarzeń. Często robią to nieświadomie i szybko, zamiast skoncentrować się na problemie i celowo nad nim *zastanowić*. Myślenie męczy, wymaga czasu i energii, natomiast do skojarzeń nie potrzeba świadomego wysiłku. Niektórzy nazywają te odmiany myślenia *systemem szybkim* (lub *systemem 1*) i *systemem wolnym* (lub *systemem 2*). Kiedy na ulicy natychmiast rozpoznajemy znajomą osobę na podstawie twarzy, głosu czy sposobu poruszania się, dzieje się to za sprawą szybkiego systemu 1. Natomiast wyciągnięcie pierwiastka z 19 163 wymaga wolnego systemu 2, ponieważ problem nie ma błyskawicznego rozwiązania (trzeba znać odpowiedni algorytm i go zastosować)[41].

Przyjrzyjmy się teraz wspomnianej już pracy pt. *Mózg w kieszeni: smartfony w udowodniony sposób zastępują myślenie*, która ukazała się w specjalistycznym czasopiśmie „Computers in Human Behavior"[42]. Autorzy stosowali zadania, które miały rozwiązanie zarówno szybkie, nasuwające się (i błędne), jak i wolniejsze, wymagające nieco pogłówkowania (i właściwe). Oto przykład:

„Rakietka i piłka razem kosztują 1,10 dolara. Sama rakietka kosztuje o dolara więcej niż piłka. Ile kosztuje piłka?". Szybka odpowiedź „10 centów", która w związku ze sposobem sformułowania pytania wydaje się rozwiązaniem właściwym, jest oczywiście błędna, ponieważ wtedy rakietka musiałaby kosztować 1,10 dolara, a całość 1,20 dolara. Prawidłowa odpowiedź brzmi: piłka kosztuje 5 centów. Takie zadania dobrze rozwiązuje tylko około jednej trzeciej studentów college'u lub osób badanych zaproszonych do udziału za pośrednictwem internetu[43].

Za pomocą takich zadań autorzy sprawdzali hipotezę, że korzystanie ze smartfonów zmniejsza gotowość do zastanowienia się. Ujęli to następująco: „Możliwa konsekwencja dostępu do smartfonów polega na tym, że ogólna niechęć i/lub niezdolność do zastanawiania się nie prowadzi do sięgnięcia po automatyczne myślenie skojarzeniowe, ale do zaprzestania myślenia w ogóle"[44]. Chcąc sprawdzić to założenie, autorzy przeprowadzili w sumie 3 eksperymenty, które miały wykazać, że osoby w większym stopniu polegające na myśleniu skojarzeniowym także częściej korzystają ze smartfona.

W pierwszym eksperymencie uczestników zapraszano do udziału za pośrednictwem serwisu Amazon. Zadania polegały na: 1) wyciąganiu logicznych wniosków (sylogizmy), 2) rozwiązaniu 4 prostych problemów statystycznych i 3) udzieleniu odpowiedzi na 14 pytań dotyczących myślowych nawyków uczestnika (dokładnie i powoli *versus* niedokładnie i szybko). Wyniki i odpowiedzi w trzech rodzajach zadań łączono w jedną zmienną, określającą *styl myślenia* danej osoby (w kontekście jej skłonności do wnikliwego namysłu). Obok zmiennych demograficznych (jak wiek, płeć itp.) pytano również o posiadanie oraz sposób wykorzystywania ze smartfona. Określano codzienny łączny czas korzystania (w minutach) i codzienną historię przeglądania stron w internecie za pomocą wyszukiwarek. Specjalne oprogramowanie gwarantowało gładki przebieg zbierania danych, stosowne testy wskazały na bardzo dobrą jakość pozyskanych informacji[45]. Test uwagi zapewniał, by uczestnicy przy domowym komputerze robili to, co powinni: podczas czytania instrukcji testu mieli wybrać z listy dokładnie te czynności, które właśnie wykonywali. W tym celu za polem „inne [czynności; proszę podać]" należało wpisać w pole tekstowe następującą formułkę: „Właśnie czytam instrukcję". Analizowano wyłącznie dane pochodzące od osób, które właśnie tak postąpiły. W ten sposób uzyskano dane od 190 osób (w tym 94 kobiety, średnia wieku respondentów: 35 lat). Początkowo wyniki nie ujawniły różnic między posiadaczami smartfonów (131 uczestników) a osobami, które się w ten gadżet nie zaopatrzyły (47 uczestników). Gdy jednak podzielono grupę posiadaczy na podstawie ogólnego korzystania z urządzenia lub wykorzystywania go do przeglądania stron w internecie na 3 grupy (dużo – średnio – mało), ukazał się istotny wpływ takiego działania na styl myślenia (na jego dokładność), co pokazano na rycinie 2.8.

W przypadku analizy wyników trzech oddzielnie traktowanych rodzajów zadań również pojawiał się istotny efekt grupy. W celu wykluczenia, że jest on rezultatem systematycznego błędu w szacunkach zakresu korzystania ze smartfonów (według motta: kto niedokładnie myśli, ten również niedokładnie określa stopień korzystania z telefonu), a także bliższej charakterystyki uwidocznionego efektu przeprowadzono drugi, podobny eksperyment obejmujący łącznie 208 uczestników (w tym 84 kobiety, średnia wieku respondentów: 34,5 roku). Oprócz dokładności stylu myślenia (3 zadania statystyczne i ankieta) badano także ogólne zdolności poznawcze (w odróżnieniu od stylu myślenia) za pomocą testu matematycznego i językowego. Dodatkowo pytano o dostęp za pośrednictwem smartfona do mediów społecznościowych (Facebook, Twitter) i sposób wykorzystywania komputera (łącznie, do wyszukiwania informacji i korzystania z mediów społecznościowych; w minutach dziennie).

Wyniki drugiego eksperymentu potwierdzają i poszerzają wnioski płynące z pierwszego: intensywne korzystanie ze smartfona (ogólnie i do poszukiwań w sieci) łączyło się ze słabszymi zdolnościami poznawczymi (matematycznymi

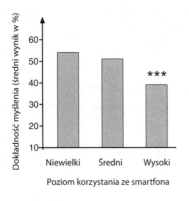 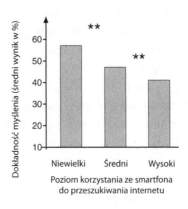

Ryc. 2.8. Dokładność myślenia w zależności od całkowitego korzystania ze smartfona (wykres po lewej) lub wykorzystywania go do przeszukiwania internetu za pomocą wyszukiwarek (po prawej). Efekt grupy osiąga w obu analizach wariancji wysoki poziom istotności statystycznej. Na wykresie po stronie lewej istotne różnice (***) wystąpiły tylko między osobami często korzystającymi ze smartfona a pozostałymi dwiema grupami, natomiast na wykresie po stronie prawej uzyskano istotne różnice (**) między wszystkimi grupami[46].

i językowymi, a więc nie tylko z konkretnym stylem myślenia). Wśród uczestników, którzy nie posiadali smartfona, intensywne korzystanie z komputera w celu wyszukiwania treści w internecie za pomocą wyszukiwarek istotnie wiązało się z niedokładnym myśleniem (p < 0,003). W tej grupie częsty dostęp do mediów społecznościowych za pomocą komputera wiązał się ponadto z niższym poziomem zdolności poznawczych traktowanych łącznie (p = 0,015), przy czym zależności w obszarze liczenia wskazywały jedynie na tendencję (p = 0,073), były natomiast wyraźne w odniesieniu do zdolności językowych (p = 0,011).

Trzeci eksperyment przeprowadzono z udziałem 262 studentów college'u (w tym 193 kobiety, średnia wieku badanych: 20,3 roku) w celu porównania wyników z uzyskanymi wcześniej, wskazującymi na negatywny wpływ korzystania ze smartfonów na osiągnięcia akademickie[47]. Wykazano przede wszystkim wspomniane już negatywne konsekwencje korzystania z telefonów komórkowych dla uwagi ze względu na wzmożoną obecność bodźców rozpraszających. Podobnie jak w pierwszym i drugim eksperymencie badano styl myślenia, wyniki procesu myślowego i poziom korzystania ze smartfonów. Mierzono ponadto podatność na uczucie znudzenia (ang. *boredom proneness*) za pomocą stosowanego od dekad kwestionariusza zawierającego 28 pytań. Oto przykładowe stwierdzenia: „Nie potrafię cierpliwie czekać", „Czas zawsze płynie tak wolno". Na koniec proszono studentów o podanie średniej ocen (*grade point average* – GPA).

Między studentami, którzy mieli smartfon (227), a tymi, którzy go nie mieli (35), wystąpiły różnice w wynikach kilku testów: w grupie bez smartfonów dokładność myślenia ($p = 0{,}07$) i zdolności językowe ($p = 0{,}045$) okazały się nieznacznie większe. Podział użytkowników smartfonów według intensywności użytkowania (wysoka – średnia – niewielka) sprawił, że łączne wartości stylu myślenia (dokładność) i rezultatów myślenia wykazały istotne efekty korzystania z urządzenia ($p < 0{,}001$). Także podział ze względu na korzystaniu z telefonu do poszukiwań w sieci dał podobny wynik ($p < 0{,}001$), przy czym grupa najintensywniej wykorzystująca swój smartfon do tego celu różniła się od dwóch pozostałych (patrz ryc. 2.9).

Efekt główny utrzymał się też, gdy zanalizowano każdy test oddzielnie. Wykazane we wcześniejszych badaniach skutki korzystania ze smartfonów na pokonanie nudy i oceny studentów nie zostały potwierdzone. Autorzy komentują swoje wyniki następująco: „Fakt, że te osoby, które nie garną się do myślenia, ujawniają skłonność do intensywniejszego korzystania ze smartfonów w celu przeszukiwania internetu, pozwala założyć, że szukają one głównie informacji, które albo już mają, albo których mogłyby się nauczyć – jednak nie mają woli, by podjąć umysłowy wysiłek powiązany z zapamiętaniem i przypominaniem"[49]. W ten sposób gruntownie rozprawiono się z rozpowszechnioną opinią, że szukanie informacji w internecie jest nieomylną oznaką inteligencji. Wygląda na to, że jest dokładnie odwrotnie, że osoby wykształcone rzadziej muszą korzystać z sieci, by rozwiązać problem[50].

Uzyskane wyniki ładnie wpisują się w opublikowane w naukowym czasopiśmie „Science" badanie autorstwa Sparrow i wsp. W łącznie czterech eksperymentach badacze wykazali negatywny wpływ korzystania z Google (w porównaniu z książkami, gazetami i czasopismami) na zdolność zapamiętywania i przywoływania informacji.

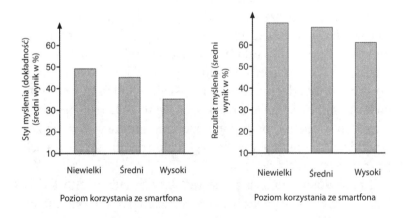

Ryc. 2.9. Styl myślenia (dokładność; wykres po lewej stronie) i rezultaty myślenia (język, liczenie; wykres po prawej stronie) w zależności od całkowitego korzystania ze smartfona. Efekt grupy za każdym razem jest wysoce istotny statystycznie. W porównaniach poszczególnych grup istotne różnice występowały jedynie między osobami z wysokim poziomem wykorzystania smartfona a pozostałymi dwiema grupami[48].

M-learning: smartfony w sali lekcyjnej?

Istnieje tylko jedna rzecz rozwijająca się i rozprzestrzeniająca szybciej od smartfonów: szum wokół nich. Uwzględniając przytoczony tu negatywny wpływ smartfonów na tak wiele umysłowych dokonań i zdolności, bardzo mocno należy zastanowić się nad tym, że te urządzenia uznawane są przez niektórych „specjalistów" za cudowne pomoce naukowe, które zrewolucjonizują dotychczasowe sale lekcyjne. Obecnie w pedagogice niewiele jest tak żywiołowo dyskutowanych i kontrowersyjnych tematów, nie dziwi zatem, że reakcje szkół na te urządzenia sięgają skrajności – od rozdawania urządzeń po całkowity zakaz (więcej na ten temat w rozdziale 13). Kiedy za pomocą Google szukamy hasła „smartphones in schools" (smartfony w szkołach), otrzymujemy 10 milionów wyników, z których już pierwsza dziesiątka nie mogłaby być bardziej spolaryzowana. A oto kilka przykładów [przekład autora z angielskiego – przyp. tłum.]:

NEA[51] – Wykorzystanie smartfonów w sali lekcyjnej.

Wykorzystanie smartfonów w sali lekcyjnej: więcej korzyści niż niebezpieczeństw.

Hiszpańskie szkoły podejmują rygorystyczne działania przeciwko smartfonom w salach lekcyjnych.

Czy powinniśmy dopuszczać telefony komórkowe w szkołach?

Uchrońmy się przed ryzykiem związanym ze smartfonami i tabletami w szkołach.

50 powodów, dlaczego nadszedł czas na smartfony w każdej sali lekcyjnej.

44 mądrych (smart) sposobów korzystania ze smartfnów w klasie.

Szkoły w Korei Południowej zdalnie dezaktywują smartfony uczniów.
Coraz więcej szkół zezwala uczniom na przynoszenie smartfonów.
5 (dobrych) sposobów wykorzystywania smartfona w szkole średniej[52].

Fakty towarzyszące tej kontrowersji w zasadzie są jednoznaczne: smartfonów używa się przede wszystkim w czasie wolnym lub w celu zagospodarowania czasu wolnego, i to właśnie głównie tu ujawniają się tego niepożądane skutki – mnóstwo młodych osób ogranicza się do *reakcji* na swój smartfon, zamiast podejmować w swoim życiu rzeczywiste działania, *akcje*. Realne interakcje społeczne i relacje są zastępowane cyfrowymi sieciami społecznościowymi i krótkimi wiadomościami. Do tego dochodzą zawsze i wszędzie dostępne filmiki i (już od dłuższego czasu) zastępowanie śpiewania i muzykowania permanentnym otumanianiem się dźwiękami płynącymi przez słuchawki.

Z perspektywy procesów towarzyszących edukacji udało się już dobrze udokumentować negatywne skutki korzystania ze smartfonów. Wprawdzie nie dysponujemy jeszcze badaniami podłużnymi (podobnymi do tych nad skutkami oglądania telewizji), które trwają przez dziesięciolecia, ale dane, które już zebrano na temat zakłócania procesów uczenia się i osłabiania osiągnięć akademickich, wyraźnie pokazują, że nie powinniśmy spodziewać się niczego dobrego.

Dlatego tak trudno zrozumieć stwierdzenie, że smartfony stanowią „naturalną składową szkolnych lekcji" („Focus", 11/2015). Szkoły w Hamburgu i Bremie idą o krok dalej i wykorzystują te wszechobecne wśród uczniów urządzenia. Nauczyciele, uczniowie i rodzice za pośrednictwem internetu mają dostęp do szkolnej wewnętrznej platformy *its learning*. Przypomina to sytuację, w której straż pożarna wykorzystywałaby benzynę do gaszenia pożaru! „Dzięki grom stajesz się mądrzejszy" – to tytuł z tygodnika „Der Spiegel" (3/2014), a „GEO" w grudniu przyklasnęło nagłówkiem *Cyfryzacja czyni cię mądrzejszym*. Wyraźnie widzimy, jak niesłychanie potężne jest lobby firm, które za cel postawiły sobie nie kształcenie naszych dzieci, tylko zysk – również kosztem powszechnego zaśmiecenia umysłów kolejnego pokolenia!

Sytuację dodatkowo pogarsza to, że smartfony są również konsolami do gier i już zastępują te urządzenia. Ludzie grający w gry pełne przemocy odczłowieczają innych i siebie, co udowodniono w dwóch badaniach z łącznie 144 uczestnikami: „Dopuszczanie się przemocy wobec innych odczłowiecza i nawet pozornie niewinna bezprzyczynowa przemoc wystarcza, by zrodzić w nas poczucie, że utraciliśmy część naszego człowieczeństwa" – skomentowali uzyskane wyniki autorzy badania[53].

Zanim więc państwo wyposaży („obdaruje") każdego ucznia w cyfrowe urządzenie (taka polityczna deklaracja już w Niemczech padła – Komisja Badawcza Bundestagu dot. Internetu i Społeczeństwa Cyfrowego, 2011, 2013[54]) – a smartfon *jest* takim właśnie urządzeniem – należałoby się jednak najpierw zastanowić nad związanymi z tym działaniami niepożądanymi oraz ryzykiem. Z danych, którymi dysponujemy, wynika, że ogromna grupa młodych osób (niecałe 90%) wykorzystuje smartfon przede wszystkim do działań, które są dla ich wykształcenia, zdrowia i relacji społecznych szkodliwe. Tylko około 10% młodzieży rozumie, że smartfon należy wykorzystywać w życiu podobnie jak np. sól przy jedzeniu – w bardzo małych dawkach (kilka gramów na dobę) sprawia, że wszystko lepiej smakuje; w wyższym dawkowaniu lub wręcz jako główny składnik diety szkodzi, a nawet zabija.

Wnioski

Tempo, z jakim smartfony wkroczyły w nasze życie, nie ma sobie równych, dlatego także znaczenie zmian, które w związku z tym obserwujemy i które dotyczą życia przede wszystkim młodych osób od świtu do nocy, jeszcze długo nie będzie w pełni poznane, nie mówiąc już o obszernym naukowym zbadaniu konsekwencji tego pośpiechu. Naukowe badania toksyczności smartfonów[55] podjęto zaledwie kilka lat temu i do dziś niemożliwe było określenie wszystkich zagrożeń i działań niepożądanych.

A przecież wszędzie tam, gdzie odnotowywane są (pozytywne) działania, pojawiają się też działania uboczne oraz ryzyko, i *o tym* mówią (obok aptekarzy) przede wszystkim lekarze, a nie ci, którzy zarabiają na działaniach (i dlatego robią szum wokół nich). Firmy telekomunikacyjne i producenci smartfonów należą do najbogatszych na świecie[56] – ich zyski osiągają niewyobrażalne rozmiary – więc cała gadanina o postępie i wspaniałości korzystania z tego produktu rozwijała się adekwatnie do wzrostu wpływów finansowych. Lansowane przez przemysł tytoniowy w minionych dekadach hasła o „wolności i przygodzie" (w celu zawoalowania ryzyka zakrzepicy i raka płuc) wyglądają przy tym śmiesznie skromnie.

Dlatego powiedzmy to raz jeszcze: ktoś, kto wybiera wielozadaniowość, osiąga gorsze wyniki i zwiększa ryzyko wypadków (płeć nie ma tu znaczenia). Smartfony z różnych powodów sprawiają, że ich użytkownicy robią wiele rzeczy na raz, i już samo to obniża poziom osiągnięć. Niekorzystny wpływ korzystania ze smartfonów na psychikę w kontekście lęku, stresu, depresji i samotności nie został jeszcze poruszony, ale nie omieszkam tego szczegółowo uczynić w kolejnych rozdziałach.

Okazało się, że intensywne używanie smartfonów niekorzystnie wpływa też na uwagę i zdolność uczenia się. Twierdzeniom, że jest odwrotnie, brakuje jakichkolwiek empiryczno-naukowych podstaw[57]. Takie opinie są rezultatem intensywnego lobbingu firm chcących maksymalizować swoje profity, którym w żadnym wypadku nie możemy pozostawić decyzji o losach kolejnego pokolenia.

3. Cyberuzależnienie

Układ nagrody w ludzkim mózgu został już omówiony w rozdziale pierwszym (patrz ryc. 1.5). W 1997 roku za pomocą technik neuroobrazowania po raz pierwszy udało się przedstawić aktywację tego układu u człowieka (patrz ryc. 3.1). Było to możliwe po dożylnym podaniu kokainy uzależnionym od niej młodym mężczyznom, którzy aktualnie doświadczali objawów odstawienia (napięcia, bólu, pocenia się, drgawek) i u których równocześnie wykonywano skany aktywności mózgu. Dodatkowo u każdego badanego zrobiono skany mózgu także po wstrzyknięciu roztworu soli fizjologicznej. Dzięki różnicom udało się wykazać specyficzną aktywację wywołaną kokainą.

Czy zatem na rycinie 3.1 widzimy ludzki „układ uzależnienia od kokainy"? Zdecydowanie nie! Silne pobudzenie tych obszarów po dożylnym podaniu kokainy to *jedno*, natomiast funkcja, jaką pełni ów układ u człowieka w normalnych warunkach, to coś zupełnie *innego*. Główne zadanie układu nagrody polega na uwypuklaniu pozytywnych doświadczeń i przypisywaniu im szczególnego znaczenia, ponieważ dzięki temu zostają one zakodowane w pamięci. Należy o tym zawsze pamiętać, kiedy w literaturze z obszaru neuronauk jest mowa o „uzależnionym mózgu" czy „obwodach uzależnienia".

Znalezienie odpowiedzi na pytania, które są stawiane w celu rozdzielania na pojedyncze elementy i kategoryzowania uzależnienia, nie jest proste. Powodem jest to, że nie

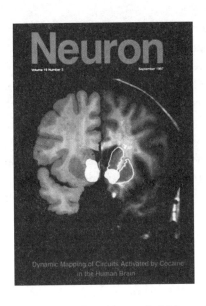

Ryc. 3.1. *Dynamiczna mapa obwodów w ludzkim mózgu aktywowanych przez kokainę* to podtytuł wiodącego artykułu opublikowanego w czasopiśmie „Neuron" z września 1997 roku. Widać brzuszne prążkowie uznawane za istotną część tzw. mózgowych obwodów uzależnienia[1]. Zdjęcie przedstawia nałożone na siebie anatomiczne obrazy z rezonansu magnetycznego (ang. *magnetic resonance imaging* – MRI) i obrazy funkcjonalne uzyskane za pomocą pozytronowej tomografii emisyjnej (ang. *positron emission tomography* – PET)[2].

interesują nas odpowiedzi typu „prawda" i „fałsz", ale podział na „praktyczne" i „niepraktyczne". W ciągu minionych dekad w przypadku uzależnień od substancji wykrystalizowała się całkiem użyteczna klinicznie klasyfikacja, która jednak podlega ciągłym modyfikacjom odzwierciedlającym zmiany nawyków ludności. Zażywanie substancji uzależniających bywa także zróżnicowane regionalnie, co prowadzi do nacisku na różne zagadnienia, a to z kolei może mieć skutki praktyczne. Innymi słowy: definiowanie i kategoryzacja uzależnienia zależą również od tego, ile osób zalicza się do poszczególnych kategorii[3]. Gdyby picie alkoholu i palenie papierosów należały do rzadkich form zachowania, nie wprowadzano by odrębnej kategorii uzależnienia od alkoholu i uzależnienia od nikotyny, ale mówiono by ogólnie o nadużywaniu stymulantów czy środków uspokajających. Na przykład w Szwecji sensowne jest rozróżnianie na konsumpcję tytoniu w postaci do palenia i żucia[4], gdyż zdrowotne skutki żucia tabaki są dziesięciokrotnie słabsze. Podobnie osoby pijące alkohol możemy dzielić na piwoszy i ludzi wybierających alkohole wysokoprocentowe, ponieważ niebezpieczne niedobory witamin pojawiają się przede wszystkim w wyniku spożywania alkoholu wysokoprocentowego[5].

Na szczęście dzięki badaniom neurobiologicznym udało się wyjaśnić ogólny mechanizm rozwoju i utrzymywania się uzależnienia, więc praktyka medyczna może działać na solidnym naukowym fundamencie.

Uzależnienia od substancji i inne

„Sztuczną" aktywację obwodów odpowiadających za uzależnienia wywołują nie tylko substancje uzależniające. Postać uzależnienia mogą przyjąć również zachowania, szczególnie wtedy, gdy dane zachowanie jest często – ale nie w sposób regularny – nagradzane. Rozstrzygający charakter ma tu przypadkowość. Od czasów badań prowadzonych przez Freda Skinnera, współtwórcy behawioryzmu[6], wiadomo, że najtrwalszy wpływ na zachowania wywiera się nieregularnym, losowym wzmacnianiem: jeśli gołębie otrzymują w nagrodę ziarno kukurydzy za każdym razem, kiedy dziobną w wyznaczone miejsce w reakcji na określony bodziec, to w chwili, w której przestaje im się podawać ziarno, przestają dziobać.

Jeżeli jednak od samego początku od czasu do czasu *nie* daje im się kukurydzy po właściwym dziobnięciu i stopniowo wydłuża czas między nagrodami, gołębie po dłuższym treningu będą dziobać nawet 10 000 razy w odpowiedzi na 1 bodziec także wtedy, kiedy *nie będą* za to nagradzane. Można powiedzieć, że wpojono im przekonanie, że „jeżeli będę dziobać wystarczająco długo, to w końcu dostanę nagrodę". To niesamowita i wciąż na nowo zaskakująca konsekwencja nieregularnego wzmacniania.

W tym świetle nie powinno dziwić, że patologiczny hazard[7] był pierwszym uzależnieniem niezwiązanym z substancjami (behawioralnym), które uznano za zaburzenie i któremu przyznano status diagnozy medycznej, ponieważ hazard jest w swojej istocie najczystszą formą nieregularnego wzmocnienia: każdy wygrywa czasami. O uzależnieniach od substancji, np. od alkoholu, wiadomo, że podatność na nie jest niebywale zróżnicowana genetycznie. Krzyżując ze sobą zwierzęta, które reagują na alkohol silniejszym (lub słabszym) rozwojem uzależnienia, po kilku pokoleniach dochowujemy się stworzeń, które już po przyjęciu najmniejszych dawek alkoholu uzależniają się od niego, albo takie, które mogą w alkoholu niemal się kąpać, a i tak nie wpłynie on na nie uzależniająco.

Wśród ludzi występuje równie silne zróżnicowanie podatności na uzależnienia. Dotyczy to także uzależnień od zachowań, np. od hazardu: osoby szczególnie podatne mogą nie być w stanie powstrzymać się od gry nawet wtedy, kiedy mają poważne problemy w życiu zawodowym i prywatnym, a do częstych długofalowych skutków patologicznego hazardu w ich przypadku zalicza się utratę pracy, poważne długi i problemy w relacjach, z rozwodem włącznie. Uzależnieni nie są w stanie oprzeć się impulsowi, by grać, nawet wtedy, kiedy sami tego pragną. W razie niemożności oddania się hazardowi cierpią, mają zły nastrój, są rozdrażnieni (objawy odstawienia) i grają coraz więcej, ponieważ przyjemność z hazardu z czasem słabnie (rozwija się tolerancja).

„Klasyczna" kariera patologicznego hazardzisty rozpoczyna się od sporadycznego hazardu i towarzyszących temu pozytywnych uczuć, optymizmu, myślenia życzeniowego i coraz wyższych kwot przeznaczanych na ten cel. Zawsze obecne straty są bagatelizowane, wygrane zaś stanowią powód do dumy i przechwałek. Patologiczny hazardzista traci kontakt z rzeczywistością, wierząc na przykład, że wygrane pokrywają straty. Na tym etapie pojawia się też poluzowanie relacji społecznych – gra się w samotności, by ukrywać straty, tymczasem rodzina i przyjaciele są zaniedbywani. Pojawiają się problemy finansowe i objawy psychiczne: rozdrażnienie, nerwowość, lęk, poczucie winy i zaburzenia snu. Ostatecznie dochodzi do zerwania więzi społecznych, w celu zdobycia pieniędzy hazardzista nierzadko ucieka się do przestępstw, coraz wyraźniejsze są też objawy depresji, często w zestawie ze skłonnościami samobójczymi.

Taka droga niczym nie różni się od losów alkoholika czy narkomana. Należy jeszcze dodać, że wśród przestępców patologiczny hazard pojawia się wyjątkowo często, mniej więcej u co trzeciego, a w tej grupie około 50% przestępstw ma związek z uzależnieniem[8]. W australijskim badaniu 105 więźniów połowa była uzależniona od hazardu. U jednej piątej osadzonych to właśnie patologiczny hazard wiązał się z przestępstwem, za które odbywali karę[9]. Takie wyniki wspierają tezę o słabszej samokontroli i silniejszej skłonności do zachowań impulsywnych w przypadku zarówno patologicznego hazardu, jak i działań przestępczych. Mniejsza zdolność do samokontroli jest typowa dla młodzieży (przede wszystkim chłopców), co wiemy z badań nad biologią rozwoju mózgu. Nie powinno zatem nikogo dziwić, że właśnie młodzież jest szczególnie podatna na uzależniający wpływ gier hazardowych. Dlatego szczególne znaczenie mają tu działania prewencyjne.

Obok wymienionych klinicznych podobieństw objawów i przebiegu istnieją dodatkowe powody łącznego traktowania uzależnień od substancji i uzależnień behawioralnych (od zachowań): jak pokazują badania epidemiologiczne, mamy do czynienia z częstą współzachorowalnością, czyli jeżeli u kogoś występuje jedna postać uzależnienia (od substancji lub zachowań), często pojawia się też inna (od substancji lub zachowań). Z badań genetycznych wiadomo, że prawdopodobieństwo uzależnienia od substancji i zachowań zależy od tych samych genów, istnieje zatem wspólna genetyczna podatność. Badania nad mózgiem pokazały też, że w obu postaciach uzależnień dotknięte są w ten sam sposób te same struktury ośrodkowego układu nerwowego (więcej informacji przy omawianiu wyników) i obie formy uzależnienia reagują na te same terapie (dotyczy psychoterapii i farmakoterapii)[10].

Podsumowując, w przypadku patologicznego hazardu rzeczywiście mówimy o uzależnieniu! Stan ten jest dziś traktowany podobnie do uzależnienia od alkoholu czy narkotyków, jako odmiana w zasadzie tego samego patologicznego procesu. Dlatego też w najnowszej klasyfikacji zaburzeń psychiatrycznych (Diagnostic and Statistical Manual of Mental Disorders – DSM-5) traktowane są one jako jednolita kategoria. Wprowadzaniu nowych zaburzeń do klasyfikacji towarzyszy ogromna ostrożność, ponieważ należy unikać przedwczesnego legitymizowania „modnych schorzeń" przez zamieszczenie ich w oficjalnym wykazie oraz związanych z tym krokiem konsekwencji finansowych dla – i tak już nadmiernie – obciążonej opieki zdrowotnej na świecie. Z tego powodu nowe formy uzależnień behawioralnych nie zostały jeszcze wyodrębnione jako jednostki chorobowe albo dostają etykietę „diagnozy badawczej", aby możliwa była kontynuacja naukowych dociekań.

Uzależnienie od gier komputerowych

Sondaż przeprowadzony przez Bundesverband Informationswirtschaft, Telekommunikation und neue Medien e.V. (BITKOM) na reprezentatywnej próbie 1482 osób pokazał, że 517 uczestników (niecałe 35%) grało w gry. Badacze przeliczyli dane na populację ogólną i doszli do wniosku, że w Niemczech w gry komputerowe gra ponad 25 milionów osób powyżej 14. roku życia. W grupie 14–29-latków stanowi to 80%, w grupie 30–49-latków odsetek, choć niższy, wciąż jest wysoki (44%)[11]. Inaczej niż w przypadku gier hazardowych, podczas grania na komputerze przeważnie nie gra się o pieniądze. Dlaczego więc tak wiele osób poświęca na to zajęcie tak dużo czasu? Najprostsza odpowiedź jest następująca: gry komputerowe są projektowane w taki sposób, by wywoływały uzależnienie. Nie każdy się jednak uzależni, podobnie jak nie każdy tyje po zjedzeniu sernika i kiełbasek. Niemniej prawdopodobieństwa ulegają zmianom. I nawet małe zmiany prawdopodobieństw, gdy rozważamy je w kontekście milionów – a nawet miliardów ludzi – mają poważne skutki.

Gry komputerowe są dla gracza wyzwaniem. Podczas oglądania telewizji jesteśmy bierni, a w grach aktywnie wpływamy na bieg wydarzeń. Gracz stawia czoła wyzwaniom, pokonuje przeszkody i wykonuje różnorodne ćwiczenia sprawnościowe; walczy z wrogami i nierzadko szlachtuje ich w skrajnie obrzydliwy sposób. Pokonywanie tych wyzwań, zdawanie egzaminów połączone z przypadkowością (nie zawsze się udaje, nawet przy największym możliwym wysiłku) działa na użytkownika nie tylko krótkofalowo jako nagroda, ale zachęca go (jak gołębie Skinnera), by wytrwale kontynuował granie. Poza tym gracz staje się coraz lepszy. Oprogramowanie to rejestruje i dostosowuje poziom trudności. Gracz cały czas znajduje się dokładnie na takim poziomie trudności, który jeszcze udaje mu się pokonać – czasami doświadcza porażki i cały czas czuje, że jest coraz lepszy, a zadania stają się coraz większym wyzwaniem. Podczas realizacji zadań o takich właściwościach u ludzi występuje tzw. stan *flow* [*flow* bywa tłumaczony jako przepływ; nie jest to jednak tłumaczenie powszechnie akceptowane przez polskich psychologów – przyp. tłum.]. zapominamy o otaczającym nas świecie, zadanie całkowicie nas pochłania i czujemy się świetnie. Czterdzieści lat temu stan ten został po raz pierwszy opisany przez węgierskiego psychologa o niewymawialnym nazwisku *Mihály Csíkszentmihályi*[12].

Współczesne badania wzorców aktywacji mózgowej w stanie *flow* pokazują, że obszary mózgu odpowiedzialne za obraz Ja, refleksję i zadumę ulegają dezaktywacji, aktywne są za to rejony odpowiadające za postrzeganie zmysłowe i działania[13]. Muzycy doświadczają tego stanu podczas występów, jazzmani w czasie improwizacji, artyści w trakcie aktu tworzenia, pracoholicy w pracy, lekkoatleci podczas biegu, aktorzy w czasie przedstawienia teatralnego, a majsterkowicze przy waleniu młotkiem, heblowaniu i piłowaniu. Istotą *flow* jest doświadczenie *bycia całkowicie pochłoniętym, skupionym na danej rzeczy*. Pojawienie się tego odczucia wymaga jasnych celów, pełnej koncentracji na zadaniu, poczucia kontroli nad wykonywanymi czynnościami, zgodności wymagań i możliwości lub zdolności; podczas *flow* nie ma nudy ani strachu przed porażką, nie jest się ani niedociążonym, ani przeciążonym, ale idealnie dociążonym. Praca pali się w rękach i sprawia przyjemność. Już w 1908 roku Kurt Hahn, jeden z prekursorów pedagogiki przeżyć, opisał ten stan i nazwał go „twórczą pasją"; lekarka i twórczyni systemu wychowania dzieci Maria Montessori mówiła o „polaryzacji uwagi" (na zmysły i działania), a psycholog humanistyczny Abraham Maslow – o „doświadczeniu szczytowym".

Zwolennicy gier komputerowych również dostrzegają, że sukces tych gier wynika z bardzo określonych mechanizmów psychologicznych, co wyraźnie pokazuje wypowiedź medioznawcy Jürgena Fritza: „Wciągające działanie gier komputerowych powstaje za pośrednictwem dwóch obwodów funkcjonalnych: »spirali frustracji« i »spirali *flow*«. W przypadku »spirali frustracji« negatywne emocjonalne skutki gry prowadzą do tego, że (nieosiągnięte) cele gry stają się coraz atrakcyjniejsze i »zmuszają« gracza do inwestowania coraz większej ilości czasu i uwagi. »Spirala *flow*« czerpie z pozytywnych emocji będących skutkiem gry i wyzwala oczekiwanie, że ta »przyjemność« da się w każdej chwili odtworzyć. I właśnie dlatego gracz kontynuuje działania, które sprawiają mu przyjemność. Zwiększa intensywność wtórnych zachowań związanych z graniem przez wzmożoną koncentrację w celu »zdobycia« coraz trudniejszych poziomów gry i podtrzymania *flow*"[14].

Ponad 15 lat temu w czasopiśmie naukowym „Nature" opublikowano informacje o aktywacji układu nagrody przez gry komputerowe[15]. Za pomocą technik neuroobrazowania udało się również pokazać doznawanie stanu *flow* u graczy wyrzynających w trakcie gry swoich wrogów. Stan ten jest w zasadzie tożsamy z doznaniami towarzyszącymi *flow* osiąganemu w innych okolicznościach. Oprócz tego w przerwach między działaniami gracza (po trafieniu wroga albo przez wroga) pokazała się słabnąca aktywacja układu nagrody – oczywiście wyraźniejsza wtedy, kiedy to sam gracz doznał uszczerbku[16]. Nagradzający efekt wygranej na aktywację układu nagrody jest większy, gdy (rzekomy) przeciwnik jest człowiekiem, nie zaś maszyną. Samo przyglądanie się grze nie wywołuje takich efektów, ponieważ brakuje elementu działania[17].

Czyż to nie wspaniałe? Czy dzieci i młodzież nie powinni się dobrze bawić? Ależ oczywiście! ALE: gry komputerowe działają na ducha jak cukier na ciało. W dietetyce nie bez powodu mówi się o „pustych kaloriach" – nasze pożywienie powinno zawierać nie tylko energię, ale też mnóstwo substancji potrzebnych naszemu organizmowi (białka, witaminy, minerały, błonnik, mikroelementy, niezbędne tłuszcze). Jasne, głód oznacza niewystarczającą energię i ów brak skłania nas do jedzenia. Równolegle jednak dostarczamy naszemu organizmowi podczas każdego posiłku – o ile jest on w miarę rozsądnie skomponowany – znacznie więcej niż tylko energię. Możliwość spożywania „samej energii i niczego więcej" nie została przez naturę przewidziana. A kiedy to robimy, chorujemy: jednocześnie występują niedożywienie i nadwaga.

Właściwie to samo dotyczy naszego umysłu: poczucie twórczej pasji, przyjemność towarzysząca działaniu nie są celem samym w sobie. Doznania te umożliwiają nam realizację złożonych zadań bez ulegania rozproszeniom: chirurdzy, wspinacze górscy czy tancerze doświadczają *flow*, są wtedy maksymalnie skoncentrowani i dokładni. A ponieważ działanie sprawia im przyjemność, robią to wciąż od nowa; stają się lepsi, by dalej odczuwać *flow*, inaczej pojawia się nuda i doznanie znika. Dlatego stan *flow* jest doświadczany wyłącznie w dłuższym czasie, kiedy wyzwanie jest coraz większe i działania stają się coraz bardziej złożone.

Flow prowadzi więc do tego, że się uczymy. Gra na instrumentach, rysowanie, prace ręczne czy sport sprawiają przyjemność, a ta nie jest celem samym w sobie, tylko przyczynia się do naszego fizycznego i umysłowego rozwoju. I zupełnie przy okazji uczymy się nie tylko czynności czy działania, o które właśnie chodzi, ale wszystkiego, co im towarzyszy i co łącznie sprzyja rozwojowi mózgu. Na przykład podczas gry w piłkę nożną (podobnie w każdą inną grę) trzeba przestrzegać zasad, inaczej nie ma zabawy. Czego się przy okazji uczymy? Przestrzegania reguł. Podczas muzykowania należy opanować utwór od początku do końca. Czego nas to uczy? Kończenia zadania, którego się podjęliśmy. Podczas rysowania czy majsterkowania pusta kartka lub nieskończone dzieło cały czas zachęcają nas do kontynuowania pracy. Dzięki temu uczymy się wytrwałości – nieulegania rozproszeniom.

Doświadczenie *flow* umożliwia samodzielne opanowanie wielu czynności i umiejętności. Przy okazji rozwijamy dobre nawyki i zaczynamy coraz lepiej rozumieć ciekawe zjawiska, procesy i zależności (np. kiedy przyglądamy się pszczołom, pierwszy raz używamy hebla albo wielokrążka, bawimy się liczbami[18]). Trzymania się zasad nie uczymy się wtedy, kiedy czujemy, że ktoś stoi za nami z wycelowanym w nas palcem wskazującym[19]. Celem każdego właściwego wychowania i kształcenia jest rozwój autonomicznej osoby, która ma własne cele i jest w stanie za nimi podążać. Sporej dawki samokontroli wymaga to, by nie zboczyć z obranej drogi i „robić swoje". Trzeba pokonywać przeszkody i nie poddawać się, znosić chwilowe trudności i podejmować wysiłek, żeby osiągać cele długoterminowe (widok szczytu). A przy tym wszystkim celem jest sama droga: komuś, kto wjeżdża na szczyt kolejką, zdecydowanie nie dane jest doświadczyć szczęścia i satysfakcji towarzyszącym osobie, która ten szczyt samodzielnie zdobyła! Niejeden artysta traci zainteresowanie swoim dziełem po jego ukończeniu. U źródeł szczęścia tkwi pasja tworzenia.

W grach komputerowych uczymy się zabijać obce istoty, rozjeżdżać ludzi samochodami albo na wojnie walczyć z wrogiem. Wciąż od nowa spotykam się ze stwierdzeniem, że takie zapatrywanie jest nazbyt uproszczone i nie dostrzega istnienia np. *serious games* (poważnych gier), z których naprawdę można się czegoś nauczyć. Rzut oka na najlepiej sprzedające się tytuły jednak wyraźnie pokazuje, że w takie gry grają bardzo nieliczni – tak samo jak niewielka grupka dzieci lubi pełnoziarniste pieczywo i marchewki, a większość woli słodycze. I kiedy lekarze ostrzegają przed długofalowymi konsekwencjami złej diety, braku ruchu i nadwagi, przede wszystkim u dzieci z biedniejszych środowisk, to argument, że „przecież mamy sklepy ze zdrową żywnością, w których można kupić pełnoziarniste pieczywo", brzmi niedorzecznie, jeśli nie wręcz cynicznie. Zdrowe jedzenie jest droższe od tego niezdrowego; na tej samej zasadzie skrzypce lub dobry zestaw farb i pędzli są droższe niż konsola do gier akcji.

Sama przyjemność nie jest wystarczającym uzasadnieniem sięgania po gry komputerowe: ktoś, kto po prostu chce przeżyć coś przyjemnego, może sięgnąć po narkotyki, np. opium, kokainę czy heroinę. W zależności od zażytej substancji będzie leżał w euforii w jakimś kącie albo denerwował otaczających go ludzi swoją nadaktywnością czy wręcz agresją. W czasie narkotykowego rauszu z dużym prawdopodobieństwem będą mu towarzyszyły wyjątkowo pozytywne odczucia. Dlaczego zatem w społeczeństwie panuje zgoda co do zakazu twardych narkotyków? Dlatego, że większość z nas czuje, że całodzienne oddawanie się jedynie narkotykowemu oszołomieniu nie jest naszym przeznaczeniem. Takie „szczęście" większości z nas wydaje się puste i niewarte tego, by za nim gonić.

Ludzie są istotami społecznymi i czują się najszczęśliwsi, przebywając wśród innych (więcej na ten temat w rozdziale 12). Ze wszystkich ssaków to właśnie my jesteśmy stworzeniami społecznie najbardziej zaawansowanymi. Odczuwamy bezkresne zainteresowanie i chęć uczestniczenia w życiu innych ludzi. Dlatego też nasz układ nagrody bardzo rzetelnie reaguje na udane kontakty społeczne – wystarczy uśmiechnięte spojrzenie, co wykazano empirycznie już ponad 10 lat temu. Samotność natomiast sprzyja uzależnieniom, o czym wie ze swojego doświadczenia każdy klinicysta tak często obserwujący, jak konflikty w związku (lub rozwód) wyzwalają zachowania prowadzące do uzależnienia. Także to wyraźnie pokazuje, dlaczego uzależnienia od substancji i behawioralne przeważnie idą w parze z wyobcowaniem.

Podsumujmy: mechanizm, w który wyposażyła nas natura, umożliwia nam wykonywanie także niebywale trudnych i skomplikowanych zadań z coraz większą biegłością w zupełnie niespotykanym zakresie. Bez tego mechanizmu nie istniałyby ani złożone ludzkie społeczności, ani ich kulturowe, gospodarcze i naukowe wytwory. Mieści się on głęboko w ludzkim mózgu i pcha nas ku bezustannym poszukiwaniom i społecznemu dążeniu do prawdy, piękna i dobra. Ten sam mechanizm, który umożliwił naszemu gatunkowi sukces, jest wykorzystywany w przypadku gier komputerowych do tego, by młodzi ludzie nie mogli się bez nich obejść. Tylko przez to, że poświęca się im dużo czasu, gry komputerowe diametralnie zmieniają życie młodych ludzi. Na przykład jeżeli ktoś codziennie spędza 18 godzin na graniu w *World of Warcraft* i nie robi praktycznie nic więcej, w pewnym momencie staje się ofiarą negatywnych skutków grania dla życiowego sukcesu, samokontroli, społecznego współżycia i osiągania celów w prawdziwym świecie. Wśród motywów uzależnienia od gier i przyczyn porażki w rzeczywistym życiu na pierwszy plan co rusz wysuwają się frustracja i problemy społeczne, które są później w grach „odgrywane" albo sprawiają, że pojawia się potrzeba odwrócenia uwagi[20]. Przymusowe granie w gry można w badanych przypadkach rozumieć jako „wirtualne samoleczenie, subiektywnie sensowne, choć długofalowo pogarszające problem"[21], podobnie jak każde samoleczenie, które krótkofalowo prowadzi do osłabienia objawów, nie rozwiązuje jednak problemu długofalowo, ale wręcz prowadzi do jego nasilenia.

Negatywne konsekwencje we wszystkich obszarach życia (psychospołecznym, zawodowym, zdrowotnym) pozwalają na użycie określenia „nałóg" w odniesieniu do uzależnień zarówno od substancji, jak i behawioralnych. Przyjrzyjmy się doskonałej ilustracji z tej pierwszej kategorii. Herbata i kawa zawierają substancję uzależniającą – kofeinę – i stosowane regularnie rzeczywiście prowadzą do uzależnienia, które jest powszechne, a odstawienie kofeiny jest jedną z najczęstszych przyczyn bólu głowy. Kofeina już od dwóch do trzech minut po zażyciu prowadzi do zwiększenia wydajności umysłowej mierzonej zadaniami na czas reakcji z wyborem bodźca (a więc nie chodzi o zwykłe odruchy). Ponieważ wywołanie takiego efektu zakłada dotarcie substancji do mózgu, teoretycznie powinien on pojawić się nieco później. Ale tak się nie dzieje, więc opisywane skutki dają się najlepiej wyjaśnić zmniejszeniem zmęczenia i irytacji wywołanych odstawieniem kofeiny[22]. Każdy uzależniony wie, że spożycie substancji uzależniającej niemal natychmiast zmniejsza objawy odstawienia[23].

Miliony ludzi piją kawę lub herbatę i cieszą się doskonałym zdrowiem – zarówno psychologicznym, jak i fizycznym. Jedyne niekorzystne skutki spożywania kofeiny ujawniają się w postaci objawów odstawienia – bólu głowy czy rozdrażnienia. Dlatego we wspomnianym już najnowszym wydaniu diagnostycznego i statystycznego podręcznika zaburzeń psychicznych DSM-5 zawarto diagnozę odstawienia kofeiny, ale nie samego uzależnienia od niej. Picie kawy czy herbaty nie sprawia, że ludzie stają się samotni czy bezrobotni, nie rujnuje to więc ich życia.

Ktoś, kto pasjami, niemal całkowicie się w tym zatracając, gra na pianinie czy skrzypcach, uprawia sport, jeździectwo bądź bawi się kolejką elektryczną (i poświęca temu długie godziny każdego dnia), może odnosić w życiu liczne sukcesy. Większość z nas przeżyła też stan ostrego zakochania, kiedy nie można myśleć o niczym innym niż o ukochanym człowieku. Wiadomo (lub też istnieją bardzo poważne powody, by to zakładać), że we wszystkich tych przypadkach aktywny jest układ nagrody („obwody uzależnienia"). To właśnie on popycha nas do pokonywania przeszkód, doskonalenia umiejętności i dokonań na najwyższym poziomie – i to nie dlatego, że dostajemy za to pieniądze, ale dlatego, że podczas pogoni za własnymi celami rośniemy i osiągamy sukcesy, a bezpośrednie doświadczanie własnych kompetencji jest bardziej satysfakcjonujące niż jakakolwiek wtórna nagroda (bonusy czy inne premie za osiągnięcia). O tym, czy coś jest nałogiem lub nim nie jest, nie decyduje aktywacja układu nagrody. Rozstrzygającym kryterium są tu dezorganizujące i całkowicie wymykające się kontroli ekscesy (z wyraźnie negatywnym wpływem na życie), w których powstawaniu miał swój udział układ nagrody („obwody uzależnienia").

Uzależnienie od internetu i komputera

Ponieważ w gry komputerowe tak często gra się w internecie, uzależnienie od nich ujęto w psychiatrycznym systemie diagnostycznym jako obszar badawczy „uzależnienie od internetu i gier komputerowych". Tam też znajdują się oficjalne kryteria, które muszą zostać spełnione, aby uzasadnić taką diagnozę (tab. 3.1).

W zależności od grupy wiekowej i kraju opisane kryteria diagnostyczne prowadzą do częstości uzależnienia od gier zawierającej się między 1 a 15,6% (patrz tab. 3.2).

Wciąż słychać głosy, że gry komputerowe u osób intensywnie w nie grających nie wywołują negatywnych skutków, wręcz przeciwnie, mogą dawać pożądane efekty – poprawiają procesy uwagi, koordynację, szybkość reakcji i nawet uczenie się. Najbardziej znani przedstawiciele takiego podejścia podsumowują to następująco: „Prawdziwy efekt gier akcji może dotyczyć zwiększenia zdolności uczenia się nowych zadań"[25]. Jednocześnie słychać opinie, że efekty występujące podczas grania ujawniają się również w codziennym życiu[26].

Kiedy się przyjrzeć bliżej tym stwierdzeniom, okazują się pozbawione jakichkolwiek podstaw, na co wskazały wyniki badania opublikowanego niedawno w naukowym czasopiśmie „Psychological Science"[27]. Nie dość, że gry komputerowe nie poprawiają uwagi, to dzięki nim można się nabawić zaburzeń koncentracji[28]. Umiejętności nabyte podczas treningu opartego na takich grach nie przekładają się na prawdziwe życie, dzieje się dokładnie odwrotnie: udowodniono wzrost impulsywności, zakłócenia procesów decyzyjnych oraz spadek wydajności[29]. Zjawiska te można wyjaśniać zmniejszoną aktywacją układu nagrody u osób intensywnie poświęcających się grom: niewielkie kwoty pieniężne, które

Tabela 3.1. Kryteria diagnostyczne uzależnienia od internetu i gier komputerowych według DSM-5[24]. Diagnoza jest uzasadniona, jeżeli „w okresie 12 miesięcy internet jest wielokrotnie wykorzystywany do grania w gry, nierzadko z innymi graczami, co prowadzi do klinicznie istotnego zakłócenia oraz cierpienia, smutku i trosk, oraz gdy spełniono przynajmniej 5 z 10 podanych kryteriów"

Kryterium	Opis
1. Główne zajęcie	Obsesja na punkcie gier (gracz bezustannie myśli o przeszłych i/lub przyszłych grach; granie w gry dominuje codzienne życie). Uwaga: nie chodzi o gry hazardowe
2. Objawy odstawienia	Drażliwość, problemy z koncentracją, lęk i obniżony nastrój
3. Tolerancja	Konieczne staje się poświęcanie na gry coraz większych ilości czasu
4. Utrata kontroli	Gracz nie jest w stanie sam ograniczyć grania
5. Utrata zainteresowań	Wcześniejsze zainteresowania i sposoby spędzania wolnego czasu przestają być atrakcyjne
6. Negatywne konsekwencje	Akceptacja niekorzystnych psychospołecznych konsekwencji grania
7. Kłamstwa, wykręty	Bliscy, przyjaciele i terapeuci są okłamywani co do prawdziwego zakresu grania w gry
8. Poprawa nastroju	Granie jako sposób zwalczania lęku, poczucia winy, bezradności, problemów i stresu
9. Wyobcowanie i degradacja społeczna	Konflikty z partnerami, rozpad związków, załamanie kariery (utrata pracy, porzucenie studiów)

Tabela 3.2. Względna częstość uzależnienia od gier komputerowych w różnych badaniach, krajach i grupach wiekowych

Kraj/grupa (wiekowa)	Liczba	Względna częstość (w %)
UE/14–17[32]	13 300	1,2 12,7 (zagrożona)
USA/8–18[33]	1178	8
Singapur/młodzież[34]	3034	7,6–9,9
Węgry/16-latki[35]	4875	4,9
Niemcy/15-latki[36]	14 301	1,5 3,6 (zagrożona)
Niemcy/15-latki[37]	15 168	1,7 2,8 (zagrożona)
Hongkong/studenci[38]	503	15,6
Niemcy/13–18[39]	1710	8,4

wywołują aktywację układu nagrody u „niegraczy"[30], nie wywołują jej u zapamiętałych graczy; dopiero większe kwoty są w stanie wywołać reakcję[31] – to klasyczny obraz rozwoju uzależnienia.

Liczby wyraźnie pokazują zakres rozpowszechnienia uzależnienia od internetu i gier. Opisy przypadków z kolei wciąż na nowo obrazują wieloletni nieprawidłowy rozwój całkowicie wytrąconego z właściwych torów uzależnionego człowieka, ilustrują również, że takie przypadki wcale nie należą do rzadkości. Jak wynika z badania nowojorskiego środowiska graczy komputerowych, zakres tego uzależnienia w okresie od adolescencji do wczesnej dorosłości jest zbliżony do odnotowywanego w przypadku uzależnień od substancji psychoaktywnych[40]. Co więcej, szczególnie rzuca się w oczy to, że uzależnienie od gier komputerowych niemal 10-krotnie częściej dotyka mężczyzn niż kobiety. Najwyraźniej najpopularniejsze gry zawierające treści agresywne raczej trafiają do młodych mężczyzn (95% wszystkich morderców to płeć brzydka). Kobiety za to silniej uzależniają się od mediów społecznościowych, jak choćby Facebook.

W Hongkongu 94% uczniów gra w gry komputerowe, co wykazał sondaż z udziałem 503 uczniów. Dość wysoki odsetek (15,6%) uczniów uzależnionych od gier można tłumaczyć dużym zagęszczeniem ludności i dominującym tam wśród dzieci i młodzieży siedzącym stylem życia. Chłopcy są tym mocniej dotknięci niż dziewczynki. Uzależnieni od gier mają gorsze stopnie w szkole; wyniki badania wskazują, że gracze podczas gry częściej kupowali potrzebne do niej gadżety (a więc wydawali pieniądze na granie) i doświadczali w rodzinie braku harmonii[41].

W badaniu eksperymentalnym z losowym przydziałem do grup jednoznacznie wykazano, że granie na playstation prowadzi do gorszych ocen i większej liczby szkolnych problemów[42]. Wprawdzie pojawił się pogląd, że na podstawie danych z badania PISA z roku 2009 można wykazać brak negatywnych konsekwencji gier na osiągnięcia w zakresie czytania, matematyki czy nauk ścisłych i przyrodniczych[43], ale w rzeczywistości zawarte w badaniu dane świadczą o czymś zupełnie innym: wśród gier z wieloma graczami wielkość efektu negatywnych konsekwencji wynosi między 0,10 a 0,18, co autorzy interpretują jako „brak efektu". Trzeba jednak wiedzieć, że interpretacja wielkości efektu zależy od tego, o co chodzi. Na przykład w medycynie siła efektu chemioterapii raka piersi na poziomie 0,12 jest wyraźnym argumentem przemawiającym za tą terapią – podobnie jak wielkość efektu aspiryny w przypadku zawału serca na poziomie 0,03. Pedagog John Hattie w swojej znanej książce pt.

Visible Learning, w której opisał udowodnione (a nie jedynie domniemane) wpływy interwencji pedagogicznych, wyraźnie stwierdził, że tam, gdzie chodzi o bardzo wiele osób, także małe efekty mogą mieć poważne konsekwencje. Wśród 25 milionów graczy w Niemczech można przykładowo obliczyć, że siła efektu na poziomie 0,18 (negatywne konsekwencje gier dla wielu graczy dla ich umiejętności czytania) będzie oznaczała wyraźne negatywne skutki dla poziomu czytelnictwa u około 2,5 miliona osób, a siła efektu na poziomie zaledwie 0,10 (negatywne konsekwencje gier dla wielu graczy dla ich umiejętności w zakresie matematyki) sprawi, że wyraźnie ucierpią osiągnięcia matematyczne 1,4 miliona osób. Aż trudno uwierzyć, że autorzy na podstawie tych danych dochodzą do wniosku, że skutki gier nie występują.

Twierdzono nawet, że gry komputerowe wpływają korzystnie na rozwój mózgu, ponieważ prowadzą do pogrubienia kory mózgowej[44]. Należy dodać, że grubość kory mózgowej w płatach czołowych maleje w okresie młodzieńczym (u dziewczynek od 11., u chłopców od 12. roku życia) i jest to normalny przebieg rozwoju mózgu[45]. Jeżeli tak się nie dzieje, należy mówić o zakłóceniu rozwoju, w żadnym razie zaś o pozytywnych konotacjach.

Pełnomocnik ds. uzależnień przy rządzie federalnym od lat przedstawia w swoim raporcie dane również na temat uzależnienia od internetu i gier komputerowych. Najnowsze wskaźniki z maja 2015 roku są powodem do zmartwień: wśród 18–20-latków korzystanie z automatów do gier wzrosło czterokrotnie, z 5,8% w 2007 roku do 23,5%. Liczba Niemców uzależnionych od internetu szacowana jest w raporcie na 560 000, w grupie osób między 14. a 24. rokiem życia jest to ok. 250 000 osób (2,4%), w grupie 14–16 lat – nawet 4%. Ryzyko uzależnienia od gier zależy od rodzaju szkoły: „Rozpowszechnienie wśród uczniów *Hauptschule* [w Niemczech *Hauptschule* jest szkołą przygotowującą do podjęcia nauki zawodu; *Realschule* to szkoła ogólnokształcąca, niedająca jednak automatycznie prawa do zdawania matury, *Gymnasium* zaś jest szkołą średnią kończącą się egzaminem maturalnym – przyp. tłum.] wynosi 2,6%, wśród uczniów *Realschule* to 1,3%, wśród uczniów *Gymnasium* 0,6%. [...] Aż 45% młodzieży zaniedbującej dawne hobby i zajęcia czasu wolnego na rzecz grania w gry komputerowe lub tracącej zainteresowanie innymi formami aktywności ujawnia przynajmniej 5 kryteriów zaburzenia związanego z graniem w gry internetowe (ang. *internet gaming disorder*) i może zostać uznane za uzależnione od gier. Ponadto w badaniu określono intensywność grania wśród młodzieży uzależnionej od gier komputerowych w porównaniu z rówieśnikami grającymi w normalnym zakresie. Okazało się, że młodzi ludzie uznani za uzależnionych codziennie poświęcali na granie 375 minut (6 godzin i 15 minut) i sami siebie uważali za uzależnionych, częściej zgłaszali problemy ze snem, osiągali gorsze oceny w szkole i częściej wagarowali. Siła licznych ujawnionych efektów zawierała się w zakresach średnich do wysokich"[46]. Uzależnienie od internetu i gier zakorzeniło się w naszym społeczeństwie na dobre i będzie w przyszłości poważnym wyzwaniem dla systemu opieki zdrowotnej.

Uzależnienie od internetu

W przeciwieństwie do gier komputerowych internet nie jest wprawdzie celowo nastawiony na wywoływanie uzależnienia, jednoznacznie jednak jest wyposażony w zachęty sprzyjające rozwojowi nałogu. Czasami podczas internetowych poszukiwań znajdujemy coś ciekawego, czasami nie; czasami do skrzynki trafi ciekawy e-mail, czasami nie – ta przypadkowość ma podstawowe znaczenie dla rozwoju uzależnienia. Do tego dochodzi jeszcze bezustanny lęk, że coś nas ominie. U źródeł leży wspomniana już wcześniej spirala frustracji, która kręci się tym szybciej, im więcej czasu spędza się w internecie (więcej na ten temat w rozdziale 7). Niezliczone opisy przypadków udowadniają, że samo korzystanie z internetu może prowadzić do znaczących ograniczeń w życiu i że ograniczenie czasu spędzanego w sieci jest bardzo trudne. Najczęściej mamy do czynienia również z zaniedbywaniem innych czynności, objawami odstawienia, utratą kontroli, rozwojem tolerancji, utratą zainteresowań (wszystkim innym), nieszczerością, osamotnieniem i społeczną degradacją.

Pytanie, czy uzależnienie od internetu i od gier komputerowych jest tym samym, przypomina pytanie, czy uzależnienie od alkoholu i od morfiny można traktować jako jedno zaburzenie: w obu przypadkach w wykształceniu zachowań nałogowych rolę odgrywa układ nagrody, jednak częstość występowania[47], rodzaj rauszu, otoczenie osoby uzależnionej i okoliczności występowania związanych z uzależnieniem zachowań, a także długofalowy przebieg wraz ze skutkami zdrowotnymi mają odmienny charakter. Z kliniczno-praktycznego punktu widzenia obie formy uzależnienia nie są zatem tożsame: anonimowi alkoholicy nie pomogą uzależnionym od heroiny, a program metadonowy nie ma najmniejszego sensu w przypadku alkoholików.

Celem węgierskiego badania przeprowadzonego na reprezentatywnej próbie 2073 graczy komputerowych (niecałe 70% stanowili mężczyźni) w łącznej grupie 4875 ankietowanych uczniów (50,4% płci męskiej; średnia wieku: 16,4 roku) było określenie podobieństw i różnic między uzależnieniem od internetu a uzależnieniem od gier komputerowych. Jedynie sześciu ankietowanych (0,01%) stwierdziło, że w ogóle nie korzysta z internetu. Rozkład częstości (patrz ryc. 3.2) pokazuje, że problematyczne korzystanie z internetu (15,5%) jest częstsze niż problematyczne granie w gry online (11%), chociaż to nie korzystanie z internetu, a właśnie granie w gry było kryterium udziału w ankiecie. Zachodzenie na siebie obu zjawisk (6,7%) jest mniej więcej o połowę mniejsze niż łącznie potraktowane obszary na siebie niezachodzące (13,1%). (Obraz przypomina uzależnienia od substancji: tam też mamy do czynienia z alkoholikami uzależnionymi od opiatów!)

Kiedy przyjrzymy się rozkładom czasu poświęcanego na analizowane aktywności, staje się jasne, że internet jest wykorzystywany przez długi czas przez znacznie większą grupę ludzi niż w przypadku gier komputerowych (patrz ryc. 3.3). Jeżeli porówna się dodatkowe dane osób uzależnionych od internetu i/lub gier, można dostrzec zarówno podobieństwa, jak i różnice, co przedstawiono na rycinie 3.4 – płeć męska predysponuje do uzależnienia zarówno od internetu, jak i (w szczególnym stopniu) od gier. Brak pewności siebie także istotnie podnosi prawdopodobieństwo wykształcenia któregoś z omawianych nałogów, a kiedy występują objawy depresji, zależności stają się jeszcze wyraźniejsze. Intensywne korzystanie z internetu czy granie w gry (przez ponad 5 godzin dziennie) podnosi ryzyko problematycznych zachowań w tych samych obszarach i – w mniejszym stopniu – w odniesieniu do drugiego medium. Obie formy uzależnienia są ze sobą silnie powiązane (na dużym poziomie istotności przy współczynniku korelacji $r = 0,55$). Nie wykazano natomiast zależności między czatowaniem czy korzystaniem

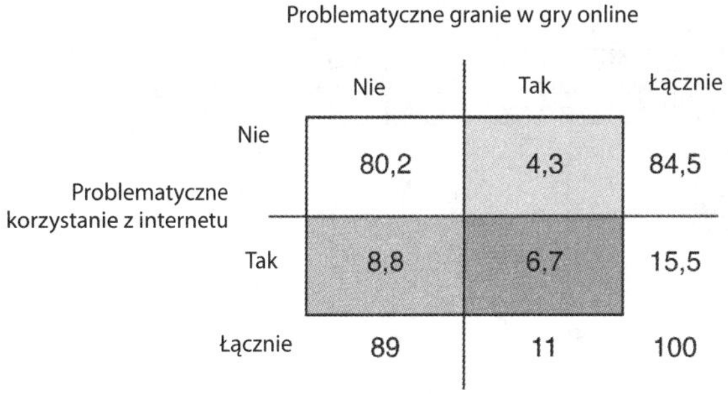

		Problematyczne granie w gry online		
		Nie	Tak	Łącznie
Problematyczne korzystanie z internetu	Nie	80,2	4,3	84,5
	Tak	8,8	6,7	15,5
	Łącznie	89	11	100

Ryc. 3.2. Względna częstość problematycznego wykorzystywania internetu i grania w gry komputerowe online w grupie 1923 ankietowanych w wieku 16 lat wyłonionych z puli 2073 graczy[48].

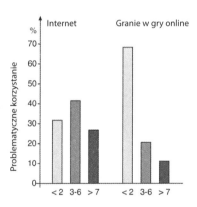

Ryc. 3.3. Odsetek 16-latków z całego omawianego badania, którzy korzystają z internetu lub grają w gry online codziennie krócej niż 2 godziny, 3–6 godzin lub ponad 7 godzin[50]. Widać wyraźnie, że liczba młodych ludzi, którzy korzystają z internetu mniej niż 2 godziny lub dłużej niż 7, jest podobna. W wypadku gier komputerowych rozkład wygląda odmiennie. Niemniej powinno zatrważać, że około co 10 młody człowiek poświęca na gry komputerowe naprawdę bardzo dużo czasu.

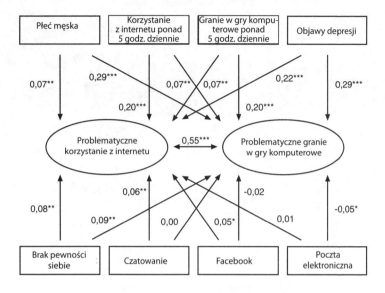

Ryc. 3.4. Statystyczne zależności między problematycznym korzystaniem z internetu i graniem w gry komputerowe a innymi charakterystykami, które pozwalają je przewidzieć (tzw. predyktorami). Gwiazdki przy wartościach liczbowych oznaczają poziom istotności statystycznej i wskazują na wiarygodność zależności (ale nie jej siłę, która podawana jest właśnie liczbowo; * – pomyłka możliwa w mniej niż 1 przypadku na 20; ** – pomyłka możliwa w mniej niż 1 przypadku na 100; *** – pomyłka możliwa w mniej niż 1 przypadku na 1000)[51].

z Facebooka a uzależnieniem od gier komputerowych, chociaż i jedno, i drugie zalicza się do patologicznego korzystania z internetu.

Na podstawie uzyskanych wyników naukowcy doszli do wniosku, że uzależnienie od internetu i gier komputerowych nie są tożsame: „Nasze wyniki wyraźnie pokazują, że obie postacie problematycznych zachowań online dotyczą dwóch różnych populacji i warunkowane są odmiennymi czynnikami"[49].

Co się tyczy wrażliwości układu nagrody, także w przypadku uzależnienia od internetu udało się wykazać, że bodźce nagradzające (a więc pochwała za dobre wyniki) w mniejszym stopniu aktywują układ nagrody osób uzależnionych niż osób bez nałogu: „Nasze wyniki pokazują, że młodzież uzależniona od internetu wykazuje ograniczoną samoistną aktywność mózgową i słabszą wrażliwość na nagrody, niezależnie od rodzaju informacji zwrotnej czy nagrody" – podsumowują autorzy wyniki badania porównawczego[52].

Wyniki szeroko zakrojonego niemieckiego badania z 2014 roku, w którym uczestniczyło 8130 osób, pokazały, że ludzie uzależnieni od internetu oraz zagrożeni takim nałogiem znacząco mniej angażowali się społecznie, przy czym osoby z rozwiniętym w pełni uzależnieniem dodatkowo istotnie mniej ufały innym. Wśród bezrobotnych i migrantów ryzyko uzależnienia od internetu było trzykrotnie większe[53]. Kiedy przeliczymy otrzymane wyniki na całą niemiecką populację, to się okazuje, że mamy do czynienia z ponad milionem ludzi uzależnionych od internetu. Na rycinie 3.5 pokazano więcej danych na temat częstości uzależnienia od internetu.

Uzależniające działanie internetu stanowi dziś problem ogólnoświatowy. Z tej perspektywy jak najwcześniejsza konfrontacja najmłodszych z technologią informacyjną, tak często postulowana jako metoda prewencji i ochrony dzieci, przypomina narażenie ich na działanie narkotyków: zamiast sprzyjać krytycznemu myśleniu (w przedszkolu[55]? Jak wyobrażają to sobie członkowie Komisji Badawczej Bundestagu, którzy zgłaszają taki postulat?), nasilają niekorzystne skłonności (do jak najszybszego zaspokojenia potrzeb) i kształtują nałogi. Dlatego najważniejszym środkiem prewencji uzależnień jest ograniczenie korzystania z cyfrowych mediów, natomiast wspieranie krytycznego podejścia do

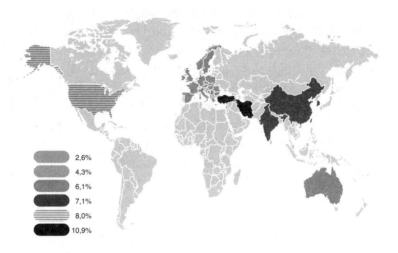

Ryc. 3.5. Zakres uzależnienia od internetu w 31 państwach w 6 obszarach geograficznych wg danych zebranych od łącznie 89 281 osób[54].

nich jest – jeśli w ogóle – celowe wyłącznie w odniesieniu do dzieci starszych. Chociaż wszędzie ogłasza się skuteczność tej ostatniej metody (hasło: profilaktyka uzależnień przez wspieranie kompetencji medialnych), to jednak do tej pory nie udało się zebrać przemawiających za nią empirycznych dowodów[56]. Ponadto należy w tym miejscu wskazać, że media społecznościowe zdecydowanie mogą sprzyjać pojawianiu się zachowań nałogowych; dodatkowo istnieje zagrożenie wynikające z wpływu niewłaściwych wzorców, których źródłem są spotykane tam osoby[57].

Uzależnienie od Facebooka

Facebook jest dla potrzeby kontaktów społecznych tym, czym popcorn dla zapotrzebowania na jedzenie: ogromna masa tak naprawdę niewiele daje i jedynie udaje, że zaspokaja potrzebę, oferując przede wszystkim powietrze i puste kalorie. Konsumowanie tej masy rodzi jeszcze większą potrzebę, która nadal nie zostaje naprawdę zaspokojona. I tak samo jak jedząc wyłącznie popcorn, można się pochorować fizycznie (z powodu niedoborów!), przy intensywnym korzystaniu z Facebooka choruje dusza. Pojawiają się lęki, stres, zawiść, zazdrość i rozwija się uzależnienie.

Nałogowe korzystanie z Facebooka wynika z pragnienia przynależności, rozrywki i wypełnienia czasu (a więc z nudy, podobnie jak w przypadku hazardu i uzależnienia od gier komputerowych), a także z (długofalowo daremnego) pragnienia poprawienia sobie nastroju[58].

W celu opisania uzależnienia od Facebooka, jego dokładnego zdefiniowania i zrozumienia psycholodzy z Uniwersytetu w Bergen (Norwegia) opracowali wystandaryzowany kwestionariusz, Bergen Facebook Addiction Scale (BFAS)[59]. Kwestionariusz ten wypełniło 423 studentów (w tym 227 kobiet, średnia wieku badanych: 22 lata), a analiza uzyskanych danych uwidoczniła związki między uzależnieniem a wymiarami osobowości (ekstrawersją i neurotyzmem), a także zaburzeniami snu.

Wykładowca University of Southern California, psycholog Antoine Bechara, i skupiona wokół niego grupa robocza jako pierwsi zajęli się uzależnieniem od Facebooka z wykorzystaniem rezonansu magnetycznego. Zadania dla 20 uczestników (średnia wieku: 20 lat) wybrano starannie: w dwóch próbach widzieli oni albo znaki drogowe, albo znaki powiązane z Facebookiem. W jednej z prób mieli naciskać przycisk na widok znaków drogowych, a na widok symboli Facebooka nie robić nic, w drugiej próbie instrukcja brzmiała odwrotnie. Zadanie, w którym raz trzeba naciskać przycisk, a raz nie, określa się jako zadanie *Go-/No-go*. Naukowcy mogli w ten sposób mierzyć wywołaną symbolami Facebooka impulsywność oraz połączoną z tym kontrolę (lub jej brak) i powiązać te czynniki z aktywnością mózgu. Uwidoczniła się wyraźna nadaktywność obszarów mózgu zaangażowanych w działania impulsywne (brzuszne prążkowie i ciało migdałowate; patrz ryc. 3.6) oraz zmniejszona aktywacja ośrodków kontroli poznawczej (obszary czołowe). Wielkość obu zmiennych zależała od nasilenia uzależnienia od Facebooka.

Porównanie rycin 3.6 i 3.1, z których druga nie tylko została opracowana 17 lat wcześniej, ale też powstała za pomocą odmiennej metodologii (tomografii pozytronowej, ang. *positron emission tomography* – PET) i na podstawie innej

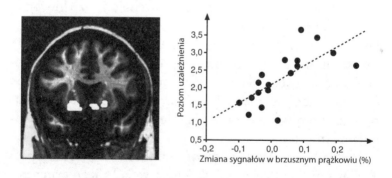

Ryc. 3.6. Aktywacja ośrodków uzależnienia (brzuszne prążkowie) w reakcji na bodźce związane z Facebookiem (po lewej; ujęcie lekko zmodyfikowane na potrzeby czarno-białego odwzorowania). Między aktywacją a poziomem uzależnienia od Facebooka istnieje ścisły związek (wykres po stronie prawej)[62].

postaci uzależnienia (od kokainy) ukazuje niezwykłą zgodność. „W tym zakresie uzależnienie od Facebooka jest porównywalne do uzależnień od substancji i hazardu" – podsumowują autorzy badania[60].

Taki wzorzec aktywności może wyjaśniać, dlaczego użytkownicy Facebooka mają skłonność do dostrzegania negatywnych konsekwencji związanych z korzystaniem z serwisu tylko u innych, u siebie zaś nie – subiektywne doznania są po prostu zbyt przyjemne[61]!

Uzależnienie od smartfona

W poprzednim rozdziale opisałem negatywne skutki intensywnego korzystania ze smartfonów – deficyty uwagi, mniejszą dokładność i trudności z uczeniem się. Równie poważnym problemem jest potencjał uzależniający tego urządzenia. W niektórych krajach zjawisko to osiągnęło już zatrważające rozmiary i doprowadziło do wdrożenia rozległych działań terapeutycznych.

W kontekście potencjału uzależniającego smartfonów czasami rozróżnia się problematyczne korzystanie (ang. *problematic use*) i uzależnienie (ang. *dependence*). Nie chodzi tu o rozróżnienie kategorialne (jakościowe), ale stopniowe (ilościowe). O problematycznym korzystaniu mówimy wtedy, gdy doświadczenia i zachowania (społeczne) rzucają się już w oczy, ale jeszcze nie są chorobliwe, natomiast o uzależnieniu zawsze wtedy, gdy występuje wyraźnie chorobliwe zachowanie i dodatkowo dotknięty nim człowiek i/lub jego otoczenie w związku z tym cierpi. Uzależnienie od smartfona jest porównywalne z innymi uzależnieniami behawioralnymi (uzależnieniem od hazardu, gier komputerowych czy internetu): określone zachowanie sprawia ogromną przyjemność i dlatego pojawia się coraz częściej, co w końcu prowadzi do zakłócenia jakości życia i utraty kontroli. Zaangażowane struktury i procesy mózgowe są w dużej mierze tożsame z uczestniczącymi w uzależnieniach od substancji. (Między innymi dlatego dziś rozpatruje się je, bada i leczy łącznie). I tak „uzależnienie od komórki" (jak już od dawna się o nim mówi) pojawia się częściej wraz z objawami depresji, lęków i utraty pewności siebie, co już przed wieloma laty wykazali południowokoreańscy badacze[63].

Nigdzie na świecie młodzież nie zajmuje się swoimi smartfonami tak intensywnie jak w Korei Południowej. Dziennikarze Il-Hyun Baek i Eun-Jee Park w 2013 roku tak to przedstawili: „Koreańczycy jako pierwsi przekroczyli próg do cyfrowego życia i prawdopodobnie również jako pierwsi zostaną dotknięci poważnymi skutkami ubocznymi tego kroku. Liczba bezprzewodowych połączeń szerokopasmowych wynosząca 104,2 na 100 osób jest zdecydowanie najwyższa na świecie. Ponad 67% wszystkich Koreańczyków powyżej 16. roku życia ma smartfon; to najwyższy odsetek na Ziemi. I to, co robią dorośli, jest ochoczo naśladowane przez dzieci i młodzież: według danych Ministerstwa Nauki dziś 64,5% nastolatków w Korei Południowej ma smartfon; w roku 2011 odsetek wynosił zaledwie 21,4%".

Obecnie (stan z lutego 2015) w Korei Południowej zarejestrowane są 34 miliony użytkowników smartfonów, co odpowiada 68% populacji[64]. Zaczynamy tam już obserwować skutki korzystania ze smartfonów dla młodego pokolenia. W ciągu roku alarmująco wzrosła liczba przypadków uzależnienia od tego urządzenia; wzrost jest najwyższy na świecie (patrz ryc. 3.7). Dlatego w kręgach ekspertów mówi się już o obsesyjnym korzystaniu ze smartfona (ang. *obsessive*

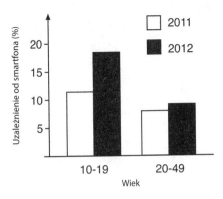

Ryc. 3.7. Uzależnienie od smartfona wśród młodzieży (wiek: 10–19 lat) i dorosłych (wiek: 20–49 lat) w Korei Południowej[66].

smartphone disorder), ponieważ młodzież poświęca półtorej godziny na serfowanie po internecie za pośrednictwem telefonów komórkowych – przeważnie także podczas spędzania czasu z przyjaciółmi[65].

W świetle tego niepokojącego rozwoju już wiosną 2013 roku w Korei Południowej wprowadzono kampanię 1-1-1. Jej celem jest zobowiązanie się każdego uczestniczącego w niej nastolatka do wyłączenia smartfona na godzinę raz w tygodniu. Koreańska gazeta „Han Kyoreh" opublikowała w ramach tej kampanii następujący komunikat: „23 lipca miasto Seul zainicjowało w Seul World Cup Park kampanię prewencyjną przeciwko uzależnieniu od smartfona [...]. Młodzież biorąca udział w kampanii umieściła na spodzie swoich smartfonów naklejki informujące o tym fakcie. Chcą w ten sposób zachęcić innych nastolatków do przyłączenia się do kampanii"[67].

Z 40 milionami użytkowników w kraju z nieco ponad 80 milionami mieszkańców jesteśmy w kwestii korzystania ze smartfonów wcale nie tak daleko za Koreańczykami.

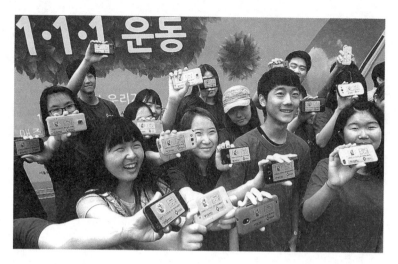

Ryc. 3.8. Zdjęcie prasowe z koreańskiej gazety „Han Kyoreh" ilustrujące kampanię 1-1-1.

Przedstawiony na początku rozdziału 2 list od nauczycielki oddaje, co to znaczy dla szkoły. Jeszcze gorzej sprawy się mają w Szwecji. Jak opowiedziała mi niedawno nauczycielka pracująca w Göteborgu, szwedzkim nauczycielom nie wolno odbierać uczniom telefonów; duży nacisk kładzie się tam na wolność i samostanowienie jednostki – także nastolatków. W rezultacie uczniowie podczas lekcji nie tylko odbierają telefony, ale czasami nawet wychodzą z sali, żeby w spokoju porozmawiać. „Jak w takich warunkach prowadzić lekcję? Nic dziwnego, że Szwecja coraz gorzej wypada w badaniu PISA. W takich warunkach uczniowie po prostu nie są w stanie niczego się nauczyć!" – skarżyła się nauczycielka.

Mając na uwadze, że istnienie genetycznych skłonności do uzależnień dotyczy każdej postaci nałogu, nie powinno dziwić, że wyniki badań wskazują na nasilenie konsumpcji substancji uzależniających (alkoholu, nikotyny, narkotyków) wśród osób intensywnie korzystających ze smartfonów[68].

Wnioski

Tak naprawdę to, czy określimy dane zachowanie jako uzależnienie, czy nie, nie ma większego znaczenia, dopóki nie tracimy z oczu jego szkodliwości! Nie można zatem usprawiedliwiać braku działań w zakresie edukacji, prewencji i terapii brakiem zgodności ekspertów co do jasnego zdefiniowania uzależnienia behawioralnego i określenia jego postaci. Na rycinie 3.9 raz jeszcze wyraźnie pokazano, że formy uzależnienia od substancji i od zachowań można traktować podobnie.

Jeżeli przyjrzymy się liczbom opisującym zachowania nałogowe przede wszystkim wśród młodych ludzi, związane z nadmiernym korzystaniem z nowoczesnej technologii informacyjnej, to zamykanie oczu na problem lub ucinanie dyskusji argumentem, że obszar ten nie został jeszcze zbadany,

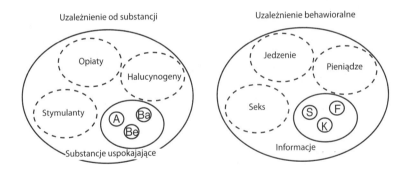

Ryc. 3.9. Problematyka klasyfikacji uzależnień: zarówno uzależnienia od substancji (po stronie lewej), jak i zachowań (po prawej) mogą być opisywane na różnym poziomie szczegółowości. W przypadku uzależnienia od substancji uspokajających mamy np. osoby, które przede wszystkim spożywają lub spożywały alkohol (A), benzodiazepiny (Be), np. Valium, lub barbiturany (Ba). Przy uzależnieniu od nowinek technologicznych może chodzić o nadmierne korzystanie ze smartfonów (S), komputerów (K) lub Facebooka (F).

nie ma sensu. Gdyby na rynku pojawiła się nowa substancja, która w tak ogromnym stopniu negatywnie wpływałaby na tak wielu młodych ludzi, jak robią to nowoczesne media, to zostałaby ona natychmiast zakazana ze względu na jej wpływ na zdrowie publiczne!

Uzależnienie od gier komputerowych i internetu w najnowszym raporcie pełnomocnika ds. uzależnień, liczącym sobie ponad 250 stron, zostało opisane jedynie na dwóch, natomiast uzależnienie od Facebooka czy smartfona w ogóle się tam nie pojawia! Najwyższy czas, żebyśmy stawili czoła problemom, ponieważ uzależnienie leczy się tym trudniej, im dłużej się ono utrzymuje. A ludzie są tym podatniejsi na wykształcenie nałogu, im są młodsi. Na tle znanych już faktów należy ocenić „trening kompetencji medialnych" w przedszkolu i szkole podstawowej, podobnie jak ocenilibyśmy „trening w zakresie picia alkoholu" prowadzony w tych placówkach („setka dziennie na przyzwyczajenie").

4. Big Data, Big Brother i kres prywatności

W umowie koalicyjnej obecnego rządu federalnego[1] z 27 listopada 2013 roku w punkcie 4.4 (*Digitale Agenda für Deutschland* – Cyfrowy plan dla Niemiec) możemy przeczytać, jak duże znaczenie ma Big Data dla naszej przyszłości i jak wiele nasz rząd zamierza w tym obszarze zrobić. Należy ten obszar rozbudować[2], wzmocnić „innowacyjność cyfrowej gospodarki" i za pośrednictwem odpowiednich zapisów prawnych sprawić, by „Niemcy stały się globalnie atrakcyjne jako miejsce inwestycji kapitału wysokiego ryzyka". To jedna strona...

Wielki Brat

Z drugiej strony 17 kwietnia 2015 roku rozdano nagrody Big Brother Awards. To nagroda negatywna, przyznawana w wielu państwach (patrz ryc. 4.1) instytucjom, przedsiębiorstwom, organizacjom i osobom wyróżniającym się rażącym naruszaniem naszej prywatności za pośrednictwem zbiorów Big Data.

„Ogromne ilości osobistych danych są zbierane, zapisywane i analizowane – często nielegalnie. Celami są skuteczniejszy marketing, większa kontrola społeczna i inwigilacja obywateli. Zwalczanie przestępczości za pośrednictwem

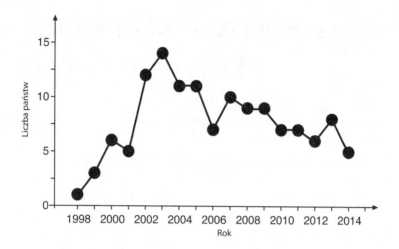

Ryc. 4.1. Liczba państw, w których przyznawane są Big Brother Awards. Pierwszą nagrodę wręczono w 1998 roku w Wielkiej Brytanii. W ostatniej edycji obok Niemiec nagrody przyznawano także w Belgii, Holandii, Austrii i Czechach. Stany Zjednoczone (od 2006 roku) i Wielka Brytania (od 2008 roku) zakończyły udział[6].

przestępczych metod stało się rozwiązaniem proponowanym przez instytucje państwa prawa w XXI wieku. Ale kto sprawuje nadzór nad nadzorcami? [...] Naszymi jurorami na całym świecie są prawnicy, naukowcy, doradcy, dziennikarze i aktywiści broniący praw człowieka" – czytamy na stronie Big Brother Awards International[3].

Nagrodę Wielkiego Brata za paskudne obchodzenie się z danymi w roku 2015 otrzymali:

- firma Mattel (za lalkę Barbie z wbudowanym WLAN i mikrofonem do nadzorowania dzieci);
- federalna służba wywiadowcza (za współpracę z NSA);
- Amazon (za usługę Amazon Mechanical Turk – crowdsourcing prostych zadań wykonywanych przez ludzi

zatrudnionych na zasadach urągających prawu pracy za marną płacę);
- ministerstwo zdrowia (za wspieranie projektów eHealth, zagrażających prywatności i traktujących zdrowie przede wszystkim w kategoriach wartego miliardy rynku);
- obecny minister spraw wewnętrznych i jego poprzednik (za uniemożliwienie wprowadzenia surowych europejskich zasad ochrony danych, o czym jeszcze będzie mowa).

„Patrząc na listę laureatów, można zwątpić. Firmy zarabiają na danych o obywatelach, a rząd i instytucje państwowe, zamiast chronić obywateli przed tym szaleństwem kolekcjonowania informacji, same pracowicie również się w ten proceder włączają" – komentuje tegoroczne rozdanie nagród w Bielefeld[4] gazeta „Süddeutsche Zeitung", kontynuując: „Obywatel jest w tej zabawie bez szans. Nie dowie się, kto zbiera jego dane, kto nimi dysponuje, wykorzystuje je i sprzedaje. [...] Dowiedzenie się, co wiedzą o obywatelu Facebook, instytucje lub Apple, wymaga skomplikowanego, mozolnego śledztwa [...], rzadko kiedy kończącego się uzyskaniem satysfakcjonujących informacji". Czy mroczna fantazja pisarza – „Wielki Brat patrzy" z książki George'a Orwella *1984* – stała się już godną ubolewania rzeczywistością?

Z perspektywy agencji wywiadu NSA smartfony są wynalazkiem wszech czasów: ludzie stoją w kolejkach, by za ciężko zarobione pieniądze kupić sobie urządzenie, dzięki któremu można ich szpiegować lepiej, niż kiedykolwiek była w stanie robić to wschodnioniemiecka Stasi: rozmowy, teksty, współrzędne lokalizacji, zdjęcia, filmy – *wszystko* jest dostępne. W wewnętrznym dokumencie NSA określiła założyciela firmy Apple, Steve'a Jobsa, w nawiązaniu do orwellowskiego *1984* „Wielkim Bratem", a ludzi kupujących iPhony – „zombi", chcąc zapewne podkreślić, że nie tylko nie wiedzą oni, co czynią, ale nie są w najśmielszych nawet snach w stanie domyślić się, jakie są konsekwencje ich działań[5].

Terror – strach – inwigilacja

Od początku tego wieku państwa zachodniego, „cywilizowanego" świata zbierają osobiste informacje na temat swoich obywateli na skalę wcześniej niespotykaną. Głównym źródłem tych danych jesteśmy my sami! W pełni dobrowolnie i/lub całkowicie nieświadomie dostarczamy informacji – nieważne, czy podsłuchiwane są nasze rozmowy, czy przeglądane e-maile, czy rejestrowane nasze zwyczaje zakupowe (dzięki kartom klienta), śledzone nasze ruchy w (nie tylko) publicznej przestrzeni pełnej kamer lub na podstawie danych dostarczanych przez nasze smartfony albo oprogramowanie w naszych samochodach, odnotowywane są nasze nastroje i uczucia z mediów społecznościowych typu Facebook czy Twitter – informacje na nasz temat nie tylko są rejestrowane i analizowane, ale dziś także wykorzystywane do manipulacji. Wcześniej martwiliśmy się tym, co na nasz temat wie urząd skarbowy czy system rejestrujący piratów drogowych. Dziś wiele przedsiębiorstw i instytucji państwowych zbiera dane o nas w stopniu, przy którym gorliwość Stasi „przypominała niewinne zabawy w piaskownicy" – jak skomentował to jesienią 2012 roku informatyk na policyjnej konferencji poświęconej cyberprzestępczości. Nic dziwnego, że pojęcie „Big Data" nabrało bardzo negatywnego wydźwięku[7].

Ten pęd ku gromadzeniu danych jest uzasadniany wzrostem liczby ataków terrorystycznych. W celu zapobiegania im i ochrony bezpieczeństwa wewnętrznego należy na poziomie całego społeczeństwa zareagować nasiloną inwigilacją. Chętnie uzasadnia się takie działania, nawiązując do zamachów z 11 września 2001 roku, które są wciąż bardzo żywe w naszej pamięci: Stany Zjednoczone, światowe mocarstwo nr 1, zostają na oczach całego świata zaatakowane przez kilku terrorystów samobójców, co w jednej chwili zmienia świadomość ludzi na całym świecie. I o ile pod koniec zimnej wojny dobre 10 lat wstecz można było uwierzyć, że świat stanie się wreszcie lepszy, będzie działał racjonalniej i że starania polityków zamiast na krótkowzrocznych wzajemnych animozjach i konfliktach wojennych skupią się na ważniejszych sprawach typu głód na świecie, globalne problemy w zakresie edukacji i ocieplenie klimatu, o tyle właśnie wtedy dostaliśmy lekcję pokazującą, że wcale tak się nie stanie: agresja między grupami etnicznymi i religijnymi nabierała i wciąż nabiera na sile, a wojna w byłej Jugosławii była jedynie zapowiedzią tego, co nas czeka. Wygląda na to, że świat jest dziś w gorszym stanie niż na przełomie wieków. To budzi strach, a środkiem zaradczym zdają się zwiększony nadzór i kontrola.

Big Data i Deep Learning

Nie tylko zbieranie danych przybrało niebywałe rozmiary, ale również możliwości ich analizowania. Dopiero najnowocześniejsze przetwarzanie danych umożliwiło analizę informacji zbieranych przez smartfony wszystkimi wbudowanymi w nie czujnikami (m.in. czujnikami gestów, ruchu, przyspieszenia, temperatury i wilgotności), mikrofonu, kamery i satelitarnych systemów nawigacyjnych, ponieważ właśnie dzięki automatycznemu analizowaniu napływających mas danych można rzeczywiście szpiegować mieszkańców naszej planety.

Nie dziwi zatem, że mniej więcej równocześnie z pojawieniem się smartfonów poczyniono adekwatne postępy w obszarze przetwarzania danych. Znane są pod hasłami *Big Data* i *Deep Learning*. Pojęcie „Big Data" jest efektowne, a jego granice są nie tylko nieostre, ale wciąż się przesuwają[8]. W każdym przypadku chodzi o tak nieprawdopodobnie olbrzymie ilości danych, że nie da się ich już ogarnąć bez pomocy maszyn i nawet tradycyjne metody cyfrowego przetwarzania danych stały się bezużyteczne.

Mówi się, że powstające dziś na świecie i dostępne dane co dwa–trzy lata podwajają swoją objętość. Przy tym zapomina się jednak najczęściej, że dzieje się to również za sprawą coraz większej liczby kamer bezustannie rejestrujących z coraz lepszą rozdzielczością, coraz lepszego śledzenia i magazynowania naszej komunikacji – e-maili, rozmów telefonicznych, wiadomości tekstowych itp., oraz że różnorodne czujniki (od pogody po nasz puls) w sposób w pełni zautomatyzowany przesyłają dane o wszystkim i wszystkich – o naturalnych procesach, które kiedyś po prostu zachodziły, przez nikogo nierejestrowane. Big Data dotyczy również tego obszaru naszego stechnicyzowanego świata.

Big Data odnosi się jednak przede wszystkim do możliwości magazynowania i analizowania danych w ogromnych centrach obliczeniowych. Znajdują się one w pobliżu rzek i/lub elektrowni, ponieważ maszyny liczące i umożliwiające przechowywanie danych potrzebują mnóstwa energii – także do chłodzenia. Urządzenia magazynujące zawierają tak wiele informacji, że tego, co nas interesuje, trzeba szukać, przekopując się przez zgromadzone zasoby naprawdę niczym górnik wydobywający rudy metalu. Dlatego też poszukiwanie danych w dużych zbiorach określa się pojęciem „wydobywanie danych", Data Mining [ang. *mining* – górnictwo, wydobywanie – przyp. tłum.].

O tym, jakie są skutki takich działań, dowiedziała się w dość nieprzyjemny sposób pewna ciężarna 15-letnia Amerykanka. Nie powiedziała jeszcze rodzicom, że zostaną dziadkami, a nagle dostała pocztę z lokalnego supermarketu: reklamy strojów ciążowych, mebelki dla niemowląt, w dodatku wszystko było ozdobione zdjęciami mnóstwa dziecięcych twarzyczek... Ojciec dziewczyny wcale nie był urzeczony zawartością przesyłki i wściekły pojechał do sklepu, gdzie energicznie domagał się rozmowy z kierownikiem. „Moja córka dostała to w poczcie. [...] Chodzi jeszcze do szkoły, a wy przesyłacie jej kupony rabatowe na ubranka dla niemowląt i kołyski? Chcecie ją zachęcić do zajścia w ciążę?". Kierownik przeprosił i kilka dni później ponownie zadzwonił do ojca dziewczyny z przeprosinami. Tym razem ojciec mocno spuścił z tonu: „Miałem poważną rozmowę z córką. [...] Jak się okazało, w naszym domu dzieją się rzeczy, o których nie miałem pojęcia. Poród jest w sierpniu. To ja winien jestem panu przeprosiny"[9]. Co się tu wydarzyło?

W amerykańskich supermarketach już od bardzo dawna znajdują się ulotki, kupony rabatowe i karty klientów, których zasadniczą funkcją jest zbieranie informacji o kupującym, takich jak: wiek, płeć, stan cywilny, dzieci, dzielnica zamieszkania, dochody, wykorzystywane karty kredytowe, a odwiedzane przez nas strony internetowe są sklepom znane równie dobrze jak nasze preferencje w zakresie owocowego musu, kawy czy papierowych ręczników albo szczegóły naszej diety (wegetariańska, wegańska, nietolerancja laktozy, dieta bezglutenowa itp.). Jeśli nie wystarcza im to, co już o nas wiedzą, kupują kolejne informacje: „o przynależności etnicznej, wcześniejszych miejscach zatrudnienia, czytanej prasie, czy kiedykolwiek było się niewypłacalnym albo czy przytrafił się rozwód, w którym roku kupiono dom lub konieczna stała się jego sprzedaż, gdzie chodziło się do szkoły lub studiowało, o czym się pisze bądź rozmawia online [...], o poglądach politycznych, czytanych książkach, wspieranych organizacjach dobroczynnych lub liczbie posiadanych samochodów". O wszystkim można przeczytać w artykule opublikowanym w „New York Times Magazine" pod tytułem *How companies learn your secrets*[10] [lub w wydanej po polsku książce: Duhigg, *Siła nawyku*, PWN, 2013 – przyp. tłum.]. Amerykańska sieć supermarketów Target, druga co do wielkości w tym kraju, należy do pionierów chcących za pomocą procesu Data Mining odkryć, które ich klientki są w ciąży. W tym celu porównuje się zakupy tysięcy kobiet, o których wiadomo, że są w ciąży, z zakupami kobiet, które nie są ciężarne. Okazuje się, że kobiety ciężarne mniej więcej na początku czwartego miesiąca kupują bezzapachowe balsamy do ciała, a w ciągu pierwszych pięciu miesięcy – suplementy diety typu wapń, magnez i cynk. „Wiele klientek kupuje mydło i watę, ale kiedy nagle klientka kupuje dużo nieperfumowanego mydła, wyjątkowo duże opakowania waty, płyny do mycia rąk i myjki, może to oznaczać, że zbliża się termin porodu" – czytamy we wspomnianym artykule. W ten sposób na podstawie około 25 produktów możliwe jest nie tylko wyliczenie dla każdej kobiety wskaźnika prawdopodobieństwa ciąży, ale również określenie dość wąskiego okna terminu porodu. A potem można już do danej klientki kierować precyzyjnie celowaną reklamę, ponieważ nie od dziś wiadomo, że ciąża i poród to życiowa rewolucja, podczas której niektóre stare nawyki są określane na nowo (a to wyjątkowo sprzyja zmianie przyzwyczajeń zakupowych za pomocą reklamy). I tak stało się to, co stać się musiało...

Po opisaniu zajścia przez "New York Times" okazało się, że całe to przedsięwzięcie nie było wcale aż tak dobrym pomysłem marketingowym. Kto jednak sądzi, że supermarkety przestały bawić się w prognozowanie ciąż, ten jest w błędzie. Po prostu dziś robi się to nieco subtelniej i obok pieluch w ulotce zamieszcza się np. ofertę kosiarki do trawy, żeby tak bardzo nie rzucały się one w oczy – klientka wierzy, że wszyscy dostają takie same ulotki i uzna reklamę pieluch za przypadkową.

Koniec prywatności

Jakie uczucia wzbudził przeczytany właśnie tekst? Czy na twojej twarzy pojawił się uśmiech, czy raczej hasło "Big" w "Big Data" wywołuje złość? Jeżeli czujesz to drugie, to należysz do sporej grupy ludzi, którzy – nie wiedząc dokładnie dlaczego – wietrzą podstęp, a więc nic dobrego. Magazyn "Zeit" opublikował w lutym 2015 roku artykuł pt. *Oni już wiedzą, czego ja chcę*, a zaledwie tydzień później czasopismo "Der Spiegel" dorzuciło: *Rząd świata. Jak Dolina Krzemowa steruje naszą przyszłością*. W obu artykułach zajęto się tematem społecznych skutków zbierania i analizowania dużych zbiorów danych – a więc Big Data. Eksperci od dawna mówią o "prawdopodobnie najbardziej destrukcyjnym aspekcie stworzonego przez internet świata Big Data"[11]. Prywatność staje się towarem luksusowym[12], na który będą mogli pozwolić sobie coraz bardziej nieliczni.

Trend ukazujący coraz dalej idącą utratę prywatności na rzecz Big Data można dobrze zobrazować także za pomocą właśnie Big Data: wyszukiwarki typu Google Trends pozwalają określać częstość wyszukiwania pojęcia w czasie i pokazują w ten sposób, czym wiele osób akurat się interesuje. Intensywność wyszukiwania w Google haseł *prywatność* (ang. *privacy*) i *Big Data* w latach 2005–2015 przedstawiono na rycinie 4.2. Wyraźnie widać, że zainteresowanie prywatnością w minionej dekadzie spadło o około 50%, natomiast hasło Big Data tak naprawdę zaczęło robić karierę dopiero wiosną 2011 roku.

Decydujące znaczenie dla tej tendencji mają postępy osiągane w obszarze matematyki. Wielu osobom nauka ta wydaje się zajęciem bardzo obcym i odległym, najlepszym dla geniuszy. O tym, że jest inaczej, możemy się przekonać choćby na przykładzie brytyjskiego matematyka Alana Turinga, który wpłynął na przebieg drugiej wojny światowej, ponieważ złamał kod maszyny szyfrującej niemieckiego wywiadu (*Enigmy*) [Alan Tuning nie skonstruowałby swojej maszyny, gdyby nie wcześniejsza praca trzech polskich matematyków: Jerzego Różyckiego, Henryka Zygalskiego i Mariana

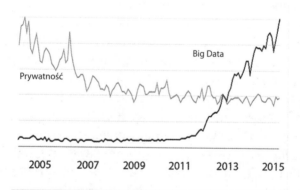

Ryc. 4.2. Zainteresowanie hasłami „prywatność" (kolor szary) i „Big Data" (kolor czarny) w ciągu minionej dekady. Maksymalna wartość odpowiada 100%, a więc wartości bezwzględne obu krzywych nie mogą być porównywane (dane za: Google Trends z 9.03.2015).

Rajewskiego – przyp. red.]. Amerykański wywiad NSA jest największym pracodawcą dla matematyków w Stanach Zjednoczonych. David Vogan, do stycznia 2015 przewodniczący Amerykańskiego Towarzystwa Matematycznego, na łamach „Science" napisał, że „NSA potrzebuje matematyków jak wytwórca papieru drzew"[13]. Całe środowisko, najwyraźniej w dobrej wierze, ochoczo pomogło w tworzeniu najpotężniejszej instytucji podsłuchującej, jaka kiedykolwiek istniała, a teraz jest przerażone tym, co amerykańskie służby z nią wyprawiają: pod płaszczykiem ochrony przed terroryzmem szpiegowani są nie tylko podejrzani obcokrajowcy, ale wszyscy – także wszyscy Amerykanie. Ogrom prowadzonych działań sprawia, że Stany Zjednoczone – zdaniem matematyka z Uniwersytetu w Chicago, Alexandra Beilinsona – zaczynają przypominać „rozbuchaną wersję Związku Radzieckiego z czasów mojej młodości"[14].

W dokumentach dotyczących afery NSA można przeczytać[15], że właśnie to poczucie niemocy wobec wszechpotężnego, traktującego każdego człowieka z pogardą i podsłuchującego państwa doprowadziło do szału Edwarda Snowdena, któremu nieobce są patriotyczne uczucia. Zamiast jednak, na wzór większości ludzi, tkwić we własnej bezsilności, przeciwstawił się autorytetowi wszechwładnych służb wywiadowczych, stając się najbardziej poszukiwanym wrogiem Stanów Zjednoczonych[16]. Zrujnował własną karierę i egzystencję. Dziś znalazł azyl w Rosji.

Nie trzeba wcale sięgać po wyznania Snowdena, by uzasadnić obawy dotyczące utraty prywatności. Wystarczy rzucić okiem na fachową literaturę. I tak oto 30 stycznia 2015 roku czasopismo naukowe „Science" opublikowało wydanie specjalne pt. *Koniec prywatności* (*The end of privacy*). Lektura zapewni nam jeszcze więcej dreszczy niż razem wzięte artykuły z takich pism jak „Zeit" i „Spiegel".

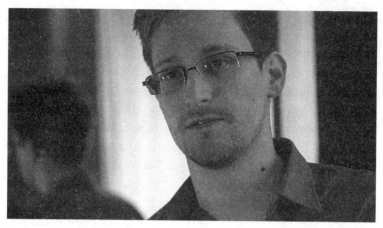

Ryc. 4.3. Edward Snowden jak nikt inny zadbał o to, by zakres globalnej inwigilacji obywateli przez amerykańskie służby wywiadowcze i ich sojuszników, a także przez największe firmy z branży IT (Apple, Facebook, Google, Microsoft itp.), ujrzał światło dzienne.

Oto przykład: w serialu telewizyjnym „Homeland" ukazywane są ciemne strony amerykańskiej „wojny z terroryzmem" – ciągły, paranoiczny lęk przed zagrożeniem. W jednym z odcinków (z roku 2012) dochodzi do zabójstwa amerykańskiego wiceprezydenta. Haker włamuje się do rozrusznika serca mającego możliwość łączenia się z internetem i poprzez zwiększanie częstości skurczów serca wywołuje zawał. Taki scenariusz, jak donosi wspomniane wydanie specjalne „Science", był brany pod uwagę jako możliwy w realnym życiu już 5 lat wcześniej. W 2007 roku kardiolog ówczesnego wiceprezydenta Richarda („Dicka") Cheneya, Jonathan Reiner z George Washington University Hospital w Waszyngtonie zdezaktywował możliwość zdalnej kontroli rozrusznika. Miał powiedzieć: „Moim zdaniem to bardzo zły pomysł, by wiceprezydent miał w ciele urządzenie, do którego mógłby się włamać ktoś wiszący na linie [za ścianą hotelu], przebywający w pokoju za ścianą albo piętro niżej"[17].

Nie tylko rozrusznik serca, ale także wszczepione pompy insulinowe czy defibrylatory mają obecnie funkcję Bluetooth umożliwiającą zdalne sterowanie tymi urządzeniami. Niebezpieczeństwo, że ktoś, korzystając z ogólnie dostępnego sprzętu, podręcznika użytkownika i numeru PIN przejmie kontrolę nad takim urządzeniem, jest realne, co już skutecznie udowodniono. Dziś każdy posiadacz telefonu komórkowego czy komputera wie, jak ważne są regularne aktualizacje systemów bezpieczeństwa, by sprzęty sprawnie działały. Takie aktualizacje dla rozruszników serca i podobnych urządzeń praktycznie nie istnieją, ponieważ sprzęt medyczny (wraz z oprogramowaniem sterującym) podlega surowym (i drogim!) wymogom certyfikacyjnym. Nie chcemy sobie wyobrażać, co by się stało, gdyby w nieodległej przyszłości jakiś wirus unieruchomił oprogramowanie sterujące rozrusznikami serca.

Kolejny przykład: niemal każdy najprostszy aparat fotograficzny potrafi dziś rozpoznawać twarze. Do tej pory jednak nie stworzono w pełni dopracowanego oprogramowania fotograficznego, które pozwalałoby na identyfikację twarzy, zatem współczesny aparat fotograficzny „nie wie" (jeszcze!), kogo fotografuje. We wspomnianym już wydaniu „Science" dowiadujemy się jednak, że największy na świecie portal społecznościowy Facebook właśnie nad tym pracuje. Facebook dysponuje największą bazą danych zdjęć ze zidentyfikowanymi twarzami i może wykorzystać te informacje do *nauczenia* komputerów, jak rozpoznawać tożsamość ludzi widocznych na różnych fotografiach. Jeszcze kilka lat temu nie było to możliwe, jednak za sprawą nowego mechanizmu uczenia – tzw. *Deep Learning* – sytuacja się zmieniła. Obecnie Facebook stosuje już system *Deep Face*, by znajdować „znajomych" danej osoby na zamieszczanych przez nią zdjęciach. „Kiedy Deep Face znajdzie twoje zdjęcie na jednym z 400 milionów zdjęć codziennie zamieszczanych na Facebooku, zostaniesz o tym powiadomiony i możesz zadecydować, czy twoja twarz na zdjęciu ma być nieostra w celu ochrony prywatności" – czytamy wypowiedź specjalisty od sztucznej inteligencji cytowaną w innym artykule w czasopiśmie „Science"[18].

Niebawem będzie można cię rozpoznać także po głosie, który jest równie indywidualny jak twoja twarz. Wystarczy, że w rozmowie telefonicznej przywitasz swojego rozmówcę, a ten od razu będzie wiedział, kim jesteś. Niewykluczone, że w celu ochrony systemu przed nadużyciami i niewłaściwym wykorzystaniem zapisanych nagrań zostaniesz poproszony o przeczytanie lub powtórzenie krótkiego tekstu (ponieważ tego nikt nie jest w stanie zrobić przed tobą)[19].

Przeklinanie szkodzi

Nieliczni pośród nas potrafią sobie wyobrazić, co staje się możliwe dzięki Big Data. Przyjrzyjmy się zatem przykładowi z obszaru medycyny. W niedawno opublikowanym badaniu[20] wykazano, że nasze językowe przyzwyczajenia pozwalają na formułowanie wniosków o stanie naszego zdrowia. Od dawna wiadomo, że lęk, depresja i przewlekły stres podnoszą ryzyko chorób naczyń i układu krążenia. Przewlekły stres (więcej na ten temat w kolejnym rozdziale) i wywołane przez niego podwyższone ciśnienie krwi oraz podwyższony poziom cukru prowadzą w dłuższej perspektywie do wzrostu ryzyka miażdżycy, która z kolei sprzyja zawałom serca.

Amerykańscy psycholodzy w Centers for Disease Control (CDC) przeanalizowali na poziomie okręgów istniejące dane o częstości występowania poważnych chorób. Powiązali te dane z twittami, tj. wpisami na Twitterze mającymi postać wiadomości przypominających telegramy (mniej niż 140 znaków). Dobre 5 lat temu Twitter udostępnił losowo wybraną próbę (10% wszystkich danych) dla celów badawczych. Dzięki temu autorzy mogli przeanalizować łącznie 826 milionów krótkich wpisów wysyłanych między czerwcem 2009 roku a marcem 2010 roku. Jeżeli użytkownicy na swoim profilu podawali miejsce zamieszkania, możliwe było ustalenie, skąd pochodzą dane wpisy. Do badania włączono 1347 okręgów, którym udało się przypisać 148 milionów twittów. Decydujące w analizie było to, że owe 148 milionów wpisów łącznie zawierało przynajmniej 50 000 różnych wyrazów. Na tej podstawie poszukiwano powiązań pojedynczych słów z danymi CDC o częstości występowania chorób.

Wyniki badania pokazały, że wyrazy wiążące się ze złością, negatywnymi relacjami i emocjami oraz wyobcowaniem społecznym istotnie łączyły się ze śmiertelnością z powodu zawału serca. Krótko mówiąc: tam, gdzie często lecą przekleństwa, umiera się na zawał!

Manipulowanie dla dobra nauki

Badanie Twittera nie jest jedynym korzystającym z ogromnej liczby krótkich wiadomości tekstowych. W marcu 2015 roku naukowcy z Columbia University opublikowali wyniki badania długofalowych psychicznych skutków strzelaniny w Sandy Hook Elementary School w Newtown w stanie Connecticut z 14 grudnia 2012 roku, w której zginęło 20 dzieci i 6 dorosłych[21]. Zdarzenie było intensywnie omawiane i opłakiwane w całych Stanach Zjednoczonych. Autorzy badania przeanalizowali 43 548 wpisów na ten temat na Twitterze, pochodzących z całych Stanów Zjednoczonych, z 3 okresów po strzelaninie: 14–21 grudnia 2012 roku, 27 stycznia–3 marca 2013 roku oraz 26 kwietnia–30 maja 2013 roku (za pomocą haseł „Newtown" lub „Sandy Hook". W celu bliższego scharakteryzowania doświadczania żałoby w odniesieniu do bliskości czasowej i fizycznej przeanalizowano słowa pod kątem ich emocjonalnego ładunku. Najpierw w każdej wiadomości znajdowano średnio jedno emocjonalne słowo, przy czym treści w największym stopniu dotyczyły wściekłości (26% wpisów), żałoby (16%) i strachu (5%).

Zauważono połączenie wykładniczego spadku wpisów na Twitterze w czasie i czasowego liniowego spadku liczby wpisów w pierwszej osobie, z czasownikami w czasie teraźniejszym i słowami z ładunkiem emocjonalnym. Co ciekawe, ten sam efekt ujawniał się w odniesieniu do rosnącej odległości od miejsca zdarzenia. „Podsumowując, odkryliśmy czasowe i przestrzenne zmiany stosowanego słownictwa, a konkretniej: spadek liczby wpisów nawiązujących do tragedii, spadek wyrażania psychicznej bliskości i emocji. Interesujące wydaje się też, że z czasem obserwowano coraz mniej słów wyrażających żałobę, za to więcej tych wyrażających strach. Jednocześnie pojawiało się więcej wyrażeń zależności przyczynowych" – napisali autorzy, interpretując uzyskane wyniki jako przepracowanie zdarzenia od konkretu (bycia dotkniętym) do ogółu (skategoryzowania i zrozumienia).

Nie zaobserwowano natomiast spadku intensywności złości w półrocznym okresie, a jej natężenie rosło wraz z odległością od miejsca zdarzenia. Wyniki badania dostarczają więc dobrej empirycznej podstawy dla teorii przepracowania emocjonalnego i wyraźnie pokazują, że obiegowe uproszczenia w stylu „myślenie i afekt zawsze są przeciwstawne" nie są adekwatne.

Facebook już w styczniu 2012 roku poszedł o krok dalej niż oba opisane badania[22]: łącznie 689 003 użytkownikom przez tydzień pokazywano zmanipulowane strony startowe ze zmienionymi statusami znajomych. Część użytkowników widziała przede wszystkim pozytywne zmiany, część zaś zmiany przeważająco negatywne. Oznacza to, że nie tylko śledzono konta prawie 700 000 niczego niepodejrzewających osób, ale również wysyłano do nich wiadomości systematycznie zmanipulowane pod kątem ich emocjonalnej zawartości. Chciano się dowiedzieć, czy można w taki sposób oddziaływać na emocje użytkowników – mierzonych stosowanymi przez nich słowami niosącymi informacje emocjonalne. Mówiąc wprost: działało. Ludzie ulegają wpływowi nastroju innych osób – autorzy badania mówią o „emocjonalnym zarażaniu" – także w kontaktach wirtualnych.

Ale czy Facebook może w ogóle robić takie rzeczy? „Jasne" – odpowiada Facebook, wszak wszyscy użytkownicy zaakceptowali regulamin (w którym na którejś z bardzo licznych stron zawarto odpowiedni zapis). Niemniej fakt, że celowo zmieniano prawdziwe informacje o statusie, zdenerwował sporą grupę osób, i faktycznie pojawia się pytanie o nową jakość prowadzenia badań. Wydawca czasopisma specjalistycznego, na którego łamach pojawiła się ta praca, nie podszedł do sprawy na takim luzie i zamieścił na końcu krytyczny komentarz[23]. Nie pozwoliło to jednak zapobiec dokonanej już manipulacji.

Wszyscy i tak wiemy, że podlegamy nieustannej manipulacji: ktoś, kto kiedyś gdzieś w sieci kupił określony produkt, będzie dożywotnio nękany reklamami tego lub podobnego produktu. Od czasów wprowadzenia filtrów Bubble, kiedy szukamy czegoś za pośrednictwem Google, na pierwszych stronach wyników dostajemy jedynie to, co zostało „dopasowane" do naszych domniemanych potrzeb[24].

Cyberprzestępczość: ofiara 2.0 i sprawca 2.0

Anonimowość i doprawdy nieograniczone możliwości sieci są idealną przestrzenią niestety także dla przestępczości: skala kłamstw, oszustw, machlojek, wyłudzania i kradzieży – od pieniędzy przez towary aż po dane i tożsamość – nigdzie nie jest większa.

Nowa wersja ofiary nie zostawia sakiewki z pieniędzmi bez nadzoru i nie zapomina zamknąć drzwi mieszkania, ale dobrowolnie podaje hasło dostępu do konta bankowego gangsterowi, który udając bankowca, po prostu zapyta o nie w e-mailu. Sprawca 2.0 (jak jest już nazywany przez specjalistów od cyberprzestępczości) szuka np. na Facebooku hasła „urlop" i znajduje adresy tych, których akurat nie ma w domu, żeby włamać się do ich domostw bez stresu i w pełnym komforcie. Wtedy giną prawdziwe pieniądze.

Straty wynikłe z przestępczości internetowej według badania firmy specjalizującej się w bezpieczeństwie w internecie, Symantec, w samych Niemczech szacowane są na 16,4 miliardów dolarów[25]. Złoczyńcy w przestrzeni wirtualnej nieustannie obmyślają nowe triki, żeby śledczy właściwych służb się nie nudzili. Ci ostatni czują się, o czym można było się dowiedzieć na bardzo ciekawej dziewiątej corocznej konferencji niemieckiego towarzystwa kryminalistycznego, jak zając z opowiadania o wyścigu zająca i jeża – zasapany i zarazem pewny wygranej dopada do mety, by stwierdzić, że jeż już tam jest[26]. Ponad trzy czwarte wszystkich niemieckich użytkowników internetu czuje się zagrożone wirusami i innym złośliwym oprogramowaniem w sieci, a 50% postrzega się jako ofiarę internetowego oszustwa. *Hacking for fun* to pieśń przeszłości. Dziś obowiązuje *hacking for profit*. Przestępczość przenosi się na dostęp do portali społecznościowych za pośrednictwem urządzeń mobilnych. Jeden na sześciu użytkowników sieci społecznościowych online doświadczył już włamania na swój profil w celu przejęcia tożsamości, natomiast 4 na 10 osób padły tam ofiarą kryminalnej napaści. Cyberprzemoc występuje najczęściej na rynkach wschodzących, w Rosji, Chinach i Afryce Południowej.

Przestępczość przenosi się więc z biurka do kieszeni i z miejsca pracy czy zakupów do (potencjalnego) kręgu znajomych. Zamiast zauważyć, że sieci społecznościowe są czymś w rodzaju „przyspieszaczy" wszelkich kryminalnych zachowań, i z tego powodu wskazane są ostrożność i powściągliwość, polityka i gospodarka nakręcają tę modę: żaden polityk i żadna firma nie może sobie najwyraźniej pozwolić na brak konta na Facebooku i nieustannej pogoni za uwagą na Twitterze. Internetowe sieci społecznościowe są w oczach wielu „szansą", nie zaś ryzykiem.

Widać to wyraźnie, kiedy uzmysłowimy sobie, że regulacje dotyczące ochrony danych w Europie wyglądają zupełnie inaczej niż w USA, ojczyźnie większości dużych firm internetowych (patrz tab. 4.1). Hasło „ochrona danych" wprowadza w błąd, ponieważ nie chodzi tu tak naprawdę o ochronę danych, ale o ochronę obywateli przed nadużyciami i niewłaściwym wykorzystaniem osobistych informacji. W Europie mamy tu, m.in. dzięki prawu kościelnemu, długie tradycje: zarówno w niemieckim kościele ewangelickim (Evangelishe Kirche in Deutschland – EKD), jak i niemieckim kościele

Tabela 4.1. Różnice w zakresie ochrony danych w Europie i Stanach Zjednoczonych[27]

Europa	Stany Zjednoczone
Zbieranie danych personalnych jest z założenia zabronione	Zbieranie danych personalnych jest z założenia dozwolone
Dane są własnością osoby, do której się odnoszą	Dane są własnością osoby lub instytucji, która je zbiera
Dane muszą zostać usunięte w chwili, w której nie są już potrzebne	Dane mogą być magazynowane przez dowolny czas
Dane powinny zostać przekształcone w dane anonimowe tak szybko, jak tylko to możliwe	Obostrzenie nie obowiązuje

rzymsko-katolickim istnieją stosowne regulacje – ustawa o ochronie danych kościoła ewangelickiego (Datenschutzgesetz der EKD – DSG-EKD) i kościelny regulamin ochrony danych (kirchliche Datenschutz-Ordnung – KDO). Postanowienia dotyczące tajemnicy duszpasterskiej i tajemnicy spowiedzi są od roku 1215 zapisane w prawie kościelnym. Niezależnie od tego ochrona danych funkcjonuje od dawna w obszarze medycyny w postaci tajemnicy lekarskiej.

Sytuacja prawna tradycyjnych form ochrony danych jest zatem różna w USA i Europie. Zgoda i objęcie danych osobowych samodzielną kontrolą były – i są nadal – z tego systemu sprytnie wyłączane. Samodzielna kontrola jest tak skomplikowana, że naprawdę stać na nią tylko najbogatszych. A oświadczenia zgody (ogólne warunki umowy wielu firm) są tak długie, że praktycznie nikt nie ma czasu na ich czytanie. Ponadto na przykład portale społecznościowe przez lata modyfikowały ustawienia standardowe w kierunku automatycznego ujawniania coraz bardziej prywatnych informacji (patrz ryc. 4.4).

Kiedy austriacki student prawa Maximilian Schrems zażądał udostępnienia przez Facebook wszystkich danych, jakie firma posiada na jego temat, początkowo próbowano go zbyć. Następnie firma przekazała mu 1200 stron A4 (!), na których znajdowały się nawet skasowane przez niego wpisy, zdjęcia i wiadomości. Facebook nic nie kasuje, a jedynie zmienia wewnętrzne powiązanie danych. Ponieważ

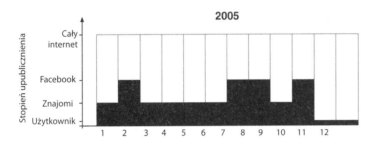

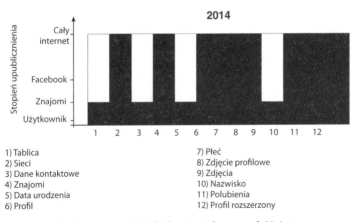

1) Tablica
2) Sieci
3) Dane kontaktowe
4) Znajomi
5) Data urodzenia
6) Profil

7) Płeć
8) Zdjęcie profilowe
9) Zdjęcia
10) Nazwisko
11) Polubienia
12) Profil rozszerzony

Ryc. 4.4. Coś, co wcześniej było niewidoczne, dziś jest na powszechnym widoku. Zmiany ustawień początkowych na Facebooku w latach 2005–2014[29]. Czarnym kolorem zaznaczono dane widoczne, białym niewidoczne.

europejska odnoga Facebooka ma swoją siedzibę w Irlandii, Schrems, w ramach powstałego na bazie jego inicjatywy projektu Europe *versus* Facebook, złożył w tamtejszym urzędzie ds. ochrony danych pozew przeciwko Facebookowi[28].

Dotychczasowe rozwiązania problemu ochrony danych od dawna nie przystają do rzeczywistości. Co więcej, należy je odrzucić także z powodów etyczno-moralnych, ponieważ stabilność sfery prywatnej nie może być uzależniona od dochodów – nie może zostać zdegradowana do towaru, który można kupić za pieniądze! A dokładnie to stało się w ciągu ostatnich pięciu lat na poziomie niemal globalnym.

Ładny przykład, który zaczerpnąłem z pracy *Unraveling Privacy* Scotta Peppeta, unaocznia, że początkowo łatwe i przekonujące „rozwiązania" nie działają: w ponad tuzinie amerykańskich stanów pracodawcy nie wolno pytać pracowników czy ubiegających się o pracę kandydatów o hasła dostępu do mediów społecznościowych. Jeżeli jednak ci udostępnią je dobrowolnie, sprawy mają się zupełnie inaczej. Kto tego nie zrobi, ma najwyraźniej coś do ukrycia, a jeśli o stanowisko ubiega się wielu chętnych, to rynek rządzi się prawami „konkurencji" rozgrywającej się w tym przypadku między osobami, które w celu uzyskania przewagi są gotowe poświęcić swoją prywatność, a tymi, które tego nie chcą.

W Niemczech przebiega to jeszcze wolniej i niepostrzeżenie: karta Payback to fajna sprawa – wszak za każdym razem, kiedy coś kupimy, zwracają nam część wydanej kwoty. Dlaczego cena nie zostanie po prostu od razu obniżona? To banalne. Rejestracji podlega nie tylko wartość zakupionych produktów, ale także sam produkt oraz data zakupu. Na tej podstawie można tworzyć profile zakupów danego użytkownika i na dłuższą metę zyskiwać wiedzę, kto co kupuje. Sporadyczna poczta z reklamami produktów, które mogą się danemu klientowi przydać, to dopiero początek.

Powiązana z kamerą rozpoznającą twarze umieszczoną przy wejściu do sklepu może dostarczyć klientowi reklamę dopasowaną do jego portfela i potrzeb (np. na ekranach). Jeżeli ktoś ceni sobie prywatność podczas robienia zakupów, musi za nią zapłacić, ponieważ wartość „upustu" na karcie jest doliczana do ceny towaru. Nie chcesz oddać prywatności? Płać!

Właściwie nie ma powodów, by czepiać się sportowych opasek rejestrujących puls i profil ruchu, informujących użytkownika o stanie zdrowia. Jeżeli jednak użytkownik, chcąc uzyskać korzystną ofertę, „udostępni" (a więc sprzeda) dane swojemu ubezpieczycielowi, pozbywa się nie tylko własnej prywatności, ale długofalowo sprawia, że wszyscy, którzy tego zrobić nie zechcą, będą musieli za swoją prywatność zapłacić wyższą cenę.

Dokładnie to samo robią ci, którzy rejestrują dane swojej nawigacji satelitarnej i udostępniają je, by taniej ubezpieczyć samochód: w dłuższej perspektywie ceny ubezpieczeń pozostałych użytkowników wzrosną, ponieważ zawsze wtedy, kiedy w społeczności opierającej się na solidarności (a więc posiadaczy ubezpieczeń zdrowotnych czy komunikacyjnych) jakaś podgrupa jest traktowana w sposób uprzywilejowany i płaci mniej, składki pozostałych muszą zostać podniesione. Także tutaj więc prywatność kosztuje.

Mówienie o sobie jest fajne!

Granica między „dobrowolnym" przyjęciem „atrakcyjniejszej oferty spośród ofert konkurencyjnych" a pełnym rezygnacji stwierdzeniem „przecież tak robią wszyscy" jest więc również w Niemczech – kraju, który szczyci się wolnością i solidarnością – bardzo łatwa do przekroczenia. Dlaczego ludzie to robią? Dlaczego z własnej nieprzymuszonej woli ujawniają na swój temat wszystko, co tylko można ujawnić? Odpowiedź na to pytanie, które stawiają sobie dziś wszyscy parający się ochroną danych, przychodzi z neuronauk. Amerykańscy autorzy po zbadaniu zdrowych osób wykazali, że ujawnianie prywatnych informacji na swój temat dostarcza przyjemności temu, kto to robi[30]. To zadziwiający wynik, wymagający wyjaśnień. Co badano i – przede wszystkim – dlaczego?

Każdego dnia ludzie mówią przez mniej więcej 4 godziny, przy czym średnio wypowiadają około 16 000 słów – kobiety kilkaset więcej, mężczyźni kilkaset mniej[31]. Około 30–40% wypowiedzi dotyczy osobistych zdarzeń, doświadczeń i relacji[32]. Jeżeli przyjrzymy się wiadomościom w mediach społecznościowych, to odsetek bardzo osobistych informacji jest jeszcze wyższy. Analiza przypadkowo wybranych 3379 wiadomości 350 użytkowników Twittera (równie przypadkowo wybranych) pokazała, że 80% z tej grupy to osoby, które mówią przede wszystkim o sobie[33]. Ponieważ wśród istot żywych niebędących ludźmi takie zachowania nie występują, można zakładać, że mamy do czynienia z typowo ludzkim przejawem zachowań społecznych (skrajną skłonnością do tworzenia grup). W małych grupach naczelnych zwierzęta wzmacniają więź, iskając się wzajemnie, u ludzi tę funkcję przejęło wzajemne komunikowanie: poglądy, plotki o relacjach i opowiadanie historii (oraz uczenie się z nich) stanowią pokaźną część naszego człowieczeństwa[34].

Można z tego wywnioskować, że takie zachowanie powinno sprawiać przyjemność, ponieważ jedynie ona zapewni, że ludzie będą to robić. Tę hipotezę z kolei można sprawdzić empirycznie, ponieważ struktury mózgowe uaktywniające się podczas nagrody czy oczekiwania na nią są doskonale znane (i zostały szczegółowo omówione w poprzednim rozdziale). Psycholodzy z Harvardu przeprowadzili liczne eksperymenty z udziałem dużej grupy osób badanych za pomocą funkcjonalnego rezonansu magnetycznego (ang. *functional magnetic resonance imaging* – fMRI) i mogli dzięki temu udowodnić, że ujawnianie informacji na temat własnej osobowości aktywuje „ośrodki przyjemności" mózgu w porównaniu z sytuacją, w której opisywane są właściwości osobowości innych osób (patrz ryc. 4.5)[36].

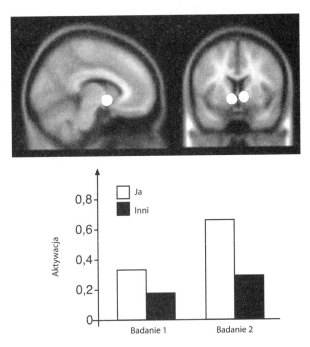

Ryc. 4.5. Na górze: umiejscowienie obszarów mózgu (obustronnie jądro półleżące) aktywujących się w odpowiedzi na (oczekiwaną) nagrodę. Na dole: średnia aktywacja (szacunkowo) tych obszarów w 2 eksperymentach z udziałem 78 i 117 osób badanych podczas mówienia o sobie (kolor biały) albo o innych (kolor czarny). Różnica wysokości czarnego i białego słupka jest w obu badaniach istotna[35].

Eksperymenty bardzo wyraźnie pokazują jedną rzecz: tak jak przemysł spożywczy nie musi przekonywać ludzi o tym, że jedzenie integruje ciało i duszę (o tym wie ten, kto głoduje), tak też Facebook i Twitter nie muszą namawiać użytkowników, by o sobie mówili. I tak robią to nieustannie, ponieważ sprawia im to przyjemność! Porównanie ryciny 4.5 z rycinami 1.5 oraz 3.1 i 3.6 wyraźnie pokazuje, że podczas mówienia o sobie aktywują się te same obszary mózgu co przy pozytywnych emocjach, aż po skrajną ekstazę po zażyciu narkotyków i podczas czatowania na Facebooku. To jest dokładne wyjaśnienie źródeł sukcesu internetowych sieci społecznościowych.

Ewolucja ludzkiego mózgu w równym stopniu nie przewidziała Facebooka i Twittera, co narkotyków i szkodliwych produktów żywnościowych (czy też ich reklamy). Także one aktywują układ nagrody, mają jednak dla organizmu zgubne skutki: narkotyki jedynie udają szczęście i średnio- lub długookresowo prowadzą do dehumanizacji i śmierci; cukier udaje pożywny pokarm, ale zawiera tylko puste kalorie. Tak samo internetowe sieci społecznościowe dają poczucie pielęgnowania prawdziwych kontaktów społecznych – internetowe pogawędki mają się więc do prawdziwych spotkań jak cukier do pełnoziarnistego chleba!

W ten sposób można zrozumieć ich uzależniające działanie, a także długofalowy negatywny wpływ na nastrój (niezadowolenie, depresja) i życie towarzyskie (wyobcowanie), co jeszcze pokażę w rozdziale 12.

Wnioski

Państwo i prywatne firmy, motywowane rzekomym dążeniem do utrzymania bezpieczeństwa wewnętrznego w czasach przemocy, terroru i niepewności, od ponad 15 lat zbierają i analizują dane na nasz temat w stopniu nigdy wcześniej niespotykanym. Dzięki metodom matematycznym wywiedzionym z funkcjonowania mózgu (a więc na bazie matematycznych symulacji sieci neuronalnych) można dziś analizować olbrzymie zbiory danych w poszukiwaniu prawidłowości, które są dla nas ukryte, a zostają ujawniane bezpośrednio przez maszyny. Mówimy tu o procesie wydobywania danych (ang. *Data Mining*, analogicznie do szukania rud metali w skale) i technologii *Deep Learning* (analogia do rozumienia zależności schowanych głęboko w danych).

Wykorzystywany przez miliardy ludzi smartfon dostarcza różnorodnych danych o przeżywanych właśnie aspektach rzeczywistości (miejsce, język, zdjęcia). W obliczu możliwości analizy tych danych przypominają się negatywne wizje, jak ta przedstawiona w powieści George'a Orwella w powieści *1984*, w której zostało opisane państwo całkowicie kontrolujące swoich obywateli za pomocą widzącego i wiedzącego wszystko komputera (Wielkiego Brata).

A treści, których państwo nie może pozyskiwać, zdobywają dla niego prywatne firmy – od sieci supermarketów i sklepów internetowych, przez wyszukiwarki, firmy komputerowe i media społecznościowe aż po firmy ubezpieczeniowe i banki. Państwo po prostu kupuje od nich dane, których zbierania mu zakazano.

O wyjaśnienie tego, „co ci tam na górze o nas wiedzą", nikt nie zadbał lepiej niż były pracownik amerykańskiego wywiadu Edward Snowden. Jak pokazują m.in. badania nad nagradzającym efektem ujawniania prywatnych myśli innym, to właśnie inwigilowane osoby chętnie wyposażają się w urządzenia podsłuchowe, dobrowolnie przekazują dane na swój temat, cieszą się z tego i jeszcze za to płacą utratą prywatności. Ekonomiczne szanse, jakie daje Big Data, należy zatem przeciwstawić idącym w parze zagrożeniom społecznym. Przyszłość naszego człowieczeństwa w dużej mierze zależy od znalezienia właściwych proporcji.

5. Cyberstres

Stres jest stałym elementem codzienności wielu osób (patrz ryc. 5.1). Sondaż[1] przeprowadzony na reprezentatywnej próbie 1000 niemieckojęzycznych dorosłych, dotyczący poziomu doświadczanego przez nich stresu, wywołujących go czynników i jego konsekwencji, pokazał, że 57% ludności cierpi z powodu stresu często lub czasami, 29% rzadko i tylko 13% uważa, że nigdy. Kobiety są częściej zestresowane (63%) niż mężczyźni (52%), najczęściej osoby w przedziale wiekowym 36–45 lat (80%), a emeryci (powyżej 66. r.ż.) najrzadziej (25%). Dwie na trzy osoby pracujące podają, że dziś są bardziej zestresowane niż 3 lata temu.

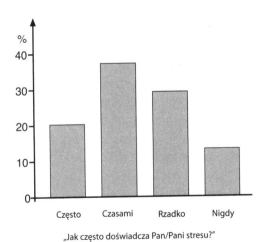

Ryc. 5.1. Poziom stresu mieszkańców Niemiec: odsetek ludzi powyżej 19. r.ż., którzy w różnym stopniu doświadczają stresu[2].

Ale czym tak dokładnie jest ten stres? Mimo trwających całe dziesięciolecia badań nad stresem wciąż istnieje zamieszanie w zdefiniowaniu, co nim jest, a co nie jest. Dlatego zaczniemy od wyjaśnień.

Nagły wypadek

Stres jest reakcją ciała i umysłu na nagłą zagrażającą życiu sytuację: właśnie się zraniłeś, ale musisz uciekać przed wrogami; goni cię drapieżnik; las wokół ciebie się pali i musisz znaleźć drogę ucieczki; zgubiłeś się i zrozpaczony szukasz swojej grupy; biegniesz po cienkim lodzie, który się pod tobą załamuje, i musisz jak najszybciej wydostać się z lodowatej wody, żeby nie zamarznąć.

W takich nagłych wypadkach nasz organizm reaguje w bardzo określony i łatwy do przewidzenia sposób, jeżeli sobie uzmysłowimy, o co w takiej sytuacji jest ważne, a co nie: trzeba być całkowicie rozbudzonym i zapewnić mięśniom tyle energii, ile się da, żeby jak najszybciej umknąć zagrożeniu. A zatem w ramach ostrej reakcji stresowej wątroba uwalnia cukier, serce i układ krążenia pracują na najwyższych obrotach, także mózg musi wznieść się na wyżyny, by w każdej chwili reagować optymalnie. Trawienie, wzrost, odporność i rozmnażanie są za to hamowane, ponieważ wymagają energii, która w sytuacji awaryjnej potrzebna jest po prostu do zapewnienia przeżycia. Stając oko w oko z tygrysem szablozębnym, organizm nie powinien się przejmować tymi procesami, czyli nie powinien np. uruchamiać masywnej reakcji układu odpornościowego z powodu zepsutego zęba, ponieważ w obliczu nagłego zagrożenia bycia pożartym jest to sprawa względnie nieistotna. Przeżyć! Teraz! – To jedyny cel, który się liczy! Ostra reakcja stresowa organizmu, która zdecydowanie może uratować nam życie, zachodzi dzięki uwolnieniu hormonów kory nadnerczy (*kortyzolu*, którego nazwa nawiązuje do łacińskiego słowa *cortex*, oznaczającego korę) i rdzenia nadnerczy (*adrenalina*, od łac. *ad ren*, czyli: na nerce). Wymienione hormony stresu mobilizują siły potrzebne do maksymalnego działania w sytuacji zagrożenia: puls, ciśnienie krwi i poziom cukru we krwi się podnoszą, mięśnie napinają, uwaga się koncentruje, by organizm był w stanie walczyć lub uciekać. Jednocześnie wszystkie funkcje, które nie są bezpośrednio konieczne do przeżycia, zostają przez te hormony stłumione, gdyż w nagłym niebezpieczeństwie organizm nie powinien się zajmować funkcjami, którymi może zająć się później.

Ostra reakcja stresowa jest czymś zdrowym. Jeżeli jednak przestaje być ostra, tzn. zaczyna się pojawiać w sposób przewlekły – a więc kiedy nagła sytuacja zagrożenia staje się regułą (patrz tab. 5.1), reakcja stresowa przestaje być zdrowa i zamienia się w problem. Dzieje się tak, ponieważ na skutek zapewniania większych ilości cukru, częściowo z rozkładu białek mięśniowych, następuje podwyższenie poziomu cukru we krwi (hiperglikemia) i osłabienie mięśni (miopatia). Jedno i drugie odczuwane jest jako zmęczenie i utrata napięcia mięśniowego. Trwale nadaktywny układ sercowo-naczyniowy prowadzi do nadciśnienia tętniczego, a nadmierne pobudzenie komórek nerwowych jest dla nich szkodliwe. W tym kontekście pojawił się termin „toksyczności wynikającej z nadmiernego pobudzenia" (ang. *excitotoxicity*), co oznacza po prostu nasilone obumieranie neuronów. Wyniki aktualnych badań dodatkowo wskazują, że kortyzol może hamować powstawanie nowych komórek nerwowych[3].

Tabela 5.1. Stres ostry i przewlekły

Stres ostry (potencjalnie ratujący życie)	Stres przewlekły (potencjalnie zabójczy)
Energia jest mobilizowana	Cukrzyca (chorobliwie podwyższony poziom cukru we krwi)
W tym celu rozkładane jest białko mięśniowe	Miopatia (zanik mięśni)
Serce i układ krążenia zwiększają obroty	Nadciśnienie tętnicze (chorobliwie podniesione ciśnienie krwi)
Mózg działa sprawniej	Obumieranie komórek i osłabiony proces powstawania nowych neuronów
Trawienie jest tłumione	Wrzody żołądka
Procesy wzrostu są tłumione	Karłowatość, osteoporoza
Układ odpornościowy jest tłumiony	Infekcje, rak
Procesy reprodukcyjne są tłumione	Impotencja, zanik miesiączki, spadek libido

Wrzody żołądka spowodowane stresem są wynikiem nieustannego aktywnego tłumienia procesów trawiennych. Jeżeli to wzrost jest hamowany przez przewlekły stres, to w dzieciństwie może dojść wręcz do rozwoju tzw. karłowatości psychospołecznej (deprywacyjnej), natomiast u osób dorosłych pojawi się osteoporoza (zmniejszenie gęstości tkanki kostnej i jej twardości), ponieważ odbudowa kości nie jest wystarczająca. Gdy układ odpornościowy jest tłumiony przewlekle, nie tylko częściej pojawiają się infekcje, ale wzrasta też ryzyko pojawienia się nowotworów złośliwych (raka), ponieważ zwalczanie komórek rakowych jest również jednym z zadań tego układu. Zahamowanie procesów reprodukcyjnych prowadzi w końcu do impotencji u mężczyzn i zaniku miesiączki u kobiet, a także do utraty pożądania seksualnego (libido) u obu płci[4].

Wszystkie te zjawiska wynikają ostatecznie z określonego wpływu hormonów stresu na różne tkanki naszego organizmu. Takie podstawowe, ogarniające cały organizm mechanizmy sterowania w sytuacjach nagłych zagrożeń są na krótką metę bardzo sensowne, ale długotrwałe lub bardzo częste występowanie niebezpieczeństw sprawia, że pojawiają się skrajnie niekorzystne skutki dla zdrowia fizycznego i psychicznego, co opisałem wyżej.

Kiedy brakuje kontroli

Wiele osób uważa, że stresem można nazwać sytuację, w której psuje się winda i człowiek cały spocony i sapiący dociera na trzecie piętro. Błąd. Stres nie jest tożsamy z wysiłkiem fizycznym! Wręcz przeciwnie. Gdy wyciskamy z siebie siódme poty, redukujemy stres!

Stres to coś zupełnie innego, a mianowicie – brak kontroli. Przyjrzyjmy się prostemu przykładowi (patrz ryc. 5.3): szczur siedzi w klatce i od czasu do czasu doznaje lekkiego wstrząsu elektrycznego przez drucianą podłogę. Wstrząs jest bolesny i szczur chce go unikać. Jest to możliwe, ponieważ w klatce umieszczono małą lampkę, która za każdym razem zapala się na chwilę tuż przed zaaplikowaniem wstrząsu. Ponadto w klatce znajduje się przycisk, który trzeba wcisnąć natychmiast po zaświeceniu lampki. Wciśnięcie przycisku odpowiednio szybko pozwala uniknąć nieprzyjemności.

Jeśli szczur jest za wolny, płaci za to bolesnym porażeniem. Wszystko można ustawić tak, by szczurowi przeważnie udawało się uniknąć przykrego doświadczenia. Czasami jednak nie zdąży i wtedy odczuje ból.

Do opisanej klatki podłączona jest druga klatka w sąsiednim pomieszczeniu, w której także siedzi szczur. Zwierzęta nie mają ze sobą żadnego kontaktu, nie widzą się i nie słyszą. Zawsze wtedy, kiedy pierwszy szczur doznaje bolesnego wstrząsu elektrycznego (a więc kiedy nie zdąży wcisnąć przycisku), doznaje go także drugi szczur. Drugi szczur nie ma nic „do roboty" i, mówiąc kolokwialnie, zbija bąki. Nie ma lampki, nie ma przycisku, nie ma więc możliwości wpływania na swój los. Nie musi za to mieć się ciągle na baczności, by szybko zareagować na zapalającą się lampkę.

Który szczur żyje zatem w stresujących warunkach? Chciałoby się rzec, że pierwszy[6]. Musi wszak być cały czas czujny i szybko reagować, a więc nieustannie „żyje w napięciu", by nie doświadczyć od czasu do czasu bolesnego wstrząsu. Inaczej sprawy się mają u drugiego szczura, który nie ma żadnego zadania i jedynie od czasu do czasu doświadcza bodźca bólowego – identycznego i w tym samym momencie co pierwszy szczur.

Pomiar stężenia hormonów stresu we krwi i obserwacja chorób będących rezultatem stresu pokazuje, że wbrew oczekiwaniom to wcale nie szczur numer 1 jest zestresowany, ale szczur numer 2. Chociaż oba stworzenia, obiektywnie na to patrząc, doświadczają tej samej niedoli (taki sam wstrząs o tej samej porze), to jednak subiektywne doświadczenia zwierząt zasadniczo się różnią: szczur 1 poniekąd kontroluje sytuację, szczur 2 natomiast nie. Szczur 1 zauważa, że przeważnie jest w stanie uniknąć wstrząsu i zostaje ukarany tylko wtedy, kiedy nie jest wystarczająco uważny i w związku

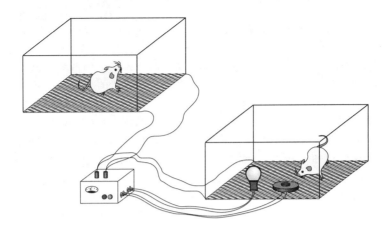

Ryc. 5.2. Uproszczony schemat eksperymentalny do badania stresu. Oba zwierzęta i ich klatki znajdują się w oddzielnych pomieszczeniach (co nie zostało przedstawione na rysunku), tzn. nie widzą się i nie słyszą, w ogóle nie wiedzą o istnieniu drugiego zwierzęcia[5].

z tym reaguje za wolno. U szczura 2 działanie nie ma znaczenia, bolesne doświadczenie spada niczym grom z jasnego nieba.

Eksperyment wyraźnie pokazuje, że nie samo nieprzyjemne doświadczenie wywołuje stres, a poczucie, że jest się wobec niego całkowicie bezbronnym i bezradnym. Jeżeli wiemy, że nie mamy żadnego wpływu, wyzwala to w nas (tak jak u szczura) przewlekły stres. Jesteśmy zestresowani zawsze wtedy, kiedy tracimy kontrolę. Z tego bezpośrednio wypływa też wniosek, że poczucie własnej skuteczności jest najlepszą receptą na stres. Drugą taką receptą – z praktycznego punktu widzenia ważniejszą – jest wspólnota tworzona z innymi ludźmi (więcej na ten temat w rozdziale 12).

Technostres

Cyfrowa technologia informacyjna może wywoływać stres, co opisano już w monografii *Technostress*, która ukazała się w roku osławionym przez Orwella[7]. Jak już wspomniałem, ciągle słyszymy, że dzisiejszy zalew informacyjny[8] fundowany mózgowi przez cyfrowe media jest dla człowieka źródłem stresu. Dokładnie rzecz ujmując, taki stan jest jednak wykluczony, ponieważ mózgu nie da się „zalać" informacjami. Zarówno ilość informacji, jaką jesteśmy w stanie w danej chwili przyswoić, jak i prędkość przyswajania (ilość w czasie) są ograniczone.

Dlaczego więc media cyfrowe nas stresują? I dlaczego mówimy o przeładowaniu czy przeciążeniu? W słowie *zalew* (informacyjny) zawiera się ważne znaczenie: możliwości działania w obliczu zalania są bardzo mocno ograniczone! Powódź towarzyszącą ulewom czy potopom przyjmujemy biernie; woda nas po prostu zalewa. Ale czy właśnie dzięki cyfrowej technologii informacyjnej nie uzyskaliśmy poziomu kontroli, jaki nie był do tej pory możliwy – a więc czegoś, co jest dokładnym przeciwieństwem stresu? Ochrona, woda, pożywienie, ubranie i wiele więcej. Przecież wszystko to mamy pod kontrolą.

Tak, z jednej strony to prawda. Z drugiej jednak zamieniliśmy kontrolę nad niemal wszystkimi aspektami naszego życia na tępe i nieokreślone poczucie braku wpływu oraz na daleko idącą samotność i izolację. Jedno i drugie – samotność i poczucie, że nie jesteśmy już panami naszego losu – jest potęgowane przez cyfrową technologię informacyjną z niespotykaną do tej pory intensywnością, dlatego nie jesteśmy w stanie sięgnąć po doświadczenia, dzięki którym moglibyśmy sobie z tym poradzić.

Dziesięć tysięcy lat temu człowiek zmienił tryb życia na osiadły i zapłacił za niepełnowartościowe pożywienie psującymi się zębami i ograniczonym wzrostem kości; współczesny człowiek w wyniku cyfryzacji życia cierpi na samotność, stany lękowe i stres. Rewolucja przemysłowa zmieniła świat pracy, wpłynęła jednak tylko nieznacznie na nasze zachowania w czasie wolnym. W świecie uprzemysłowionym zapewniła wręcz więcej czasu wolnego i pozwoliła wielu osobom na znalezienie odskoczni od pracy z maszynami i przy nich (patrz ryc. 5.3). Zarówno wtedy, jak i teraz nie mamy wpływu na skutki; zależności są nieprzejrzyste, a niezdolność do płynięcia pod prąd idzie w parze z cierpieniem.

Wkroczenie cyfrowej technologii informacyjnej do wszystkich sfer naszego życia jest przez wiele osób doświadczane jako narastająca utrata samostanowienia. Czują one fundamentalną utratę kontroli. „Panie Spitzer, z tym nie

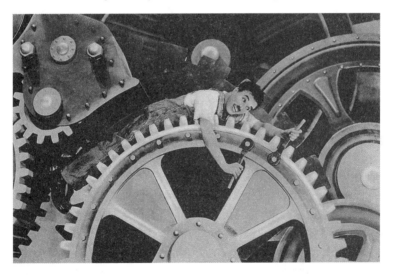

Ryc. 5.3. Człowiek w trybach maszyny – genialny film Charliego Chaplina *Dzisiejsze czasy* z 1936 roku przedstawia tempo naszej pracy w takcie maszyn.

da się nic zrobić" – to zdecydowanie najczęstszy kontrargument, jaki słyszałem w odpowiedzi na moją argumentację w tysiącach, jak mi się wydaje (i chyba tak właśnie jest), dyskusji na temat ryzyka i działań niepożądanych cyfrowych mediów. *I dokładnie to poczucie bezsilności jest problemem!* Dostrzeżenie i konstatacja, że najwyraźniej nie jesteśmy w stanie nic z tym robić, że już nie mamy żadnej kontroli nad cyfrową technologią informacyjną. *Znają cię! Mają cię! Sterują tobą!* – to tytuł niedawno wydanej książki traktującej o tym zjawisku[9]. I już staje się jasne, co ten medialny zalew dla nas oznacza: stres!

Stres ze smartfona

W kontekście stresu powodowanego przez media cyfrowe szczególna rola przypada smartfonowi. Jego ciemną stroną jest „technostres", co wykazano w tajwańskim badaniu, w którym uczestniczyło 325 osób i którego wyniki opublikowano na łamach czasopisma naukowego „Computers in Human Behavior"[10]. Jest to o tyle ważne, że Tajwan należy do państw, których mieszkańcy najintensywniej wykorzystują smartfony. Specjalnie przeszkoleni ankieterzy zapraszali do udziału przechodniów w centrach handlowych, sieciach fastfoodowych, supermarketach, instytucjach kulturalnych, bibliotekach, sklepach, na dworcach autobusowych i kolejowych oraz w kinach. Ankieta trwała od 10 do 15 minut i obok danych demograficznych oraz informacji na temat wykorzystywania smartfonów dotyczyła jeszcze 4 zmiennych niezależnych, które były określane za pomocą kwestionariusza i w odniesieniu do których sformułowano łącznie 9 hipotez:

1. Przekonania dotyczące umiejscowienia kontroli (zewnętrznie lub wewnętrznie).
2. Lęki społeczne (silne lub słabe).
3. Potrzeba dotyku (silna lub słaba).
4. Nastawienie materialistyczne (silne lub słabe).

Oto uzyskane wyniki: wykazano silną zależność między korzystaniem ze smartfona a stresem. Przymusowemu korzystaniu ze smartfona sprzyjają: zewnętrzne umiejscowienie kontroli, orientacja materialistyczna, lęki społeczne i potrzeba dotyku, przy czym wyraźniejsze jest oddziaływanie przekonań na temat umiejscowienia kontroli i materializmu. Ujawniła się również zależność między nałogowym korzystaniem ze smartfona a innymi uzależnieniami od substancji, jak narkotyki, a także obu uwzględnianych nałogów behawioralnych – nadużywania kart kredytowych i uzależnienia od internetu. Wyniki wskazały też na efekt płci użytkowników w odniesieniu do trzech zależności: potrzeba dotyku była u kobiet siniej związana z korzystaniem ze smartfona niż u mężczyzn. To samo dotyczy lęków społecznych. Natomiast u mężczyzn silniejszy był wpływ przekonań o umiejscowieniu kontroli. W zakresie powiązań postawy materialistycznej i korzystania ze smartfonów nie stwierdzono różnic między płciami.

Niedawno amerykańscy naukowcy opublikowali pracę eksperymentalną pt. *Wpływ rozłąki z iPhonem na myślenie, uczucia i funkcje cielesne*[11]. Uwzględniono bezpośrednie pomiary ciśnienia krwi i pulsu, a więc oznaki stresu. Dodatkowo mierzono wydajność umysłową.

Badacze chcieli najpierw ustalić, kto ma iPhona, a kto nie (bez zwracania przy tym uwagi na fakt posiadania urządzenia). Przepytano online 208 studentów dziennikarstwa na temat ich ogólnych przyzwyczajeń w zakresie korzystania z mediów (w tym: czytanie gazet, oglądanie TV, korzystanie z Twittera, Facebooka i Instagramu). Okazało się między innymi, że w grupie 136 studentów, którzy odpowiedzieli na pytania ankiety, 117 było właścicielami iPhona. Z tej grupy (skontaktowano się z nimi e-mailowo) 41 osób (średnia wieku: 21 lat; 30 kobiet) wyraziło zgodę na udział w badaniu, zachęconych możliwością wygrania nagrody. W celu pokazania, co dokładnie mierzono w tym eksperymencie, opiszę go nieco dokładniej.

Uczestnicy byli indywidualnie zapraszani na 20 minut do laboratorium psychologicznego i informowani, że chodzi o „badanie zdolności poszukiwania wyrazów przy jednoczesnym testowaniu nowego przyrządu do pomiaru ciśnienia krwi"[12], który przesyła dane drogą radiową. Zadanie polegające na szukaniu wyrazów składało się z tabeli z 23 wierszami i 23 kolumnami z 529 losowo wybranymi wyrazami, pośród których znajdowały się nazwy 50 stanów USA, które należało zauważyć i zaznaczyć. W drugiej wersji zawarto te same wyrazy w zmienionej kolejności, co umożliwiło ponowne zastosowanie zadania bez istotnego efektu treningu.

Losowo wybrano dla każdego uczestnika kolejność obu warunków eksperymentalnych (wykonywanie zadania z iPhonem lub bez urządzenia): część badanych realizowała najpierw zadanie z urządzeniem, później bez, u części kolejność odwrócono. Oczywiście uczestnicy nie byli o tym informowani. Siedzieli w małym pomieszczeniu przed ekranem komputera i po krótkim okresie na przyzwyczajenie się do sytuacji mierzono ciśnienie krwi. Potem uczestnicy mieli wprowadzić do komputera trochę danych demograficznych, po czym informowano ich, że teraz mają się skoncentrować na teście, który rozdawano w wersji papierowej: im więcej wyrazów (nazw stanów USA) znajdą w ciągu pięciu minut, tym większą będą mieli szansę na wygraną. Po 4 minutach ponownie mierzono ciśnienie i puls (co trwało ok. 45 sek.), a po 5 minutach zabierano test. Następnie uczestnicy mieli jeszcze odpowiedzieć przy komputerze na pytania dotyczące nastroju i poziomu lęku.

Na początku następnej, drugiej rundy informowano uczestników, że ich iPhone zakłóca przesył danych z ciśnieniomierza. Z tego powodu odkładano telefon na regał oddalony od uczestnika o mniej więcej metr, tak żeby urządzenie było zarówno widoczne, jak i słyszalne. W trakcie tego zajścia eksperymentator przestawiał iPhone z trybu wyciszonego na normalne dzwonienie. Ponieważ w iPhonie jest to tak proste (i z uwagi na to, że uczestnicy wcześniej wyciszali telefony, by móc się skoncentrować na zadaniu), badanie przeprowadzano wyłącznie z udziałem posiadaczy iPhonów. Teraz można było przejść do kolejnej fazy badania i rozdania kolejnego zadania na poszukiwanie wyrazów.

Po upływie trzech minut iPhony dzwoniły przez ok. 20 sekund (łącznie 6 razy, numer telefonu był podawany podczas rekrutacji do badania). „Cały scenariusz był z góry zaplanowany w taki sposób, byśmy mogli mieć nadzieję na symulację sytuacji niemożności odebrania telefonu podczas wykonywania zadania umysłowego"[13] – skomentowali badacze swój eksperyment. W celu zapewnienia, że trywialny wzrost pulsu i ciśnienia krwi nie jest wyłącznie reakcją orientacyjną na dzwonek, ale faktyczną reakcją stresową, pomiarów dokonywano dopiero od 4 minuty. Po pięciu minutach zabierano papierowe zadanie i ponownie uczestnicy byli proszeni o udzielenie odpowiedzi na pytania.

W innej grupie cała procedura była taka sama, ale z jednym wyjątkiem – tuż po pierwszym pomiarze ciśnienia krwi i pulsu informowano uczestników o zakłóceniach pomiaru przez iPhone i od razu go odkładano. Po czym telefon dzwonił tak, jak opisano to wcześniej, a przed drugą rundą informowano uczestników, że problem z zakłóceniami sygnałów radiowych udało się rozwiązać i mogą już trzymać iPhony przy sobie, jeżeli tylko je wyciszą, by móc pracować w skupieniu. Jedna z uczestniczek badania podeszła do telefonu, by go odebrać, dlatego jej dane musiały zostać usunięte z analiz, tak więc analizowano informacje zebrane od 40 osób. W obu sytuacjach eksperymentalnych (różniących się kolejnością) ujawnił się wyraźny efekt rozłąki z dzwoniącym iPhonem: lęk, wzrost pulsu i ciśnienia krwi, pogorszenie wyników testu (patrz ryc. 5.4, 5.5).

Wszystko pasuje zarówno do wcześniejszych obserwacji, że pracownicy umysłowi (analitycy, programiści i menedżerowie) są w stanie pracować nad zadaniem przez 3 minuty i średnio po upływie tego jakże krótkiego czasu zmieniają zadanie i są tym samym nieproduktywni[16], oraz do wyników mniejszego badania, w którym iloraz inteligencji mierzony

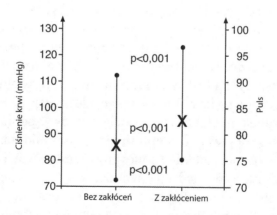

Ryc. 5.4. Ciśnienie krwi (wartość skurczowa: punkt górny; wartość rozkurczowa: punkt dolny) i puls (x) podczas niezakłóconej pracy i minutę po dzwonku odłożonego iPhona. Różnice ciśnienia skurczowego i rozkurczowego oraz pulsu były każdorazowo istotne na poziomie 0,001[14].

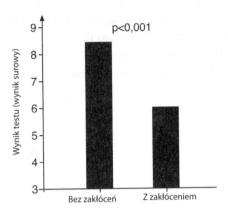

Ryc. 5.5. Istotna różnica (p < 0,001) w zakresie wyniku testu na wynajdywanie wyrazów podczas niezakłóconej pracy i po usłyszeniu dzwonka odłożonego telefonu po upływie trzech piątych czasu pracy[15].

testem inteligencji spadał o 10 punktów, kiedy w trakcie jego wypełniania rozproszono uwagę dźwiękiem komórki czy przychodzącymi e-mailami[17]. Także wyniki nowego badania chińskiej młodzieży wskazały na istnienie wyraźnego związku między korzystaniem z telefonu komórkowego a zakłóconą uwagą (patrz rozdział 9). Autorzy zakładają, że prawidłowości uzyskane w laboratorium przekładają się na prawidłowości występujące w realnym świecie:

„Nasze wyniki pozwalają przypuszczać, że rozłąka z iPhonem może znacząco zakłócić uwagę w trakcie realizowania zadań poznawczych. Być może zjawisko występuje nie tylko podczas rozwiązywania zadań umysłowych, ale we wszystkich obszarach życia, w tym w komunikowaniu się z nieznajomymi, przyjaciółmi, członkami rodziny, współpracownikami i ludźmi pracującymi w opiece (domowej). Niemożność odebrania telefonu może ograniczać uwagę we wszystkich wymienionych interakcjach społecznych"[18].

W kontekście coraz intensywniejszego propagowania uczenia się ze smartfonem autorzy ostrzegają: „Należy dodać, że rozłąka z własnym iPhonem może ograniczać uwagę we wszystkich mediach, co każe postawić pytania o znaczenie SMS-ów podczas uczenia się w placówkach oświatowych"[19].

Stresujący Facebook

Smartfon jest tak bardzo złośliwy w kontekście ryzyka i działań niepożądanych przede wszystkim dlatego, że w połączeniu z konkretnymi zainstalowanymi aplikacjami oferuje mnóstwo funkcji. Przeważnie uznajemy to za zaletę, może się jednak okazać, np. w przypadku korzystania z sieci społecznościowych, że jest to wada. Pokazuje to niedawno opublikowana praca pt. *The dark side of social network sites*[20] (dosł. Ciemna strona portali społecznościowych). W celu zbadania pojawiających się podczas korzystania z Facebooka społecznych i psychologicznych stresorów przeprowadzono z użytkownikami Facebooka wywiady, po czym przeanalizowano ich treść. Uczestnicy bez wyjątku mówili nie tylko o pozytywnych doświadczeniach, ale również o negatywnych przeżyciach związanych z największą na świecie siecią społecznościową:

1. Radzenie sobie z niestosownymi, denerwującymi lub nachalnymi treściami.
2. Bycie „uwiązanym" do Facebooka.
3. Brak prywatności i kontrola.
4. Porównania społeczne i zazdrość.
5. Napięcia w relacjach.

Autorzy zidentyfikowali szereg właściwości lub cech Facebooka przyczyniających się do opisanych problemów: poruszanie się tam nie jest anonimowe, tylko (bardzo) osobiste i dla innych (bardzo) widoczne, węzły w sieci społecznej nazywają się „znajomi" i dostaje się pozytywną lub negatywną osobistą informację zwrotną czy krytykę. Treści są trwałe (bardzo trudno je wykasować) i przez innych często powielane. Ponadto są bardzo łatwo dostępne praktycznie dla każdego, zwłaszcza od kiedy z Facebooka korzysta się głównie przez smartfona.

Ciemne strony tych charakterystyk sięgają od uzależnienia (permanentna potrzeba bycia na „Fejsie" i dostawania „lajków"), rozpraszania i braku koncentracji przez lęk, samotność, depresję i problemy w relacjach aż po otwarte konflikty („Facebook wars" lub „wojny na komentarze") oraz skrajnie przykre nękanie i prześladowanie – cybermobbing i cyberstalking – które jeszcze omówię.

Autorzy na podstawie uzyskanych wyników doszli do wniosku, że ciemne strony Facebooka są powszechnie doświadczane, a jednak niewiele osób wyraźnie to sobie uświadamia. To się musi zmienić, jeżeli chcemy mieć jakąkolwiek szansę na ograniczenie jego negatywnego oddziaływania. Fakt, że 60% dzieci poniżej 10. roku życia korzysta z Facebooka[21], nie nastraja w tym kontekście zbyt optymistycznie.

Cybermobbing i cyberstalking

Nękanie i prześladowanie są zachowaniami aspołecznymi, które istniały zawsze. Wraz ze wzrostem wykorzystania cyfrowej technologii informacyjnej we wszystkich sferach życia dramatycznie jednak przybrały na sile. W sferze tej mówimy o *cybermobbingu* i *cyberstalkingu*. Zjawisko mobbingu już od dawna interesowało system prawny jako „nękanie o znamionach czynu przestępczego". Na policyjnych stronach internetowych[22] pod hasłem „zapobieganie przestępczości" można znaleźć jasne określenie mobbingu i cybermobbingu: „klasyczny mobbing to celowe zachowania agresywne, wyrządzające fizyczną lub psychiczną szkodę drugiemu człowiekowi w dłuższym okresie. Mobbing przeważnie nie jest indywidualnym problemem między sprawcą (sprawcami) a ofiarą i musi być rozpatrywany jako proces, w którym uczestniczy cała klasa czy grupa, której członkowie przyjmują różne role. Przyczyny mobbingu są wielorakie, może się on rozwinąć praktycznie wszędzie, gdzie ludzie żyją, uczą się lub pracują w grupie. Wyzwalacze mobbingu są często banalne...".

W cybermobbingu wszystko to zachodzi w sferze internetu i telefonii mobilnej. „Sprawcy wykorzystują usługi internetowe czy komórkowe do ośmieszania i szykanowania ofiary. Wykorzystywane są e-maile, społeczności online, mikroblogi, czaty, fora dyskusyjne, witryny i tablice, platformy wideo i foto, strony internetowe i inne. Telefony komórkowe używane są jako narzędzie mobbingu do tyranizowania ofiary za pomocą dzwonienia, wysyłania SMS-ów, MMS-ów i e-maili". Smartfon umożliwia wszystko: aparat fotograficzny i kamera, dyktafon i dostęp do internetu oraz wszelkich usług informacyjnych – osiągalnych całodobowo – pozwalają zwłaszcza ludziom młodym, którzy jeszcze nie posiedli wystarczających umiejętności interpersonalnych, na stosowanie wszelkich form nękania innych; w darmowym pakiecie dostają jeszcze anonimowość.

To właśnie ona osłabia hamulce, które powinny powstrzymać mobbing, tymczasem zarówno dzieci, jak i młodzież chętnie dają się wciągać w atakowanie, obrażanie czy ośmieszanie innych. „To przecież była tylko zabawa" – mówi później wielu sprawców, demonstrując w robiący wrażenie sposób, że jeszcze nie wykształciła się u nich empatia, abstrahując już zupełnie od świadomości wyrządzania krzywdy. Coś, co (niewykluczone) rzeczywiście zaczyna się od zabawy, może łatwo eskalować właśnie *dlatego*, że to takie proste i że niezbędna technologia jest zawsze i wszędzie pod ręką. Internet pełni tu funkcję multiplikatora; każdy z nas może doprowadzić do upublicznienia czegoś w stopniu wcześniej niespotykanym: „Tysiące osób mogą śledzić czyny, komentować je i wspierać. Upublicznione teksty, zdjęcia i filmiki są przez ludzi rozpowszechniane i w ten sposób udostępniane coraz większej liczbie osób. Zakres i konsekwencje takiego upubliczniania na szkodę ofiary nie podlegają kontroli i nie sposób tego procesu ogarnąć. Internet niczego nie zapomina, więc nawet usunięte treści mogą się w każdej chwili ponownie pojawić, jest zatem możliwe, że ofiara nawet po zażegnaniu konfliktu ze sprawcą wciąż na nowo będzie konfrontowana z niechcianymi treściami" – komentuje sprawę policja.

Stowarzyszenie Przeciwko Cybermobbingowi przeprowadziło w 2013 roku badanie z udziałem łącznie ponad 10 000 uczniów i uczennic oraz ich rodziców i nauczycieli. Autorzy badania napisali: „Problematyka cybermobbingu staje się w naszym społeczeństwie coraz wyraźniejsza. Internet przyciąga coraz więcej awanturników, mobberów, przestępców seksualnych i ludzi z niecnymi zamiarami. I właśnie nasze dzieci są szczególnie narażone na skutki rozwoju sieci", zwłaszcza mediów społecznościowych, jak Facebook, WhatsApp czy Twitter.

„Ponad jedna czwarta nauczycielek i nauczycieli zgłasza, że ataki cybermobbingu raz w tygodniu są w ich szkole normą" – czytamy w artykule. Ludzie są publicznie lżeni i ośmieszani, upokarzani, a ich dobre imię jest naruszane. Tekstom towarzyszą też obnażające, raniące i zawstydzające obrazki.

„Ponad 90% rodziców uważa, że nowe media zmieniły charakter przemocy wśród młodzieży: anonimowość prowadzi do utraty zahamowań i nasilenia niewłaściwych zachowań, choćby cybermobbingu"[23]. Cyfrowe media umożliwiają więc po pierwsze anonimowość, która jest warunkiem koniecznym, by młodzi ludzie dali się porwać zachowaniom, które wcześniej tłumili ze względu na strach przed społeczną kontrolą. Nękanie, obrażanie, grożenie, pomawianie czy prześladowanie istniały oczywiście dużo wcześniej, jednak dzisiejszy ich zasięg jest nieporównywalny: „Według szacunków rodziców ponad jedna trzecia uczniów i uczennic padła ofiarą cybermobbingu, a 7,3% wskazało na takie doświadczenia u własnego dziecka" – czytamy w opisywanym badaniu. Dane te pasują do wcześniejszych wyników sondaży wskazujących, że 32% respondentów było już ofiarą cybermobbingu.

„Lżenie i obrażanie, plotki i pomówienia są najczęstszymi formami cybermobbingu" – to wniosek w badaniu płynący z wypowiedzi dzieci i młodzieży, a „sieci społecznościowe są główną sceną cybermobbingu"[24].

Młodzi ludzie, którzy padli ofiarą cybermobbingu, mocno cierpią z powodu wrogiego traktowania, wpadają w złość, rozpacz, czują się bezradni i cierpią na bezsenność oraz bóle głowy czy brzucha. Ponadto powodem do zmartwień jest fakt, że mniej więcej jedna piąta (19%) uczniów przyznaje, że sama dopuściła się ataku cybermobbingu. Jako częsty powód, obok wspomnianej już „zabawy", podawana jest nuda. Trudno w to uwierzyć, ale dokładnie tak się dzieje: współczesne technologie umożliwiają młodym ludziom popełnianie przestępstw z nudy!

Do eskalacji problemu przyczynia się też coraz częstsze wykorzystywanie cybermobbingu jako formy obrony: ponad jedna trzecia sprawców sama była ofiarami takiego działania. Szczególnie nieprzyjemne są zmanipulowane zdjęcia zawstydzających zdarzeń, sceny pornograficzne z podmienionymi głowami czy twarzami, które w najgorszym wypadku mogą doprowadzić ofiarę do samobójstwa[25].

Wyniki omawianego badania pokazują, że rodzice są w kropce i problem ich przerasta: „Rozwój mediów wyraźnie utrudnia rodzicielskie oddziaływania wychowawcze i prowadzi do przeciążenia wielu rodziców". Nauczyciele również postrzegają ów rozwój w kategoriach problemu i są w obliczu tych wyraźnych zagrożeń i działań niepożądanych dość sceptyczni wobec korzystania z cyfrowych mediów podczas lekcji: „Ankietowani przez nas nauczyciele w przeważającej liczbie krytycznie patrzą na rozwój mediów. Szkolne zadania nauczycieli są mocno utrudniane przez internet i spółkę"[26]. I tak samo jak rodzice, także nauczyciele czują, że problem ich przerasta.

Według amerykańskiego badania w grupie 265 studentek college'u, w wieku 18–25 lat, 27% było ofiarami cybermobbingu (lub „cyberbullyingu")[27]. W grupie sprawczyń odsetek alkoholizmu i depresji był dość wysoki. Depresja często występowała też u ofiar. Rodzaje nękania były różne, a prześladowanie o charakterze seksualnym najsilniej wiązało się z wystąpieniem depresji – prawdopodobieństwo rosło ponad sześciokrotnie (patrz ryc. 5.6).

Praktyczne konsekwencje wyników tego badania są oczywiste. Autorzy tak to komentują: „Psycholodzy czy lekarze zajmujący się studentkami cierpiącymi na alkoholizm lub depresję powinni pytać o doświadczenia związane z cybermobbingiem, by odnaleźć możliwe stresory, wymagające konkretnego postępowania terapeutycznego"[29].

Pojęcie „stalking" pochodzi z języka angielskiego i oznacza „podchodzić", „śledzić" czy „tropić". Do lat 80. ubiegłego wieku stosowano je wyłącznie w kontekście myślistwa[30]. Cyberstalking dopiero dekadę później został uznany za „czyn przestępczy lat 90."[31], ponieważ wcześniej zjawisko było tak rzadkie, że nie wymagało szczególnej uwagi ze strony prawodawcy i nie wymagało oddzielnych uregulowań. W latach 90. dużo się zmieniło i dziś w wielu państwach stalking jest uznawany za przestępstwo. W Niemczech 31 marca 2007 roku wpisano go do niemieckiego kodeksu karnego, w Austrii stalking jest przestępstwem od 1 lipca 2006 roku, natomiast w Szwajcarii nie jest odrębną kategorią czynów karalnych.

Dziś pojęciem „stalking" określa się działania człowieka, który masywnie i długotrwale wywiera presję psychiczną na inną osobę, a więc na nią czatuje, doprowadza do niechcianych kontaktów lub śledzi. W wypadku stalkingu najczęściej

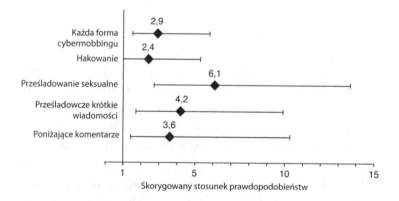

Ryc. 5.6. Prawdopodobieństwo wystąpienia depresji w zależności od poszczególnych form cybermobbingu[28]. Prawdopodobieństwo wynoszące 1 jest przy tym (zgodnie z definicją) normą, wartość mniejsza oznaczałaby efekt ochronny; większa (jak w wypadku wszystkich pokazanych tu form mobbingu) wskazuje na efekty szkodliwe.

istnieje (lub istniał) silny związek między sprawcą a ofiarą (w przeciwieństwie do mobbingu), wyjątkiem są tu osoby publiczne, które padają ofiarami stalkingu ze strony swoich zwolenników czy fanów. Do częstych motywów należą: nieodwzajemniona miłość, zemsta, nienawiść lub urażona duma. Australijscy badacze już 15 lat temu opisali 5 różnych grup sprawców stalkingu: 1) byli partnerzy, krewni lub znajomi, którzy za pomocą stalkingu chcą doprowadzić do zgody; 2) odrzuceni adoratorzy, osoby, których miłość nie jest odwzajemniana; 3) ludzie, którzy chcą się spotkać z daną osobą (ale nie są w niej zakochani); 4) ludzie, którzy po prostu chcą siać strach i grozę; 5) osoby rzeczywiście skłonne do przemocy, chcące wyrządzić swoim ofiarom realną krzywdę[32].

Cyberstalking często prowadzi u ofiar do problemów w obrębie wegetatywnego układu nerwowego, a więc do niepokoju czy lękliwości, bólów głowy, lęku, zaburzeń snu czy kłopotów z żołądkiem. Dochodzi do umysłowego i fizycznego wyczerpania, które z kolei może prowadzić do rozdrażnienia i agresji. Rzadko jednak ofiary się bronią; zdecydowanie częściej wpadają w depresję.

Według przeprowadzonej już jakiś czas temu w USA telefonicznej ankiety z udziałem 16 000 mężczyzn i kobiet (w równych proporcjach) rocznie dochodzi do ponad miliona przypadków stalkingu. Spośród wszystkich kobiet 8% oraz 2% wszystkich mężczyzn przyznaje, że padło ofiarą stalkingu przynajmniej raz w życiu, co wywołało poczucie silnego zagrożenia[33]. Podobne liczby opublikowano w 2006 roku[34], później już tylko rosły[35]. W około 70% przypadków ofiary znają sprawców. Jak można się spodziewać, sprawcy są raczej płci męskiej, a ofiary przeważnie żeńskiej.

W sondażu z udziałem 675 osób w Niemczech[36] i 401 osób w Austrii[37] uzyskano bardzo zbliżone wyniki: w obu krajach około 11% wszystkich respondentów miało już doświadczenia ze stalkingiem w swojej ojczyźnie. W Holandii liczba ta wynosiła 16,5%[38]. Jeżeli uwzględnimy, że stalking może trwać latami[39], to jego znaczenie, i przede wszystkim zagrożenie dla ofiar stają się jaskrawe.

Wnioski

Ostry stres może ratować życie, stres przewlekły natomiast nas zabija. Istotnym wyzwalaczem stresu jest nie tyle obiektywny zakres nieszczęścia, co subiektywne doświadczenie utraty kontroli. Cyfrowa technologia informacyjna wdarła się już do każdej sfery naszego życia i pod wieloma względami nas kontroluje, dlatego jest dla nas przyczyną stresu.

Pojęcie „przeciążenie informacyjne" bardziej obraz zaciemnia, niż go rozjaśnia, ponieważ wcale *nie* chodzi o jakąś wartość graniczną ilości informacji, która przekracza określone maksymalne możliwości naszego mózgu, ale o poczucie, że ta technologia się nam wymyka spod kontroli. Do tego dochodzi jeszcze bezustanny lęk, że coś nas ominie, i obawy, że stracimy dostęp do sieci czy urządzenia, które nam ten dostęp umożliwia. Więcej o tych lękach w kolejnym rozdziale.

Cybermobbing i cyberstalking są przestępstwami! Ogromnie pogarszają jakość życia ofiar, przeważnie ludzi młodych, i w najgorszym wypadku mogą być przyczyną samobójstwa.

6. Cyberlęk

Lęk prowadzi do niepewności. Przejmuje władzę nad naszymi myślami i często towarzyszą mu objawy fizyczne, np. pocenie się, gwałtowne bicie serca (przyspieszenie pulsu), napięcie mięśniowe i ogólne złe samopoczucie, doświadczane często jako „zawroty głowy". Lęk przybiera różne formy i występuje w wielu kombinacjach z innymi objawami. Należy zarówno do najczęstszych medycznych ogólnych objawów, jak i samodzielnych jednostek chorobowych. Około 15% społeczeństwa przynajmniej raz w życiu cierpi na zaburzenie lękowe, przy czym kobiety (ok. 21%) są nim dotknięte częściej niż mężczyźni (ok. 9%). Leki przeciwlękowe należą do najczęściej przepisywanych medykamentów.

Ludzie z pewnością zawsze odczuwali lęk, dlatego określa się go jako element ludzkiej egzystencji. We współczesnym cywilizowanym społeczeństwie lęki nasiliły się jednak tak bardzo, że stało się to powodem do zmartwień. Dlaczego tak się dzieje, wskazałem już w poprzednim rozdziale: pod znaczącą kontrolą technologiczną znajduje się tak wiele zagrożeń naszego istnienia, że teoretycznie powinno się nam powodzić tak dobrze jak nigdy wcześniej. Ale jednej rzeczy już nie kontrolujemy: samej technologii. To ona kontroluje nas, i to pod każdym względem – rano przy wstawaniu, w pracy, w czasie wolnym aż do zaśnięcia. Nasza sfera prywatna jest pod nadzorem technologii cyfrowych podobnie jak światowe przepływy finansowe, energetyczne i informacyjne.

Wiele naszych lęków powstaje w kontekście społecznym. Dlatego kiedy przyglądamy się ryzyku i działaniom niepożądanym towarzyszącym cyfrowej technologii informacyjnej, powinniśmy uwzględniać nie tylko sprzęt (np. smartfony), ale też software, a więc „oferty" i „usługi", o które tak naprawdę chodzi. Szczególna rola przypada tu internetowym sieciom społecznościowym typu Facebook, ponieważ zaspokajają one ludzką potrzebę wspólnoty – lub przynajmniej dają takie złudzenie. W połączeniu z urządzeniami mobilnymi[1] nasza potrzeba wspólnoty może być zaspokajana zawsze i wszędzie: pośród obecnie 1,35 miliarda użytkowników Facebooka (dane ze stycznia 2015 r.) mamy 1,1 miliarda osób korzystających z serwisu mobilnie za pomocą smartfona[2]. Mniej więcej połowa użytkowników Facebooka robi to codziennie. Dlatego ciężko ocenić skutki wykorzystywania poszczególnych składników internetowych serwisów społecznościowych. Pytanie, czy lęk jest wywoływany przez smartfon, internet czy Facebook, jest z założenia pytaniem źle postawionym. A to dlatego, że właśnie połączenie dwóch elementów: hardware'u – małego, przenośnego cyfrowego urządzenia i coraz powszechniejszego oraz wszechdostępnego internetu – z wymyślnym oprogramowaniem do budowania sieci społecznych wyzwala już istniejące lęki społeczne.

Lęki społeczne

Chciałoby się przypuszczać, że internetowe sieci społecznościowe ułatwiają życie, zwłaszcza osobom nieśmiałym. Wydaje się, że ta forma kontaktów społecznych nie jest tak intensywna jak rzeczywiste spotkania, co ułatwia nawiązanie relacji. Facebook mógłby więc stanowić dla ludzi z lękami społecznymi rodzaj „spotkania *light*"[3]. Z drugiej jednak strony można sobie wyobrazić, że Facebook wzmaga lęki społeczne, zwłaszcza u osób szczególnie nimi dotkniętych. Praca o pięknym tytule *Face to Face versus Facebook: czy kontakt ze stronami serwisów społecznościowych prowadzi do nasilenia czy osłabienia fizycznego pobudzenia u ludzi z lękami społecznymi?*[4] została poświęcona właśnie temu zagadnieniu. Najpierw 26 studentek college-'u w wieku od 18 do 20 lat odpowiedziało na pytania o lęki społeczne. Po mniej więcej tygodniu, podczas indywidualnego badania w laboratorium, na lewym palcu wskazującym i serdecznym uczestniczki umieszczano elektrody do pomiaru przewodnictwa skórnego (reakcji skórno-galwanicznej) jako wskaźnika poziomu pobudzenia. Teraz zadanie polegało na zapamiętaniu twarzy kobiety. Uczestniczki przydzielono losowo do dwóch grup eksperymentalnych. W grupie pierwszej (warunek eksperymentalny *face to face*) kobieta, którą należało zapamiętać, wchodziła na 2 minuty do pomieszczenia i siadała naprzeciwko osoby badanej, nie patrząc na nią i nie odzywając się. Uczestniczki również były proszone, żeby nie rozmawiać, tylko po prostu zapamiętać twarz. W drugiej grupie eksperymentalnej (Facebook plus *face to face*) uczestniczki najpierw oglądały przez 2 minuty w sumie 26 zdjęć tej samej kobiety na jej profilu na Facebooku, by zapamiętać jej twarz, następnie, również na 2 minuty, kobieta wchodziła do pomieszczenia (a przebieg kontaktu był identyczny jak w pierwszym warunku eksperymentalnym). Analiza wyników ujawniła, że lęk i pobudzenie podczas rzeczywistego spotkania (*face to face*) były silniejsze, jeśli realny kontakt poprzedzony był kontaktem na Facebooku. Zaobserwowana prawidłowość była wyraźniejsza wśród uczestniczek z silniejszymi lękami społecznymi (patrz ryc. 6.1).

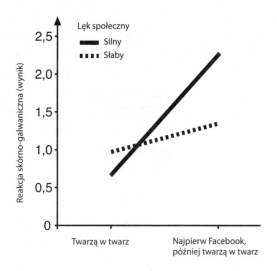

Ryc. 6.1. Poziom pobudzenia osób z silnymi lub słabymi lękami społecznymi w zależności od tego, czy od razu siedziały naprzeciwko nowo poznanej osoby, czy też wcześniej poznały ją na Facebooku i dopiero później spotkały w rzeczywistości. Kontakt na Facebooku przed kontaktem w realu prowadzi u osób cierpiących na lęk społeczny do istotnie silniejszego pobudzenia[6].

Hipoteza, jakoby kontakt na Facebooku poprzedzający ten rzeczywisty osłabiał lęk przed spotkaniem w rzeczywistości, została jednoznacznie odrzucona. Wręcz przeciwnie – wcześniejszy kontakt za pośrednictwem Facebooka nie tylko nie osłabia lęku społecznego, ale go nasila. Autorzy tak o tym piszą: „Możliwe, że Facebook wcale nie jest łagodną formą poznania osoby, która prowadzi do osłabienia lęku podczas późniejszego rzeczywistego spotkania. Tak naprawdę Facebook może działać niekorzystnie, zwłaszcza u ludzi z silniejszymi lękami społecznymi"[5].

Już w 2010 roku została opracowana metaanaliza badań prowadzonych w latach 1998–2008 nad ogólnymi skutkami cyfrowej technologii informacyjnej dla samopoczucia ludzi. Jej wyniki pokazały, że korzystanie z cyfrowych mediów oraz internetu wiąże się z pogorszeniem samopoczucia i wyraźną depresyjnością[7]. Nowsze doniesienia dobitnie to potwierdzają[8]: wyniki badania z udziałem 496 studentów udowodniły, że intensywność korzystania ze smartfona wiąże się z lękiem, a ten z kolei łączy się z brakiem zadowolenia z życia. Ponadto korzystanie ze smartfona negatywnie oddziałuje na osiągnięcia akademickie, co także obniża poziom życiowej satysfakcji.

Wieloletnie badanie podłużne na próbie łącznie 1618 uczniów pozwoliło pokazać dwuipółkrotny wzrost ryzyka pojawienia się depresji u 13–18-letnich osób intensywnie korzystających z internetu[9]. Na przykładzie przedstawionych wyników widać, że niełatwo jest rozpatrywać skutki korzystania ze smartfonów oraz internetu niezależnie. Przypomina to chęć oddzielnego traktowania wpływu szerokości i długości na powierzchnię stołu. Obok smartfona i internetu również sieci społecznościowe (np. Facebook, Twitter czy Whatsapp) odgrywają ważną rolę w rozwoju patologii.

Młodzi ludzie korzystają z internetu przede wszystkim do poruszania się w sieciach społecznościowych. W badaniu z udziałem 82 prawie 20-letnich osób analizowano w związku z tym za pomocą metody próbkowania czasu[10] zależności między korzystaniem z Facebooka a subiektywnym samopoczuciem. W tym celu uczestnicy przez 2 tygodnie dostawali 5 razy dziennie, w losowo wybranych momentach, SMS-y z prośbą o ocenę samopoczucia w danej chwili i zadowolenia z życia w ogóle. Dodatkowo pytano, jak często korzystali oni z Facebooka od ostatniego SMS-a. Ujawnił się bezpośredni negatywny wpływ korzystania z Facebooka na subiektywne samopoczucie po logowaniu (patrz ryc. 6.2). Nie wykazano zależności odwrotnej (tzn. by gorsze samopoczucie prowadziło do częstszego korzystania z Facebooka). Dalsze złożone

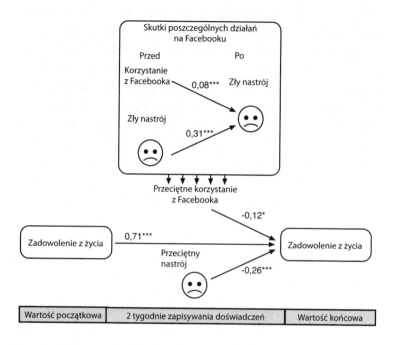

Ryc. 6.2. Korzystanie z Facebooka pogarszało nastrój i ograniczało zadowolenie z życia[12].

analizy danych zebranych za pomocą kwestionariuszy pokazały bardzo wyraźnie, że korzystanie z Facebooka czy internetu prowadzi do pogorszenia samopoczucia.

Internetowe media społecznościowe są mieczem obosiecznym[11], co potwierdza też kolejne badanie. Jego wyniki po pierwsze pokazały, że pośród 515 użytkowników Facebooka (wiek: 18–24 lata, 55% badanych stanowiły kobiety) empatyczne relacje społeczne poprawiały samopoczucie osób zarówno z neurotycznym, jak i ekstrawertycznym rysem osobowości. Częste korzystanie z Facebooka prowadziło jednak w obu grupach do zastępowania rzeczywistych relacji wirtualnymi „znajomymi", którzy nie poprawiali subiektywnego samopoczucia badanych, a wręcz je pogarszali.

Dane pokazują coś jeszcze: przy niewielkiej intensywności korzystania z Facebooka widać wyraźną zależność między ekstrawersją a empatycznymi umiejętnościami społecznymi, które maleją wraz z rosnącą intensywnością użytkowania Facebooka. W przypadku drugiego wymiaru osobowości – neurotyczności – sprawy wyglądają inaczej: tu przy małej intensywności korzystania z Facebooka nie stwierdza się praktycznie żadnych negatywnych skutków neurotyczności dla empatycznych umiejętności społecznych, które jednak wyraźnie pojawiają się wraz z częstszym użytkowaniem tego medium.

Takie wyniki potwierdzają zatem prawidłowości wskazane we wcześniej wspomnianej pracy – Facebook w żadnym razie nie ułatwia relacji społecznych, szczególnie zaś nie sprzyja osobom przeżywającym silny lęk społeczny. Oto komentarz autorów, w którym wyraźnie wskazują oni spójność uzyskanych rezultatów z istniejącymi już badaniami: „Co ciekawe, korzystanie z Facebooka tłumi u osób zarówno ekstrawertycznych, jak i neurotycznych empatyczne umiejętności społeczne. Facebook może być niezłym narzędziem uzupełniającym prawdziwe kontakty twarzą w twarz, jednak intensywne korzystanie z niego zastępuje spotkania w prawdziwym świecie, i w rezultacie ogranicza zdolność okazywania empatii"[13].

Nomofobia – lęk przed rozłąką z telefonem

Cyfrowa technologia informacyjna może nasilać rozmaite formy ludzkich lęków, co widać na przykładzie pewnej odmiany lęku separacyjnego, która jeszcze kilka lat temu nie istniała, a odgrywa dziś znaczącą rolę w życiu wielu osób – lęk przed rozłąką ze swoim smartfonem lub przed niemożnością korzystania z niego[14]. Określenie „lęk separacyjny" jest przy tym bardzo trafne (w pewnym sensie po chwilowym zastanowieniu), bo nie chodzi przecież o pozbawienie możliwości korzystania z jakiegoś urządzenia technicznego, ale o odcięcie od umożliwionych przez technologię kontaktów społecznych – a więc o *separację* – w dosłownym, psychologicznym znaczeniu omawianego terminu.

Na lęk towarzyszący niemożności skorzystania z telefonu komórkowego po raz pierwszy w 2008 roku zwrócił uwagę brytyjski badacz opinii publicznej Steward Fox-Mills. Dziś doczekaliśmy się już nowego określenia tego zjawiska: *nomofobia* – od połączenia: *no mobile phone* i *phobia*. Sondaż przeprowadzony wówczas wśród ponad 2163 Brytyjczyków ujawnił, że 53% z nich czuje lęk, kiedy rozładowuje się bateria lub wyczerpują się środki na karcie SIM, znika zasięg bądź w przypadku zgubienia telefonu[15].

Takie lęki sprawiają, że co druga osoba nigdy nie wyłącza swojego telefonu. Według doniesienia opublikowanego w „Psychology Today" 18 września 2014 roku zjawisko to bardzo się nasiliło zwłaszcza w USA[16]: dwie trzecie użytkowników śpi ze swoim smartfonem lub kładzie go obok (żeby niczego nie przegapić), jedna trzecia odbiera telefon podczas sytuacji intymnych, jedna piąta woli wyjść z domu bez butów niż bez telefonu, a ponad połowa po prostu nie jest w stanie go wyłączyć – a więc nie daje rady się z nim „rozstać".

W czasopiśmie specjalistycznym „Computers in Human Behavior" brazylijska grupa robocza opisała przypadek 30-letniego pacjenta z nomofobią, która wykształciła się prawdopodobnie na podstawie fobii społecznej i została pokonania dzięki połączeniu psycho- i farmakoterapii[17]. Badanie przeprowadzone w Indiach z udziałem 200 studentów i studentek (92% stanowiły kobiety) dotyczące nomofobii już w roku 2010 ujawniło jej występowanie u 18,5% tej populacji[18]. W Stanach Zjednoczonych według cytowanego wcześniej sondażu z 2014 roku dwie trzecie wszystkich użytkowników telefonów komórkowych (66%) ujawniło objawy nomofobii[19]. Rozłąkę ze smartfonem (w porównaniu z rozłąką z rodzicami czy partnerem) można dość łatwo badać eksperymentalnie, istnieją już stosowne badania.

I tak oto w badaniu eksperymentalnym z losowym doborem do grup, przeprowadzonym z udziałem 163 osób studiujących (średnia wieku: 24,4 roku; 80 kobiet), za pomocą powszechnie stosowanej skali lęku-stanu [w psychologii rozróżnia się lęk-stan (lęk doświadczany w danym momencie, związany z konkretną sytuacją) i lęk-cechę (uwarunkowaną osobowościowo skłonność do odczuwania lęku). W badaniu zastosowano kwestionariusz STAI (State Trait Anxiety Inventory) autorstwa Ch. Spielbergera, dostępny również w wersji polskojęzycznej – przyp. tłum.] określano poziom lęku po nieoczekiwanym rozdzieleniu ze smartfonem[20]. Badanie odbyło się w dużej sali wykładowej, pozbawionej okien i zegarów. Uczestników przydzielono losowo do dwóch grup. W jednej (n = 79) zabierano smartfony (uczestnicy badania dostawali kwitek, by mogli później odebrać urządzenie), następnie rozdawano materiały do samodzielnej pracy. W drugiej grupie można było zachować smartfony pod warunkiem ich wyciszenia i schowania, by nie rozpraszały uczestników badania. Później rozdawano materiały do samodzielnego opracowania. Wcześniej wszystkim powiedziano, że badanie dotyczy lęku podczas pracy i w związku z tym łącznie trzykrotnie, co 20 minut, badano poziom lęku w danej chwili (lęk-stan). Okazało się, że w obu warunkach eksperymentalnych (smartfon zabrany lub schowany) poziom lęku z czasem narastał (patrz ryc. 6.3).

Wzrost poziomu lęku u jednostki zależał od tego, jak intensywnie na co dzień korzysta ona ze smartfona. Gdy podzielono badanych na 3 grupy ze względu na intensywność użytkowania telefonu – intensywnie, średnio, w niewielkim zakresie – w ostatniej grupie nie zaobserwowano wzrostu poziomu lęku, w dwóch pozostałych wzrost był istotny statystycznie (patrz ryc. 6.4).

Grupa posiadaczy smartfonów z umiarkowanym poziomem korzystania z tych urządzeń jest interesująca; wzrost nasilenia lęku (patrz ryc. 6.5) zależał u nich od tego, czy smartfon im zabierano (lęk się nasilał), czy też sami go odkładali (nie obserwowano wzrostu poziomu lęku).

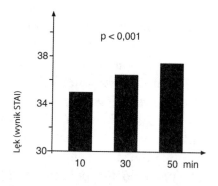

Ryc. 6.3. Poziom lęku podczas samodzielnej pracy bez smartfona w ciągu 50 minut: poziom ten podnosił się bardzo istotnie wraz z upływem czasu spędzanego bez smartfona[21].

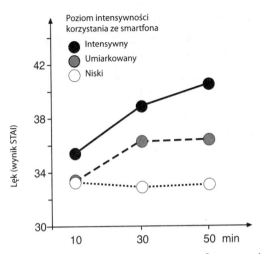

Ryc. 6.4. Poziom lęku podczas samodzielnej pracy bez smartfona w ciągu 50 minut w zależności od poziomu intensywności korzystania z tego urządzenia: im intensywniejsze korzystanie, tym silniejszy lęk w razie konieczności poradzenia sobie bez telefonu (interakcja między korzystaniem a wzrostem poziomu lęku jest istotna statystycznie)[22].

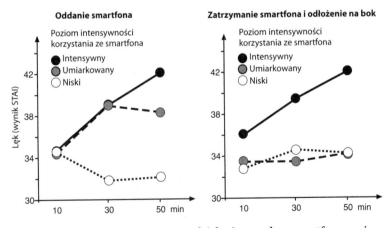

Ryc. 6.5. Poziom lęku podczas samodzielnej pracy bez smartfona w ciągu 50 minut w zależności od poziomu intensywności korzystania z tego urządzenia i rodzaju „rozłąki" (zabranie versus zatrzymanie i odłożenie urządzenia na bok)[24]. Użytkownicy korzystający ze smartfona ze średnią intensywnością (szare punkty) wykazywali oznaki nasilonego lęku jedynie wtedy, kiedy zabierano im urządzenie.

A zatem jeżeli ktoś w niewielkim stopniu korzysta ze smartfona, to brak tego urządzenia nie wzbudza lęku. Przy średnim poziomie użytkowania, jeżeli telefon zostanie zabrany, lęk rośnie, jednak tylko do pewnego stopnia. Przy intensywnym korzystaniu widać wyraźną zależność od smartfona; już samo odłożenie go nasila lęk – zatem to, co z oczu, *wcale nie znika* z serca, na co wskazują autorzy już w tytule swojego opracowania[23]. Pojęcie „lęk separacyjny" nabiera w epoce cyfrowej nowego znaczenia.

FoMO

Lęk, że coś nas ominie, także w krajach niemieckojęzycznych[25] nazywany jest już FoMO (ang. *fear of missing out*) [pojęcie FoMO pojawia się także w literaturze polskojęzycznej – przyp. tłum.]. Zjawisko to nie jest nowe, ludziom od zawsze towarzyszyło poczucie, że gdzieś ich nie ma i w związku z tym coś przemknie im koło nosa. Odkąd jednak istnieją sieci społecznościowe, w których nieustannie miliony ludzi coś robią i o tym donoszą, ów lęk bardzo się nasila. Dwaj amerykańscy naukowcy, którzy zbadali 1270 dorosłych i 110 nastolatków, tak opisują ten trend: „Dziś znacznie bardziej niż kiedykolwiek wcześniej jesteśmy świadomi działań innych i czujemy coraz większą niepewność odnośnie do tego, czy nasze poczynania i miejsce pobytu są aby najlepszym wyborem – i ta niepewność może nam towarzyszyć w dłuższych okresach życia. [...] Zawsze baliśmy się coś przegapić, ale wraz z pojawieniem się lokalnych mediów społecznościowych, działających w czasie rzeczywistym, ów lęk eskaluje"[26]. Naukowcom udało się udowodnić, że zjawisko dotyka m.in. ludzi młodszych w większym stopniu niż starszych, mężczyzn bardziej niż kobiety, a także niezadowolonych, nękanych wątpliwościami co do własnej wartości bardziej niż zadowolonych i pewnych siebie. Wyjaśnienia tego, że bardziej cierpią ludzie młodzi i częściej są to mężczyźni niż kobiety, można szukać w ewolucji – u osób młodszych popęd seksualny jest silniejszy niż u starszych, a mężczyźni, którzy niemal obsesyjne nie chcą stracić żadnej „okazji", dorabiają się liczniejszego potomstwa. Maksymalna możliwa liczba potomstwa u kobiet jest znacząco mniejsza niż u mężczyzn, ponadto liczba ta u kobiet w mniejszym stopniu jest uzależniona od okazji lub ich braku niż od materialnych i społecznych zasobów, które ma ona do dyspozycji. Sukces reprodukcyjny kobiet nie zależy więc od tego, czy jakaś „okazja" je ominie, czy nie.

Kolejna ankieta internetowa zlecona przez *MyLife.com* i przeprowadzona przez *Harris Interactive* na próbie 2084 dorosłych Amerykanów pokazała, że 56% użytkowników mediów społecznościowych typu Facebook wykazuje objawy FoMO[27]. Ponad jedna czwarta (27%) użytkowników odwiedza Facebooka bezpośrednio po przebudzeniu, a więcej niż połowa (52%) podaje, że w najbliższym czasie planuje zrobić sobie „wolne" od mediów społecznościowych. Wcale niemała grupa (42% wszystkich użytkowników) korzysta z różnych sieci społecznościowych, zwłaszcza są to osoby młodsze (61% osób 18–34-letnich). Trzy procent ankietowanych chętniej zrezygnowałoby z seksu niż z sieci społecznościowych (ciężko to zrozumieć w obliczu przytoczonej perspektywy ewolucyjnej, jednak taki stan rzeczy wyraźnie wskazuje na element uzależnienia). Uwzględniając płynącą z amerykańskiego badania korelację intensywnego korzystania ze smartfonów (i Facebooka) ze wzmożoną impulsywnością i silniejszą postawą materialistyczną[28], możemy zauważyć, że wyniki wpisują się w bardzo niekorzystny ogólny obraz aspołecznych konsekwencji korzystania z sieci społecznościowych. Ten lęk, że coś przegapimy, stał się częścią naszego życia – jest elementem „głównego nurtu", co widać m.in. po tym, jak wykorzystywany jest w reklamie[29]. Zainicjowana w roku 2009 kampania producenta wódki marki Smirnoff z hasłem *Be there* (Bądź tam) pokazuje imprezy w opuszczonych tunelach metra, o których później bardzo głośno mówi się w mediach – jest to ewidentne nawiązanie do usilnego dążenia, by nie ominęło nas coś fantastycznego. Podobnie działa kampania reklamowa browaru Heineken: *Sunrise belongs to moderate drinkers* (Wschód słońca należy do pijących w sposób umiarkowany; początek kampanii w 2011 roku), promująca odpowiedzialną, umiarkowaną konsumpcję alkoholu za pomocą wzbudzania lęku, że coś może nam umknąć (a nie poprzez przedstawienie argumentów dotyczących niekorzystnych zdrowotnych skutków nadmiernego picia). Kto pije za dużo, ten przegapi poranek z piękną dziewczyną: „Kampania Heinekena *Wschód słońca* wspiera odpowiedzialne zachowania, pokazując, że noc oferuje więcej osobom pijącym alkohol w sposób odpowiedzialny. Na filmie mężczyzna pije wodę zamiast piwa. Pozostaje trzeźwy, ludzie wokół niego piją za dużo i zasypiają. Na zakończenie historii to on zdobywa dziewczynę" – w taki sposób na stronie internetowej poświęconej marketingowi streszczono kampanię i spot[30] (Sustainable Brands, 2011), wskazując, że kampania trafiła do milionów osób[31].

Także Apple za pomocą aplikacji Facetime odwołuje się do lęków oddalonych od siebie członków rodziny, że ominie ich rozwój własnego wnuka, natomiast Duracell reklamuje swoją ładowarkę do telefonów komórkowych sloganem *Stay in charge* [gra słów – *to charge* oznacza „ładować", natomiast *be in charge* – „ponosić odpowiedzialność",

„dowodzić" – przyp. tłum.], łączącym treści związane z „byciem odpowiedzialnym" i „nieustannie naładowanym" w sposób tak jasny i zwięzły, jak potrafią to jedynie tekściarze agencji reklamowych[32]. Również media podchwyciły *Zeitgeist*, co widać w kampanii AT&T dotyczącej szybkiego internetu *Don't be left behind* (Nie zostań w tyle) i nagłówku w „Zeit": *Anschluss verpasst* (Utracony kontakt), reklamującym to samo bez straszenia i ujawnienia, że chodzi o reklamę.

Realność lęków, że coś nas ominie, wyraźnie pokazują doświadczenia tych, którzy (np. podczas studenckich seminariów samopoznania) wymagają od studentów okresu (np. tygodniowego) dobrowolnego odstawienia telefonu komórkowego (więcej na ten temat w rozdziale 13). Coś, co jeszcze 10 lat temu nie stanowiło najmniejszego problemu, dzisiaj w zasadzie się nie udaje. Pokazały to również wyniki austriackiego badania 64 studentów w wieku 19–28 lat (w tym 30 kobiet). Badani mieli przez 15 dni (360 godzin) zrezygnować z telewizji, internetu i korzystania z własnej komórki[33]. Udało się to tylko jednej osobie! Rycina 6.6 jasno

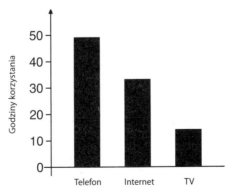

Ryc. 6.6. Rezygnacja z mediów jest trudna. Wykres przedstawia liczbę godzin, którą badani poświęcili średnio na wybrane medium mimo zalecenia, by się od tego powstrzymali na 15 dni (360 godzin)[34].

pokazuje, że najłatwiej zrezygnować z telewizji, najtrudniej zaś z telefonu.

Lęk przed tym, że coś nas ominie, jest zatem całkowicie realny. O co dokładnie chodzi? *Fomotycy* (nowe słowo na określenie osób z *FoMO*, analogicznie do „neurotyków") obawiają się nieustannie, że podejmowane przez nich decyzje życiowe są błędne i z powodu intensywnego zastanawiania się, co powinni zrobić, najlepsze doświadczenia rzeczywiście ich omijają. Najbardziej charakterystyczne objawy to nieustanny wewnętrzny niepokój, gnanie z imprezy na imprezę, nieprzerwane spoglądanie na zegarek i obawa, że gdzieś teraz dzieje się coś bez nas, połączone z utratą zdolności czerpania przyjemności z tego, co się robi, i wydarzeń wokół. Nie należy tego bagatelizować, ponieważ dalsze skutki obejmują problemy z koncentracją podczas nauki czy pracy w związku z nieustannym rozpraszaniem się i przerwami, a także zagrożenie w ruchu ulicznym. Zjawiska te nie tylko zostały już opisane[35], ale również dowiedzione empirycznie.

Dwa lata temu opracowano pierwszy kwestionariusz do badania lęku, że coś się przegapi – *Fear of Missing Out Scale* (*FoMOs*), na międzynarodowej próbie 1013 osób w wieku od 18 do 62 lat (średnia wieku: 28,5 roku; 341 kobiet)[36]. Podane w tabeli obawy należy ocenić zgodnie ze skalą od 1 („wcale mnie nie dotyczy") do 5 („zdecydowanie mnie dotyczy").

Naukowcy za pomocą kwestionariusza przebadali reprezentatywną próbę mieszkańców Wielkiej Brytanii, w sumie 2079 dorosłych w wieku 20–65 lat (średnia wieku: 43,2 roku; 1039 kobiet). Równocześnie zebrano dane na temat intensywności korzystania z mediów społecznościowych oraz szereg innych demograficznych i psychologicznych charakterystyk dotyczących zaspokajania potrzeb, zadowolenia z życia i nastroju. Wyniki wpisują się w znany już

Tabela 6.1. Kwestionariusz lęku, że coś zostanie przegapione (FoMO)

1	Obawiam się, że inni zdobywają wartościowsze doświadczenia ode mnie
2	Obawiam się, że moi znajomi mają więcej wartościowych doświadczeń niż ja
3	Odczuwam niepokój, kiedy dowiaduję się, że moi znajomi dobrze się bawią beze mnie
4	Kiedy nie wiem, jakie plany mają moi znajomi, jestem pełen obaw
5	Ważne jest, żebym rozumiał żarty moich znajomych
6	Czasami zastanawiam się, czy nie poświęcam zbyt wiele czasu na dowiadywanie się, co się akurat dzieje
7	Denerwuję się, kiedy przegapię okazję spotkania się ze znajomymi
8	Kiedy akurat jestem w dobrym nastroju, jest dla mnie ważne, żeby szczegółowo opowiedzieć o tym online (np. zaktualizować mój profil)
9	Kiedy przegapię zaplanowane spotkanie, czuję irytację
10	Także na urlopie bacznie przyglądam się temu, co robią moi znajomi

obraz: młodsi mężczyźni częściej doświadczają lęku, że coś ich ominie. Osoby starsze łącznie poświęcają mniej czasu tzw. mediom społecznościowym i są bardziej zadowolone zarówno w kontekście zaspokajania swoich potrzeb, jak i ze swojego życia w ogóle.

Ważne są także wyniki ukazujące się po uwzględnieniu wieku i płci osób badanych: lęk, że coś zostanie przegapione, wiąże się z intensywniejszym korzystaniem z mediów społecznościowych, gorszym nastrojem i obniżonym zadowoleniem z życia. Ponadto negatywny wpływ korzystania z mediów społecznościowych na nastrój i zadowolenie zachodzi za pośrednictwem lęku przed przegapieniem czegoś istotnego.

W trzecim badaniu, w którym udział wzięło 87 pierwszorocznych studentów college'u (średnia wieku: 20 lat; 67 kobiet), analizowano skutki lęku, że coś nas ominie, dla życia codziennego. Ponownie stwierdzono zależności między intensywnością korzystania z mediów społecznościowych a stanami lękowymi. Lęk przegapienia czegoś sprawia, że z mediów społecznościowych korzysta się bezpośrednio po wstaniu z łóżka albo tuż przed położeniem się, a także podczas posiłków. To zaś wiąże się zarówno z pozytywnymi, jak i negatywnymi emocjami – typowe „mieszane uczucia"[37].

Wiedza, że lęk przed niewykorzystaniem szansy wiąże się z rozpraszaniem uwagi zarówno podczas uczenia się (korzystanie z Facebooka podczas wykładów), jak i prowadzenia samochodu (telefonowanie, pisanie i czytanie SMS-ów oraz e-maili) ma niezwykle praktyczny wymiar. Według danych krajowego urzędu ds. bezpieczeństwa ruchu drogowego w USA (NHTSA) aż 12% wszystkich śmiertelnych ofiar wypadków wynikających z nieuwagi było spowodowanych używaniem smartfonów (patrz tab. 6.2). Poza 415 zabitymi w wypadkach z powodu korzystania ze smartfonów w tym samym okresie należy doliczyć jeszcze około 28 000 rannych[38].

Zarysowałem diagnozę i niepożądane skutki nowego zaburzenia – FoMO. Terapia składa się przede wszystkim z dostrzeżenia szkodliwych skutków mediów społecznościowych, panowania nad sobą i konsekwentnej rezygnacji z tej formy spędzania czasu. *I am not yet ready for that!* (Jeszcze nie jestem na to gotowy!), to częste zdanie wypowiadane przez osoby z FoMO. Dla wielu osób całkowite wyłączenie smartfona – choćby na godzinę tygodniowo – jest nie lada wyzwaniem[40].

Tabela 6.2. Śmiertelne wypadki samochodowe, kierowcy i ofiary śmiertelne w USA w roku 2012[39]

Wypadki	Uczestniczący kierowcy	Zabici
Łącznie 30 800	45 337	33 561
Z powodu rozproszenia uwagi 3050 (10% wszystkich wypadków)	3119 (7% wszystkich kierowców)	3328 (10% wszystkich zabitych)
Korzystanie z telefonu komórkowego 378 (12% wszystkich wypadków wynikających z nieuwagi)	394 (13% wszystkich nieuważnych kierowców)	415 (12% wszystkich ofiar śmiertelnych w wypadkach z powodu nieuwagi)

Empatia *versus* lęk

Ludzie z lękami społecznymi wycofują się, nie kontaktują się z innymi ze strachu, że zostaną odtrąceni lub ośmieszeni. Obawy prowadzą do unikania kontaktów i w rezultacie do coraz rzadszych okazji do zbierania doświadczeń społecznych i znajdowania nowych znajomych. Im samotniejsi stają się ci ludzie, tym bardziej zamierają ich zdolności społeczne i tym większe występuje ryzyko pogłębiania się samotności. Nasilenie lęku, samotności i stopniowo pojawiające się zanik poczucia własnej wartości i depresja to częste konsekwencje.

Myśli ludzi przepełnionych lękiem krążą wokół własnej osoby i samopoczucia. „Potrzebuję więcej czasu dla siebie" – to częste wypowiedzi. Najwyraźniej osoby te nie zdają sobie sprawy, że czas spędzany we własnym towarzystwie niekoniecznie je uszczęśliwia[41]. Otaczający ludzie są z zasady traktowani jak zagrożenie.

Tu pomoże tylko empatia! Ktoś, kto potrafi wczuć się w drugiego człowieka, nie odbiera go ani jako źródła niepewności, ani zagrożenia. Empatia jest odwrotnością zwracania się ku sobie, roztrząsania własnych problemów, lęków i nastrojów. Człowiek empatyczny ma łatwość kierowania się ku innym, ponieważ dzieli z nimi wiele przeżyć, nie są mu oni obcy i ich rozumie.

Rozpoznawanie oraz rozumienie myśli i uczuć drugiego człowieka jest – podobnie jak chodzenie czy mówienie – umiejętnością, o której rzadko myślimy. Po prostu to umiemy! Nieliczni spośród nas zdają sobie sprawę z poziomu skomplikowania tego zjawiska. Nasza mimika, gesty, sposób chodzenia i cała postawa ciała wyrażają nasze aktualne samopoczucie. Można wykazać eksperymentalnie, że bardzo szybko przetwarzamy stosowne sygnały bez konieczności świadomego myślenia. Jeśli ktoś idzie pobiegać do lasu, też przecież nie zastanawia się w każdej chwili nad ustawieniem stóp podczas przeskakiwania kamieni i korzeni, tylko automatycznie radzi sobie z nierównościami podłoża. A kto podczas mówienia myśli o gramatyce?

A przecież wszyscy musieliśmy włożyć wiele wysiłku w opanowanie chodzenia, mówienia oraz empatycznego kontaktu z innymi! Gdy uczymy się chodzić, każdy krok to osobna próba ustania na nogach; trzeba wypróbować, które mięśnie, kiedy i jak mocno napiąć, żeby się nie przewrócić. Wszyscy nauczyliśmy się tego podczas wielu prób i upadków. Nie zapamiętaliśmy przy tym pojedynczych wywrotek, lecz coś o wiele ważniejszego: jak ogólnie i w każdej sytuacji ustać na dwóch nogach.

Żeby prawidłowo mówić, uczymy się nie tylko tysięcy słów, ale także mnóstwa zasad, jak te słowa stosować. Na przykład warto pamiętać, by policjanta drogówki nie rozjeżdżać (niem. *umzufahren*), a objeżdżać (*zu umfahren*), ponieważ w gramatyce niemieckiej „um-", w zależności od akcentowania, występuje jako prefiks właściwy lub wtórny. Może być stosowany tak jak prefiksy właściwe „ver-", „be-", „ent-", „er-" i „zer-", a wtedy jest nierozerwalnie połączony z czasownikiem (tak udało się problem obejść – „das Problem wurde *umgangen*"). Jeżeli jednak zaakcentujemy „um-", musimy z prefiksem postąpić inaczej („anders *umgehen*"): teraz trzeba zmienić sposób myślenia (*umdenken*) i, choć to niedozwolone, policjanta rozjechać (*umfahren*). Wydaje się nieprawdopodobne, ale mnóstwo podobnie skomplikowanych zasad języka ojczystego każdy z nas opanował na długo przed rozpoczęciem nauki w szkole, tak samo jak nauczyliśmy się chodzić: umiemy, choć nie znamy leżących u podstaw zasad.

Wiele opanowanych umiejętności stosujemy nieświadomie, dlatego przejawiamy skłonność do pomijania procesu uczenia się lub przypisywania mu tylko niewielkiego znaczenia. Wszak wszystko dzieje się „automatycznie". Ten pogląd jest jednak błędny: w sytuacji, w której młody człowiek nie ma możliwości korzystania z nóg, nie nauczy się chodzić. Jeżeli z młodym człowiekiem się nie rozmawia, to nie ma on szansy na opanowanie mowy. Nie inaczej jest w przypadku empatii: musimy się nauczyć, co mimika i gesty mówią o wnętrzu człowieka, by móc się w niego wczuć i zobaczyć świat jego oczami. Żeby tak się stało, musimy dbać o relacje z innymi.

Języka ojczystego nie uczymy się poprzez czytanie książek! To medium nie nadaje się do nauki języka i trzeba już umieć mówić, żeby nauczyć się czytać i w ogóle wiedzieć, co zrobić z książką, która wpadła nam w ręce. Ktoś, kto umie czytać, jest w stanie porozumiewać się za pomocą pisma i – jeżeli takie będzie jego życzenie – całkowicie zrezygnować z mowy. Wydaje się to trywialne i zrozumiałe. Najpierw uczymy się mówić, potem opanowujemy komunikację za pomocą pisma, i wtedy ewentualnie można z mowy zrezygnować. Nikomu nie przyszłoby jednak do głowy, by do dziecięcego wózka włożyć dzieła Goethego w przekonaniu, że to właśnie najlepsza rzecz na świecie dla rozwoju językowego niemowlaka! Dziś już wiemy, że także takie media, jak telewizja czy DVD, nie wspierają rozwoju mowy u dzieci[42].

W kontekście społecznych procesów uczenia się nasze zachowanie przypomina jednak rezygnację z mówienia podczas opanowywania mowy – według wyników pewnego amerykańskiego badania dziewczynki w wieku 8–12 lat każdego dnia spotykają się z koleżankami przez 2 godziny, natomiast przez 7 godzin dziennie korzystają z Facebooka. Za pomocą tej sieci społecznościowej osoby dorosłe mogą pielęgnować swoje kontakty z innymi i tymi relacjami zarządzać, ale w ten sposób nie można nauczyć się prawdziwych społecznych zachowań. Komunikując się za pośrednictwem ekranu i klawiatury, nie uczymy się rozkodowywania przekazu emocjonalnego z mimiki, gestów czy melodii wypowiedzi, wczuwania się w rozmówcę. Krótko mówiąc – nie uczymy się empatycznego zaangażowania w relację z drugim człowiekiem. Media – mikrofony, kamery, głośniki, ekrany – mogą służyć do podtrzymywania kontaktów społecznych; mogą je też (przynajmniej częściowo) zastąpić, ale dopiero – i wyłącznie dopiero – po tym, kiedy już opanowaliśmy sztukę zachowań społecznych wobec innych ludzi! Media nie nadają się jako całkowite i jedyne źródło nauki zachowań społecznych. Niezbędne są w tym przypadku prawdziwe kontakty z ludźmi. Potwierdzają to wyniki dwóch największych badań podłużnych nad rozwojem ludzi, które do tej pory zostały na ten temat przeprowadzone. Okazuje się, że korzystanie z elektronicznych mediów wizualnych przez dzieci i młodzież w dłuższej perspektywie w sposób istotny i negatywny koreluje z empatią wobec rodziców i znajomych[43]. Z tego właśnie powodu tak dziś powszechne korzystanie z Facebooka przez dzieci, już nawet sześcioletnie[44], jest potwornie szkodliwe dla rozwoju zdolności empatycznych.

Facebook jako pomoc w sytuacjach klęsk i katastrof

Czy przedstawiona w tym rozdziale perspektywa nie jest zbyt pesymistyczna? Czy nie istnieją jakieś pozytywne aspekty mediów społecznościowych? Ależ oczywiście! Dorośli mogą wykorzystywać je bardzo rozsądnie do pielęgnowania kontaktów, zwłaszcza w sytuacjach kryzysowych. Przyjrzyjmy się kilku badaniom ukazującym pozytywne strony mediów społecznościowych.

W 2010 roku, dwa dni po katastrofalnym trzęsieniu ziemi na Haiti, Amerykański Czerwony Krzyż dzięki SMS-om darczyńców dostał ponad 5 milionów dolarów. Bezpośrednio po trzęsieniu społeczność międzynarodowa dowiedziała się o zdarzeniu przede wszystkim za pośrednictwem mediów internetowych jak *MySpace* czy *Facebook*. „Ludzie dotknięci kataklizmem czują się silniejsi, jeżeli mogą pokonać swoją bezradność dzięki kontroli, godności oraz osobistej i zbiorowej odpowiedzialności" – w ten sposób dwaj amerykańscy naukowcy skomentowali pozytywne efekty internetowych mediów społecznościowych po katastrofach[45]. Jeżeli jednak, właśnie w sytuacjach ogromnych kataklizmów, informacje rozpowszechniane są przez każdego bez jakiejkolwiek kontroli, sprzyja to rozprzestrzenianiu się plotek, naruszaniu prywatności i działaniom przestępczym.

Najbardziej chyba spektakularne badanie przeprowadzono z udziałem 890 osób, które przeżyły trzęsienie ziemi, do którego doszło wczesnym rankiem 6 kwietnia 2009 roku w L'Aquili, stolicy włoskiego regionu Abruzja[46]. Trzęsienie o sile 6,3 w skali Richtera kosztowało życie 308 osób, liczba ciężko rannych przekroczyła 2000. Była to jedna z największych katastrof naturalnych we Włoszech po trzęsieniu, które nawiedziło Friulię 6 maja 1976 roku. Dach nad głową straciło 55 000 spośród 70 000 mieszkańców L'Aquili; rząd włoski określił straty na ponad 10 miliardów euro. Trzy lata po katastrofie ledwie połowa ludzi wróciła do swoich domów. Piętnaście tysięcy osób nadal żyło w prowizorce, reszta rozproszyła się po okolicy w promieniu 15 kilometrów. „Rozpad osobistych, rodzinnych, zawodowych i przyjacielskich relacji doprowadził do zniszczenia społecznej struktury miasta" – tak autorzy badania opisali sytuację[47], w której codziennie wielu ludzi sięgało po media społecznościowe, by podtrzymywać dawne sąsiedzkie kontakty i budować nowe relacje.

W 2013 roku autorzy przebadali mniej więcej 3% mieszkańców L'Aquili w wieku 25–54 lat (wtedy w tym przedziale wiekowym było niecałe 30 000 mieszkańców). Wybór właśnie tej grupy wiekowej był celowy, ponieważ są to osoby aktywne życiowo, często troszczące się o młodszych lub starszych, i można założyć, że korzystają one z mediów społecznościowych w sposób umiarkowany (badacze zamierzali porównać użytkowników i osoby nieużywające tego rodzaju mediów). Wśród osób poniżej 25. roku życia szanse na znalezienie kogoś, kto nie korzysta z mediów społecznościowych, są nikłe, natomiast w grupie osób starszych niż 54-latkowie obawiano się problemu odwrotnego.

Z wyłonionych początkowo w sposób losowy 890 osób w dalszym badaniu brało udział 806 (383 kobiety, 423 mężczyzn). Za pomocą wystandaryzowanego wywiadu określano występowanie depresji („nieprawdopodobne" *versus* „prawdopodobne") oraz zespół stresu pourazowego (ang. *post traumatic stress disorder* – PTSD, „nieprawdopodobne" *versus* „średnio lub silnie wykształcone"), a także sposób korzystania z Facebooka. Jeżeli w ciągu minionych dwóch lat dana osoba poświęcała na to ponad godzinę dziennie, klasyfikowano ją jako użytkownika – dotyczyło to około połowy osób (w sumie 416, z czego 195 to kobiety, a 221 – mężczyźni). Jak się okazało, do grupy z prawdopodobną depresją zaklasyfikowano 20,5% mężczyzn i 36% kobiet. Umiarkowane lub silny zespół stresu pourazowego stwierdzono u 34,2% kobiet i 27,9% mężczyzn. Po podziale pod względem intensywności korzystania z Facebooka na użytkowników i osoby nieużywające tego serwisu okazało się, że był on czynnikiem ochronnym zarówno w wypadku depresji, jak i PTSD: wśród użytkowników tylko 10,8% miało depresję (wśród osób nieużywających: 44,3%), PTSD stwierdzono u 20,9% (wśród osób niekorzystających: 41,5%; obie różnice były statystycznie istotne na poziomie $p < 0{,}0001$). Po uwzględnieniu zmiennych demograficznych typu wiek, płeć czy bezrobocie korzystny wpływ Facebooka się utrzymywał, co pokazano w tabeli 6.3. Jeżeli porównamy siłę efektu z oddziaływaniem zmiennych demograficznych, częściowo dobrze już znanych z innych badań, to siła efektu ochronnego korzystania z Facebooka robi wrażenie.

Widać, że korzystanie z tego serwisu społecznościowego zmniejsza o połowę prawdopodobieństwo wystąpienia zarówno depresji, jak i PTSD. Widać też, że płeć męska z równą siłą co Facebook chroni przed depresją, ale już nie przed PTSD (różnica prawdopodobieństw wystąpienia PTSD wśród kobiet i mężczyzn – odpowiednio: 1,00 i 0,91 – jest nieistotna statystycznie, co oznacza, że zaburzenie to pojawia się równie często u obu płci), oraz że osoby starsze są bardziej dotknięte tymi problemami niż młodsze. Ciekawe jest również niekorzystne oddziaływanie bezrobocia (w odniesieniu do depresji i PTSD) oraz to, że stałe miejsce zamieszkania, w przeciwieństwie do prowizorycznego lokum, niemal o połowę zmniejsza ryzyko pojawienia się depresji, nie zmienia natomiast niczego w wypadku PTSD.

Jak uzyskane wyniki wpisują się w przedstawione wcześniej jednoznacznie negatywne skutki mediów społecznościowych? Bardzo łatwo – to, że coś sprawdza się w sytuacjach kryzysowych, nie oznacza od razu, że jest zdrowe w sytuacji normalnej! Weźmy prosty przykład: po katastrofie statku trafiasz na samotną nieurodzajną wyspę, na której znajduje się trochę deszczówki do picia, ale prawie umierasz z głodu. Nagle morze wyrzuca na brzeg puszkę z pięcioma litrami bitej śmietany. Udaje ci się wywiercić dziurę kamieniem i dobrać do zawartości. Dzięki temu żyjesz tydzień dłużej. Zrządzeniem losu w tym właśnie czasie ekipy poszukiwawcze wpadają na twój trop i zostajesz uratowany. Bita śmietana uratowała ci życie! Czy jest w związku z tym zdrowa?

Tabela 6.3. Prawdopodobieństwa wystąpienia depresji i PTSD w zależności od korzystania z Facebooka oraz od innych czynników. Wartość równa 1 oznacza brak zmiany prawdopodobieństwa, wartości mniejsze wskazują na spadek, wartości większe niż 1 – na wzrost prawdopodobieństwa. Górna kategoria odpowiedzi za każdym razem była odniesieniem, czyli jej wartość ustalono na poziomie 1

	Depresja	PTSD
Facebook osoba nieużywająca serwisu użytkownik Różnica	1,00 0,50 p < 0,029	1,00 0,47 p < 0,010
Płeć żeńska męska Różnica	1,00 0,50 p < 0,001	1,00 0,91 (nieistotne)
Wiek 25–44 lata 45–54 lata Różnica	1,00 1,22 p < 0,001	1,00 1,12 p = 0,045
Zatrudnienie bezrobotny zatrudniony Różnica	1,00 0,37 p < 0,001	1,00 0,53 p = 0,022

Sytuacja
mieszkaniowa
  prowizoryczne
    lokum
  stałe miejsce
    zamieszkania
Różnica (istotność)
	1,00
	
	0,53
	p = 0,04
		1,00
		
		1,01
		(nieistotne)

Wnioski

Wszystko zależy od dawki. Rozsądnie stosowana cyfrowa technologia informacyjna może nam ułatwić życie, w skrajnych okolicznościach nawet je ratować lub zapobiegać chorobom. Nie uzasadnia to jednak argumentu, że jej wpływ jest z gruntu korzystny. Wręcz przeciwnie – tam, gdzie są działania, zawsze występują też zagrożenia i efekty uboczne.

Dotyczą one w szczególny sposób jednego z podstawowych ludzkich doświadczeń – lęku. Nasuwa się pytanie, dlaczego oferta mediów, odpowiadająca na naszą niemal niezaspokajalną potrzebę kontaktów społecznych, prowadzi do lęku – szczególnie zaś do lęku społecznego? W rozdziale pokazałem, że powodów jest wiele.

Facebook nie jest czymś w rodzaju „kontaktów społecznych *light*" i dlatego nie nadaje się dla osób z lękami społecznymi, ponieważ dzięki Facebookowi nie są one osłabiane, tylko wzmacniane, co udowodniły wyniki badań zgłębiających te zależności. Ludzie z lękami społecznymi nie mogą w pierwszej fazie, chronieni anonimowością internetu, budować kontaktów i później w realu doświadczać ich już w sposób pozbawiony lęku. Udowodniono empirycznie, że takie stwierdzenie jest wyłącznie pobożnym życzeniem.

Wymowa tego odkrycia staje się szczególnie ważka, gdy sobie uzmysłowimy, że zachowań społecznych najpierw musimy się nauczyć i ta nauka możliwa jest wyłącznie dzięki prawdziwym kontaktom społecznym, a nie za pośrednictwem mediów – trzeba wyraźnie rozgraniczać korzystanie z Facebooka przez dzieci i młodzież z jednej i przez dorosłych z drugiej strony. Młodzi ludzie nie nauczą się zachowań społecznych z ekranu. Dopiero gdy opanują jego zasady w prawdziwym życiu z innymi ludźmi, mogą kształtować swoje relacje społeczne także za pośrednictwem mediów. Ważne jest ponadto jeszcze jedno: coś, co może ratować życie w sytuacjach nagłych, wcale nie musi być korzystne w życiu codziennym. Dlatego pozytywne efekty mediów internetowych podczas katastrof w żadnej mierze nie świadczą o tym, że w taki sam sposób zawsze będą korzystnie wpływać na nasze życie. Zależność odwrotna jest w codziennym funkcjonowaniu zdecydowanie bardziej prawdopodobna – rzeczywiście mamy dowody na to, że korzystanie z Facebooka zwiększa ryzyko pojawienia się takich uczuć jak osamotnienie, przygnębienie i niezadowolenie.

Czy pionierzy korzystający z Facebooka nie byli wyjątkowo społecznymi istotami? Tak, podobnie, jak wielu pierwszych użytkowników komputerów nie stroniło od myślenia, wręcz przeciwnie, było bardzo ciekawych i mądrych. Pierwsi kierowcy prowadzili samochody bardzo ostrożnie i rozsądnie, ponieważ sami naprawiali wszelkie powstałe szkody. Dopiero jako zjawisko masowe samochód zaczął wymagać przepisów drogowych, tak samo komputer stał się zagrożeniem dla umysłowego rozwoju dzieci, gdy stał się podstawowym wyposażeniem domu, z oprogramowaniem służącym grom i zabawom. I dokładnie tak samo jest w przypadku mediów społecznościowych. Dopiero zastąpienie ogromu rzeczywistych spotkań towarzyskich i rozmów kontaktami za pośrednictwem mediów sprawiło, że media społecznościowe mogą w pełni rozwinąć swoje niszczycielskie działanie na rozwój empatii u młodych ludzi.

7. Cyberchondria

W medycynie odróżnia się niepożądane działanie leku (skutki uboczne) od działań niepożądanych, które mogą się pojawić w rezultacie przyjmowania dwóch lub więcej leków równocześnie. W tym wypadku mówimy o interakcjach. Lek A działa i jest dobrze tolerowany, podobnie jak lek B. Zażyte łącznie mają jednak bardzo niekorzystne działanie. Zasadniczo w przypadku tzw. *cyberchondrii* także mamy do czynienia z interakcją, a konkretniej z wzajemnym oddziaływaniem internetowych wyszukiwarek i ludzi szukających informacji.

Słowo „cyberchondria" jest połączeniem „cyber-" i „hipochondrii", przy czym „cyber-", jak wyjaśniałem na początku, odnosi się do cyfrowej technologii informacyjnej, a „hipochondria" jest psychicznym objawem – lękiem człowieka, że choruje na poważną chorobę (co nie ma potwierdzenia w rzeczywistości). W tym kontekście mówi się też o zaburzeniu somatoformicznym, a więc jedynie przypominającym poważną chorobę, która w rzeczywistości u danej osoby nie występuje. Z punktu widzenia psychiatrii hipochondria jest chorobą, ale nie tą, którą podejrzewa u siebie pacjent. Dla laika może to wszystko brzmieć dziwacznie, nie jest jednak wcale rzadkością. Dlatego istnieje medyczno-naukowe określenie tego stanu i, oczywiście, opracowano także wytyczne diagnostyczne i terapeutyczne.

W wypadku cyberchondrii mamy zatem do czynienia z dotyczącymi chorób lękami, które pojawiają się u pacjentów korzystających z wyszukiwarek. Dlatego ów stan bywa też określany jako *morbus google* – od nazwy jednej z najpopularniejszych wyszukiwarek internetowych.

Dlaczego jednak informacje mają nas wpędzać w chorobę? Czyż szukanie informacji jako sposób na zwiększanie szans przeżycia nie odpowiada ludzkiej naturze? Ciekawość do tej pory jeszcze nigdy nie zwiększała ryzyka choroby! O co w tym wszystkim chodzi?

Skłonność do hipochondrii?

Większości lekarzy zjawisko jest dobrze znane: pacjent po wizycie u lekarza wraca do domu, chwilę jeszcze roztrząsa słowa doktora, dochodzi do wniosku, że nie wszystko zrozumiał, i udaje się do komputera w celu zebrania informacji. I tak właśnie zaczyna się błędne koło z nieprzefiltrowanych w żaden sposób urywków informacji, lęku, dalszych poszukiwań, kolejnych niesprawdzonych porad i przede wszystkim jeszcze intensywniejszego lęku. Po kilku godzinach poszukiwania nadal trwają, lęk jest nie do wytrzymania – i nagle nasz pęd do wiedzy wyhamowuje. Niemała grupa pacjentów wraca do lekarza z wydrukowanymi rezultatami swoich poszukiwań, co może kosztować i mnóstwo czasu, i pieniędzy[1].

Dzisiaj istnieją już dane empiryczne na temat opisanego zjawiska. Według wyników sondażu na reprezentatywnej próbie 2411 obywateli Niemiec 63,5% użytkowników internetu – co odpowiada 37,3% populacji ogólnej – w kwestiach zdrowotnych sięga do zasobów World Wide Web[2]. W USA informacji medycznych w internecie szukało 76% z 1066 dorosłych ankietowanych w lipcu 2010 roku (patrz ryc. 7.1).

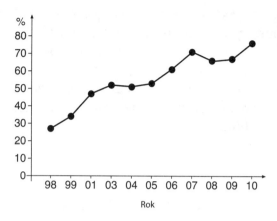

Ryc. 7.1. Odsetek dorosłych Amerykanów szukających w latach 1998–2010 w internecie informacji dotyczących zdrowia[5].

Pacjenci z istniejącą już hipochondrią relatywnie częściej przeszukują internet, co pokazała ankieta przeprowadzona wśród 471 użytkowników internetowych stron poświęconych zdrowiu (średnia wieku: 40 lat, około 80% kobiet). W tej grupie za pomocą odpowiedniej skali sklasyfikowano 10% osób jako hipochondryków, dalsze 15% jako prawdopodobnych hipochondryków[3]. W innym badaniu wykorzystującym tę samą skalę z udziałem 1575 dorosłych Niemców[4] odsetek wyniósł natomiast 6,7%. Przy zastosowaniu ostrzejszych kryteriów diagnozy odsetek spada poniżej 1%.

Naukowcy ostrożnie komentują uzyskane wyniki: „[...] internet jest w mniejszym stopniu wyzwalaczem zaburzenia, co jego wyrazem lub możliwym czynnikiem nasilającym już istniejące skłonności. Dalsze badania w obszarze cyberchondrii powinny zatem dążyć do poznania możliwych czynników związanych z dysfunkcjonalnym wykorzystywaniem informacji zdrowotnych zamiast uogólniania możliwych efektów korzystania z internetu i nadawania im statusu problemu"[6].

Czy zatem hipochondryczne skłonności są po prostu jedynie wzmacniane podczas szukania informacji?

Eskalacja przez niewiedzę

Badania dwóch inżynierów z firmy Microsoft dotyczące tej kwestii przemawiają raczej przeciw takiej upiększającej interpretacji. Pokazują natomiast, że poszukiwania w internecie mają pewne systematyczne właściwości sprzyjające lękom przed poważnymi chorobami. Dane dotyczące tematu są dość złożone, myśl przewodnia za to jest zupełnie prosta.

Na stażu u lekarza rodzinnego – nie podczas studiów na uniwersytecie – nauczyłem się, co następuje: „Częste choroby są częste, rzadkie zaś – rzadkie". Co oznacza: podczas diagnostyki różnicowej należy uwzględniać także dane o częstości występowania danego schorzenia. Na niektóre choroby cierpi na całym świecie zaledwie garstka pacjentów, natomiast inne dotyczą milionów ludzi. Jeżeli jakiś objaw występuje w obu rodzajach schorzeń i dany człowiek go ma, to – co każdy zrozumie – jest o wiele bardziej prawdopodobne, że zapadł na chorobę powszechną. To wie każdy lekarz.

Medyczny laik tego jednak nie wie i dokładnie to rodzi konsekwencje, kiedy ochoczo wyrusza na internetowe poszukiwania znaczenia doświadczanych objawów. Tak komentują to inżynierowie Microsoftu: „W naszych badaniach skupiliśmy się na zakresie, w jakim częste i najczęściej nieszkodliwe objawy prowadzą do eskalacji i zajmowania się poważnymi rzadkimi chorobami, którym te objawy także towarzyszą. Nasze wyniki pokazują, że wyszukiwarki otwierają drogę do wyolbrzymiania medycznych obaw oraz że taka eskalacja wiąże się zarówno z ilością, jak i układem prezentowanej wiedzy medycznej, po którą sięga użytkownik – a więc także z nasilającą lęki terminologią zamieszczoną na stronach oraz skłonnością użytkownika do takich obaw (w przeciwieństwie do poszukiwania rozsądnych wyjaśnień własnych dolegliwości)"[7].

W celu pokazania skutków działania wyszukiwarek autorzy sięgnęli po tzw. *Web-Crawl*, a więc automatyczne wyszukiwanie według równoczesnego występowania pojęć na stronie (szuka się powiązań w sieci). W celu zebrania informacji wykorzystali system danych medycznych i później porównali wyniki (czyli 100 pierwszych propozycji) zupełnie standardowej wyszukiwarki (patrz tab. 7.1).

Przyjrzyjmy się kilku przykładom: jeżeli szukamy przyczyn objawu „bóle głowy", to wyszukiwarka w 26% wyników poda nam „odstawienie kofeiny" i „guz mózgu", w 48% jako przyczynę wskaże „napięcie". Natomiast zagrażająca życiu przyczyna „guz mózgu" została wskazana nieporównywalnie rzadziej przez Web-Crawl (3%) i medyczny bank danych (0%). W rzeczywistości ryzyko guza mózgu wynosi około 1:10 000 przypadków, a więc gdzieś pomiędzy wskazaniem Web-Crawl a medycznej bazy.

Także w wypadku drgania mięśni wyszukiwarki niepotrzebnie napędzają nam strachu, skoro w 50% wyświetlonych stron możemy znaleźć wskazówkę dotyczącą stwardnienia zanikowego bocznego (ALS), śmiertelnej choroby ruchowego układu nerwowego. Choroba ta, z prawdopodobieństwem wystąpienia 1:55 000, jest rzadka w przeciwieństwie do niegroźnych drgań towarzyszących napięciu mięśni, stresowi czy przeholowaniu z ilością wypitej kawy. Ponownie skojarzenia w sieci (7%) i medyczna baza danych (0%) lepiej oddają rzeczywistość niż wyszukiwarka.

Tabela 7.1. Prawdopodobieństwo (w %) nazwania przyczyny objawu w zależności od rodzaju pytania w World Wide Web[8]

Objaw	Przyczyna	Skojarzenie w sieci Web Crawl	Strony www	Medyczna baza danych
Bóle głowy	Odstawienie kofeiny	29	26	25
	Napięcie	68	48	75
	Guz mózgu	3	26	0
Skurcze mięśni	Łagodne drgania mimowolne	53	12	34
	Napięcia mięśniowe	40	38	66
	ALS (stwardnienie zanikowe boczne)	7	50	0
Bóle w klatce piersiowej	Zaburzenia trawienia	28	35	38
	Zgaga	57	28	52
	Zawał serca	15	37	10

I wreszcie bóle w klatce piersiowej w żadnej mierze nie są nieomylnym objawem zawału serca (37% pierwszych wyników wyszukiwarki na hasło „ból w klatce piersiowej" zawiera taką wskazówkę), a dużo częściej są oznaką problemów trawiennych czy zgagi, na co wskazują skojarzenia w sieci (odpowiednio 28 i 57%) oraz medyczna baza danych (38% i 52%).

Autorzy badania formułują na podstawie tych danych jednoznaczne wnioski: „Podsumowując: doświadczeni klinicyści bardzo dokładnie przyglądają się objawom i włączają do swoich rozważań wiele danych, także demograficznych, typu wiek i płeć, by określić prawdopodobieństwo różnych możliwych wyjaśnień niedomagań i objawów swoich pacjentów. Niuanse obrazu klinicznego oraz jego dopasowanie do całościowej sytuacji zdrowotnej nie są łatwym zadaniem dla laika szukającego wsparcia diagnostycznego w internecie. Skłonność ludzi poszukujących informacji do rozpoczynania swojej kwerendy od niewinnych i niedookreślonych objawów, które z równie brakującą dokładnością są traktowane w sieci, może prowadzić do niepotrzebnych obaw. Nasze wyniki pokazują, że istnieje niewspółmierne ryzyko eskalacji, kiedy bardzo ogólnie przeszukujemy internet w celu znalezienia wskazówek umożliwiających postawienie diagnozy różnicowej"[9].

Aby jeszcze dokładniej opisać wyolbrzymianie hipochondrycznych lęków podczas internetowych poszukiwań, autorzy podjęli się empirycznego zbadania zarchiwizowanych prawdziwych wyszukiwań dotyczących kwestii zdrowotnych. Celem pracy było lepsze zrozumienie sposobu eskalacji w ramach jednej sesji wyszukiwania i serfowania po internecie. Dodatkowym celem było również określenie charakteru dłużej utrzymujących się konsekwencji takiej eskalacji.

Najpierw za pomocą międzynarodowej klasyfikacji chorób (ICD-10) i serwisów medycznych typu PubMed stworzono listę 12 częstych objawów (np. mdłości, ból głowy czy zawroty głowy) i dalszą listę 52 „częstych wyjaśnień" (przeziębienie, rozstrój żołądka itp.). Mamy tu do czynienia z raczej łagodnymi schorzeniami i mało poważnymi grupami dolegliwości. Trzecia lista, którą przygotowano, zawierała 61 poważnych chorób (rak, udar, AIDS itp.). „Eskalacja" została zdefiniowana jako wzrost powagi wyszukiwanych pojęć dotyczących zdrowia[10]. Także pojęcie „wyszukiwanie internetowe" zostało precyzyjnie zdefiniowane jako uporządkowana chronologicznie liczba stron www, zaczynająca się od wyszukania w komercyjnej wyszukiwarce, na przykład Google, i zakończona minimum półgodzinnym brakiem działań[11].

Autorzy przez 11 miesięcy analizowali zanonimizowane wpisy setek tysięcy użytkowników programu Internet Explorer, którzy wyrazili zgodę na zainstalowanie dodatkowego narzędzia i udostępnili w zamian swoje dane[12]. Wyszukania filtrowano za pomocą opisanych wcześniej list, a także spisów leków i słów używanych często przez pacjentów. Dodatkowo autorzy osobiście przejrzeli 10 000 wyszukiwań, by stworzyć listę wyszukiwań wykluczających, które dotyczyły niedomagań zwierząt domowych czy niemedycznego wykorzystania medycznych pojęć (np. „Gorączka sobotniej nocy"). W opisany sposób zidentyfikowano 8732 osoby, które w internecie szukały przynajmniej 1 z 12 objawów z listy częstych symptomów.

Z odfiltrowanych 11 158 internetowych wyszukiwań częstych medycznych objawów udało się wyłonić 593 (5,3%), w których doszło do eskalacji (np. zaczynano od „bólu głowy" i kończono na „terapii guzów mózgu"), natomiast w 831 przypadkach (7,4%) zdecydowanie do eskalacji nie dochodziło (zaczynano od „bólu głowy" i kończono na „objawach odstawienia kofeiny"). W większości przypadków (9743, co stanowi 87,3% całości) wyszukiwania po prostu się urywały.

W celu dokładniejszego wyjaśnienia tych 9743 przypadków wybrano 250 z nich i oceniono ich treść. Okazało się, że 31% przypadków zaklasyfikowanych przez komputerowy algorytm jako „przerwanie wyszukiwania" było jednak eskalacją. Dalsze analizy pokazały ponadto, że im dłużej dana osoba szuka (przy czym decydujący jest zarówno czas, jak i liczba przejrzanych stron), tym częściej wyszukiwanie kończy się eskalacją. W wielu wypadkach zaobserwowano, że wielokrotnie szukano podobnych czy wręcz tych samych pojęć. Taki wzorzec ponownego poszukiwania autorzy nazywają „*staccato*, z okresami intensywnych poszukiwań przerywanych okresami względnego spokoju"[13].

Później autorzy przeprowadzili ankietę wśród 515 chętnych współpracowników swojej firmy (średnia wieku: 35 lat; 350 mężczyzn). Okazało się, że prawie 9 na 10 pytanych osób doświadczyło przynajmniej raz sytuacji, w której internetowe wyszukiwania częstych objawów skłoniły ich do studiowania poważnych chorób. Jedna na pięć osób zgłaszała, że dzieje się to „często" lub „zawsze".

Autorzy komentują to następująco: „Uważamy te wyniki za godne uwagi, zwłaszcza wobec faktu, że uczestnicy badania w żadnej mierze nie byli szczególnie zaniepokojeni problemami medycznymi (tylko 3–4% uczestników podało, że uważa się za hipochondryków, a średni poziom lęku o własne zdrowie wynosił 3 na skali od 0 do 10). Ponadto 7 na 10 osób ankietowanych po eskalacji nadal szukała w internecie informacji. Lęk się utrzymywał.

Znaleziono więc jasne dowody na to, że szukanie informacji w internecie może prowadzić do eskalacji, czyli zarówno do „krótkotrwałych, jak i długotrwałych lęków i niepotrzebnych kosztów w postaci zainwestowanego czasu, odwracania uwagi i niepotrzebnego angażowania medyków"[14].

Żeby szukać, trzeba wiedzieć

Podszyta lękiem niewiedza medycznego laika zderza się z elektronicznie pomnażanymi miliony razy prawdami, półprawdami i bzdurami, serwowanymi mu na ekranie w sposób bezkrytyczny i pozbawiony struktury przez wyszukiwarkę. To się *musi* nie udać, jak od ponad 150 lat wiemy z hermeneutyki – nauki o tym, w jaki sposób ludzie w ogóle cokolwiek rozumieją. Nową wiedzę możemy zdobywać jedynie dzięki wiedzy już posiadanej.

Oczywiście gdzieś kiedyś od czegoś trzeba zacząć. Całego procesu rozumienia nie da się jednak porównać ze „ściągnięciem informacji" z jednego komputera na drugi. Jeśli coś rozumiemy, zaczynamy od pewnych faktów, staramy się je powiązać z innymi faktami za pomocą ogólnych zasad (np. logiki czy naukowego myślenia), żeby w taki sposób stworzyć „obraz całościowy". Ogólny obraz, dzięki któremu natrafiamy na nowe fakty, ulega pod ich wpływem modyfikacji, a jego elementy zyskują lub tracą na znaczeniu. Proces trwa i w zasadzie nigdy się nie kończy. Z każdym nowym aktem zrozumienia całościowy obraz ulega przeobrażeniom, co z kolei modyfikuje nasze spojrzenie na szczegóły[15].

Nie dziwi więc, że na początku procesu poszukiwań internetowych w obszarze, o którym nie mamy bladego pojęcia lub wiemy bardzo niewiele, błądzimy w ciemnościach, podążamy błędnym tropem i ogólnie nie osiągamy szczególnie dużo. Hermeneutyczna zasada daje się już zobrazować empirycznymi badaniami nad internetowymi poszukiwaniami.

I tak na przykład w podłużnym badaniu z udziałem studentów medycyny, w którym uczestnicy odpowiadali za pomocą internetowych wyszukiwań na pytania dotyczące mikrobiologii albo przed zajęciami z tego przedmiotu, albo po nich, udowodniono, że charakter poszukiwań istotnie się zmienił pod wpływem wiedzy zdobytej na zajęciach (mówimy tu o wiedzy o konkretnej dziedzinie). Początkowo studenci niejako „na ślepo" szukali to tu, to tam; posługiwali się wieloma pojedynczymi pojęciami i popełniali błędy w formułowaniu zapytań[16]. Wraz z rosnącą wiedzą o konkretnym obszarze łatwiej się w nim odnajdujemy i uczymy się zadawać właściwe pytania. A ktoś, kto nie wie nic, ten nie ma pytań!

Opinia, że w czasach internetu i wyszukiwarek nie trzeba nic wiedzieć, ponieważ wszystko można wygooglować – tak często dziś słyszana – okazuje się wypowiedzią kompletnie pozbawioną sensu, która gdzieś straciła z oczu istotę poznanych i dogłębnie analizowanych ludzkich procesów rozumienia.

Podobnie jak w wypadku stresu nie chodzi tu o przeładowanie informacyjne. Brzmi wprawdzie całkiem ładnie, ale nie trafia w sedno. Sedno bowiem to wzajemne oddziaływanie niewiedzy i dostępu do mnóstwa nieprzefiltrowanych urywków informacji. I nie pomoże tu ani „prawo jazdy po internecie" ani „kompetencje medialne"; obydwa te hasła błędnie sugerują istnienie zdolności radzenia sobie z fragmentami informacji niewiadomego pochodzenia, która nie ma nic wspólnego z inteligencją, umiejętnością myślenia, wytrwałością i siłą woli, i której można się ot tak, po prostu, nauczyć.

Tak wcale nie jest: to wiedza (wstępna) w każdym jednym obszarze umożliwia zrozumienie jego zawiłości. I taka wiedza nie jest pozbawionym struktury zlepkiem jakichś faktoidów (w stylu „jaka żaba zamieszkująca Indie może kopulować w temperaturze minus 4 stopni Celsjusza?"), ale jest zasadniczo siecią wiedzy umożliwiającą jej stosowanie: mamy ogólny obraz, na którego podstawie jesteśmy w stanie zrozumieć jeszcze więcej i jeszcze lepiej, i wtedy właściwie postępować.

Wnioski

Reasumując: internetowe poszukiwania wcale nie prowadzą u osób chorych automatycznie do lepszego zrozumienia i większej świadomości. Wręcz przeciwnie: przez niewystarczające zrozumienie tego, czym jest zrozumienie, dochodzi do błędnych ocen u sporej grupy ludzi wyzwalających obawy przed chorobami, na które wcale nie cierpią.
Morbus google czy *cyberchondria* są wyrazami ludzkiego niezrozumienia samych siebie. Zrozumieć można to jedynie wtedy, kiedy jasny stanie się proces rozumienia. Sztuka rozumienia, hermeneutyka, z jej podstawowymi wnioskami i zasadami znajduje zastosowanie właśnie w erze technologii informacyjnej. Ani komputer, ani internet nie zmieniły bowiem nic w regułach rządzących ludzkimi procesami myślenia i rozumienia. Ekrany nie zmieniły też sposobu, w jaki widzimy[17]. Wręcz przeciwnie: dopiero ktoś, kto nauczył się patrzeć w naturze, jest w stanie w ogóle skorzystać z ekranu. I tylko ktoś, kto już coś wie, nie utonie w morzu informacji.

8. Cyfrowe dzieciństwo: pozbawione doznań zmysłowych i nieme

Nasz mózg przetwarza wrażenia zmysłowe już przed narodzinami. Mózg, jak żaden inny narząd, jest biologicznie stworzony do tego, by być programowanym przez środowisko. Właśnie dlatego mózg dorosłego człowieka jest produktem genów *oraz* środowiska. Na przykład słuch działa już na 3–4 miesiące przed narodzinami. I dziecko w łonie matki nie tylko słyszy, ale zapamiętuje zasłyszane dźwięki: jeżeli przez głośnik przystawiony do matczynego brzucha odtwarza się wielokrotnie określone piosenki, to po jakimś czasie dziecko nie będzie na nie reagowało ruchami tak silnymi jak w reakcji na piosenki nieznane. Można zatem wywnioskować, że nienarodzone dziecko zapamiętało piosenki, ponieważ na te „nieznane" reaguje inaczej niż na „znane". Ponadto udowodniono, że noworodki pamiętają melodie, których słuchały, będąc jeszcze w maminym brzuchu.

Pozostałe zmysły również funkcjonują już przed narodzinami. U ludzi najważniejszy z nich, wzrok, nie jest jeszcze szczególnie aktywny, ponieważ w macicy jest ciemno i co najwyżej przy silnym słońcu padającym na brzuch widoczna jest lekko czerwonawa poświata. Mimo to jednak wzrok w łonie matki działa. Także dotyk rejestrowany jest jeszcze przed przyjściem na świat. Udało się też udowodnić, że płód jest już w stanie wyczuwać zapach i smak. Dziecko po narodzinach przypomina sobie zapachy i smaki, których doświadczyło przed przyjściem na świat[1].

Doznania zmysłowe: chodzi o zależności

Po narodzinach na dobre rusza szał zmysłów. Dźwięki i kolory, dotyk i ciepło, zapachy i smaki spadają na małe stworzonko i są dalej przetwarzane w jego mózgu. Ale jak?

Ogólnie trzeba powiedzieć, że kora mózgowa jest doskonałym detektorem zależności czasoprzestrzennych. Doznanie dotykowe płynące z prawej bocznej powierzchni prawego palca wskazującego niemal zawsze występuje łącznie z doznaniem płynącym z lewej bocznej powierzchni prawego palca środkowego, ponieważ palce te znajdują się obok siebie. Mózg to „zauważa" i koduje oba doznania obok siebie. Ze względów strukturalnych i funkcjonalnych nie umie inaczej[2]. Często występującym podobnym doznaniom przypisywana jest automatycznie większa liczba komórek nerwowych, ponieważ to są dokładnie te doznania, które umożliwiają właściwe połączenia między neuronami.

Tak właśnie w mózgu ludzi i zwierząt powstają neuronowe reprezentacje doznań zmysłowych. Koty dorastające w klatce, w której widzą wyłącznie pionowe linie, nie uczą się dostrzegania linii poziomych. Kiedy są starsze, nie potrafią na przykład rozpoznać stopni schodów, ponieważ linie rozgraniczające są poziome, a dostrzegania takich linii zwierzęta się nie nauczyły.

Co do zmysłu słuchu, posługując się innym modelem zwierzęcym, wykazano, że podczas puszczania szumu (długotrwałe nieme „sz") w ośrodku słuchu nie powstają neuronowe reprezentacje dźwięków. Reprezentacje zawsze odzwierciedlają struktury, a szum z definicji jest jej całkowicie pozbawiony. Oznacza to, że dźwięki nie są jako takie postrzegane i nie można ich rozróżnić. To jak niezdolność Japończyków do rozróżniania „r" i „l". Różnica w języku japońskim nie występuje, dlatego Japończycy jej nie słyszą.

Istnieje też zjawisko odwrotne: wykazano, iż częste prezentowanie pojedynczych dźwięków sprawia, że odpowiadają za nie wyjątkowo liczne komórki nerwowe. Szczególne wrażenie robią zależności występujące przy nieco bardziej złożonych zjawiskach akustycznych, jak choćby przy dźwiękach mowy. Jeszcze w łonie matki dzieci słyszą dźwięki swojego języka ojczystego. Kiedy się rodzą, nie znają wprawdzie jeszcze wszystkich dźwięków mowy, które występują na świecie (jest ich około 70), ale mają już „pewne preferencje" dla dźwięków języka ojczystego: łatwiej nam usłyszeć coś, co już kiedyś słyszeliśmy.

Dzieci w wieku od 4 do 5 miesięcy zwracają uwagę już nie tylko na to, co słyszą, kiedy ktoś mówi, ale także na to, co wtedy widzą. Mowa jest zatem – co ustalono już ponad 30 lat temu – od bardzo wczesnego okresu doznaniem łączącym 2 zmysły[3]. „Małe dzieci są stworzone do rozpoznawania międzyzmysłowych ekwiwalentów w informacjach płynących z różnych zmysłów (a więc podobieństwa między np. tym, co widziane, a tym, co słyszane...). Jest to szczególnie ważne dla rozwoju mowy" – tak skomentowali te zależności autorzy w artykule opublikowanym w czasopiśmie „Science" w roku 1982.

Także dorośli, słuchając mówiącego, nie zwracają uwagi wyłącznie na to, co słyszą. Wie to każdy, kto kiedykolwiek denerwował się z powodu złej synchronizacji filmu – gdy ruchy ust nie pasują do tego, co jest mówione. Jak bardzo obrazy, które widzimy, wpływają na postrzeganie mowy, pokazali w eksperymentach Harry McGurk i jego współpracownik John Macdonald, o czym można przeczytać również na łamach fachowego periodyku „Science"[4]: gdy dorośli uczestnicy badania oglądają film, na którym ktoś wypowiada sylaby „ga-ga" i jednocześnie słyszą sylaby „ba-ba"[5], około 98% z nich słyszy sylaby „da-da", a więc ani to, co widzą, ani to, co jest wypowiadane. Wyjaśnieniem tego dziwacznego zjawiska, które za sprawą swojego odkrywcy stało się na świecie znane jako efekt McGurka, a przy okazji doskonale zbadane[6], brzmi następująco: gdy widzimy, jak ktoś mówi „ga-ga", i jednocześnie słyszymy „ba-ba", nie widzimy, jak usta się otwierają i zamykają (jak się to dzieje podczas wytwarzania dźwięków „ba-ba"). A jednak to słyszymy! To, co widzimy (głoska tylnojęzykowa), nie pasuje do tego, co słyszymy (głoska dwuwargowa), więc nasz mózg krakowskim targiem „przystaje" na dźwięk powstający „pośrodku", między podniebieniem a ustami – za pomocą języka: dlatego powstaje wrażenie „da-da" (głoska przedniojęzykowa).

Zjawisko to występuje już u dzieci pięciomiesięcznych[7]. Od dawna wiadomo również, jak ważne jest, aby dzieci mogły patrzeć rozmawiającemu z nimi dorosłemu na usta. W taki sposób łatwiej przychodzi im nauka mówienia. Gdy dzieci dorastają w warunkach dwujęzyczności, częściej patrzą na usta mówiącego niż dzieci dorastające w środowisku jednojęzycznym. Nic dziwnego: muszą rozpoznawać więcej odmiennych dźwięków i pomagają sobie wzrokiem[8]. Wiadomo też, że równoczesne widzenie i słyszenie mowy (z dokładnością co do milisekundy i dokładnie z tego samego miejsca, z ust) nie daje się naśladować na ekranie; dlatego programy telewizyjne i płyty DVD nie nadają się do nauki mówienia[9]. Jeżeli mimo wszystko sadzamy dzieci przed ekranem, rozwój mowy będzie wolniejszy. To także udowodniono w szeroko zakrojonym badaniu z udziałem ponad tysiąca maluchów w wieku od ośmiu do szesnastu miesięcy[10]. Widać zatem, że opanowanie mowy możliwe jest wyłącznie wtedy, kiedy dziecko jest w dialogu z dorosłym[11].

Telewizja nie pomaga też w rozwoju sensomotorycznym. Badanie przeprowadzone przez niemieckich pediatrów z udziałem prawie 2000 pięciolatków, które proszono po prostu o narysowanie człowieka, uwidoczniło wyraźne kształtowanie rysunków przez codzienną dawkę telewizji, zarówno w analizach ilościowych rysunków wedle obiektywnych kryteriów, jak i analizach jakościowych (patrz ryc. 8.1).

Najlepsze światowe badanie podłużne nad skutkami oglądania telewizji dla wykształcenia pozwoliło udokumentować jego dramatyczne konsekwencje w wieku przedszkolnym: w grupie uczestników, którzy w wieku 5 lat oglądali telewizję maksymalnie godzinę dziennie, w wieku lat 30 ponad 40% było absolwentami wyższych uczelni, natomiast wśród tych, którzy w przedszkolu oglądali ponad 3 godziny telewizji,

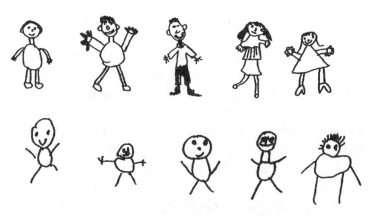

Ryc. 8.1. „Narysuj człowieka" brzmi zadanie chętnie realizowane przez pięcioletnie dzieci. Na górze widać rysunki dzieci, które spędzają niewiele czasu przed telewizorem, na dole rysunki dzieci, które codziennie oglądają telewizję 3 godziny lub dłużej[12].

odsetek osiągnął zaledwie 10%. Odwrotnie rzecz się miała z porzuceniem szkoły: poniżej 10% u osób oglądających w wieku 5 lat telewizję maksymalnie godzinę dziennie, ponad 25% w grupie oglądających w tym samym okresie telewizję ponad 3 godziny dziennie[13].

Nawet myszy, które przez pierwsze tygodnie po narodzinach oglądają telewizję przez 6 godzin dziennie, są w testach nadaktywne, bardziej nieuważne, bardziej skłonne do podejmowania ryzyka, a także mniej ciekawe i gorzej się uczą[14] – tak samo jak ludzkie dzieci. Tu jednak nie można sięgnąć po standardowe wątpliwości – że nie chodzi o telewizję, ale o różnice społeczne czy w zakresie inteligencji.

E-booki dla dzieci?

Czy należysz może, drogi czytelniku, do prawdopodobnie wymierającego gatunku, który woli czytać tradycyjną wydrukowaną książkę, której strony kleją się do palców, zamiast sięgać po czytnik książek elektronicznych (e-booków)? Cyfrowi tubylcy zdecydowanie wybiorą urządzenie – powiedzą nam wszyscy, którzy uważają, że się na tym znają – albo próbują nam wmówić, że się znają: „papier to przeszłość, przyszłością są ekrany" – także w sferze dziecięcych książek!

Czy aby na pewno? Wśród dorosłych nic na to nie wskazuje, ponieważ czytelnicy gazet online poświęcają im 70 sekund dziennie; czytelnicy wersji papierowych natomiast czytają gazetę przez 25 minut[15]. Medium wpływa więc w istotny sposób na odbiór. Na szczęście także wieszczony od lat rychły koniec tradycyjnej książki nie odpowiada rzeczywistości, to samo dotyczy książek dla dzieci i młodzieży[16]: w 2012 roku

„tylko" 60% osób w wieku od 6. do 17. roku życia przyznawało, że preferuje książkę wydrukowaną niż czytanie na ekranie, w roku 2014 odsetek wzrósł do 65%[17]. W tym okresie sprzedaż czytników e-booków stanęła w miejscu. „Wielu ludzi po prostu nie lubi tych urządzeń. Rozładowują się, powodują ból oczu i nie można za ich pomocą czytać w wannie" – zauważa przekornie dziennikarka Alice Robb[18]. Lingwistka Naomi Baron opisuje w swojej niedawno wydanej książce ulubioną odpowiedź studentów na pytanie, czego nie lubią w czytaniu tekstów drukowanych: „Trwa dłużej, ponieważ czytam uważniej"[19].

Coś, co student spostrzega jako wadę, jest w rzeczywistości nie lada zaletą: w krajach anglojęzycznych mówi się o *deep reading* („głębokim czytaniu"), a więc o głębokim zrozumieniu czytanej treści – w przeciwieństwie do powierzchownego „przelatywania" po tekście, któremu sprzyjają media cyfrowe. „Ekran zachęca do pobieżnego przeglądania: kiedy przewijamy stronę, czytamy szybciej (i nie jesteśmy tak skupieni), jak podczas lektury tekstu wydrukowanego" – zauważyła latem 2014 roku publicystka Maria Konnikova w magazynie „New Yorker"[20]. Podczas czytania powierzchownego (ang. *light reading*) medium nie robi różnicy. Natomiast 92% z zapytanych przez Naomi Baron ponad 300 studentów jest zdania, że tekst drukowany – w porównaniu ze smartfonami, elektronicznymi czytnikami książek, tabletami czy laptopami – najlepiej sprzyja poważnemu czytaniu (ang. *serious reading*), ponieważ można się wtedy optymalnie skoncentrować. Drukowana książka wydaje się im „bardziej rzeczywista" niż te same treści ukazane na ekranie[21]. Wyniki badań z Chin, Norwegii i USA pokazują, że podczas czytania książek zapamiętujemy więcej niż podczas czytania tego samego tekstu na ekranie[22]. Jeżeli e-book zawiera szczególnie dużo bajerów (wystarczy kliknąć na ptaszka, by ten eksplodował...), dzieci poświęcają 43% czasu na klikanie zamiast na czytanie.

Dziennikarka Annie Murphy Paul z „New York Times" tak komentuje te odkrycia: „Wygląda na to, że właśnie »obfitość« multimedialnego środowiska stworzona przez e-booki – fetowana jako ich największa zaleta i przewaga nad książkami drukowanymi – nadmiernie obciąża pamięć roboczą dzieci i prowadzi do tego, że gubią wątek lub jedynie powierzchownie przetwarzają znaczenie historii"[23].

Skutki czytania lub czytania na głos książek elektronicznych w wieku przedszkolnym były przez ostatnie lata przedmiotem kilku badań. Od dawna wiadomo, jak korzystny jest wczesny kontakt z książkami, szczególnie zaś praktykowane na całym świecie przez wielu rodziców wspólne czytanie, które nie tylko dostarcza wszystkim zaangażowanym ogromnej radości, ale przede wszystkim bardzo pozytywnie wpływa na rozwój mowy u dziecka[24].

W dwóch badaniach, w których łącznie udział wzięło 165 par składających się z dziecka i rodzica, szukano odpowiedzi na pytanie o wpływ książek elektronicznych na wspólne czytanie i rozwój mowy u dzieci[25]. W pierwszym badaniu uczestniczyło 46 dzieci w wieku 3,5 oraz 6,5 roku (w każdej grupie wiekowej 23 chłopców i 23 dziewczynki) oraz ich mamy (w 96% przypadków) lub ojcowie. Wyniki pokazały, że rodzice podczas czytania książek drukowanych częściej komentują czytaną treść i za pomocą pytań zachęcają dzieci do dalszych przemyśleń czy formułowania własnych wniosków. Nie dziwi zatem, że dzieci podczas lektury tradycyjnych książek więcej mówią o swoich osobistych doświadczeniach niż podczas czytania e-booków.

„Wygląda na to, że język dzieci czytających książki elektroniczne nie jest tak bogaty"[26] – podsumowują autorzy. W celu sprawdzenia, jak takie zmiany nawyków czytelniczych diady rodzic–dziecko oddziałują na rozumienie tekstu, przeprowadzono kolejne badanie z udziałem 40 dzieci w wieku 3 lat oraz 33 dzieci w wieku 5 lat. Najpierw losowo rozdano książki drukowane i elektroniczne zawierające ten sam tekst. Po interaktywnym czytaniu na głos zadawano dzieciom pytania do tekstu według wystandaryzowanej procedury – bez rodzica, za to z obrazkami. Pięciolatki ujawniły przy tym tzw. efekt sufitu, ich rozumienie historyjki było w obu sytuacjach dobre.

Wśród trzylatków pokazał się inny obraz: po przeczytaniu obu rodzajów książek dzieci równie dobrze identyfikowały głównych bohaterów i zdarzenia. W zakresie kolejności zdarzeń czy szczegółów, a więc „informacji, które można zapamiętać jedynie wtedy, kiedy dziecko śledzi wątek opowiadania"[27], pojawiły się istotne różnice: zarówno kolejność wydarzeń, jak i szczegóły były zapamiętywane lepiej po głośnym czytaniu tradycyjnych książek.

„Dzieci, które czytały tradycyjne książki, istotnie lepiej pamiętały szczegóły i kolejność wydarzeń w opowiadaniu niż dzieci po lekturze e-booka. [...] Ciekawy wynik: nawet wtedy, kiedy rodzice i dzieci spędzali więcej czasu z książką elektroniczną niż z tradycyjną, dzieci więcej korzystają na wspólnym czytaniu książki konwencjonalnej. [...] Nasze wyniki pozwalają przypuszczać, że jeżeli rodzice mają dziennie tylko 10 minut na wspólne czytanie, to poświęcenie go na lekturę książek drukowanych jest dla dzieci formą bogatszą i bardziej zorientowaną na dialog" – podsumowują autorzy[28].

Do omówionych wyników dobrze pasują rezultaty badania nowojorskiego, w którym również porównywano wyniki czytania książek tradycyjnych i elektronicznych[29]. W wypadku e-booków były to albo zwykłe e-booki, albo ich bardziej zaawansowana, ulepszona postać (ang. *enhanced e-book*) zawierająca dodatkowe treści, na przykład materiał ilustrowany. Autorzy badania prosili 32 pary rodziców o wspólne czytanie książki i e-booka z ich trzy- lub sześcioletnimi dziećmi. Opowiadania w wypadku różnych form książek były różne, ale dla wszystkich uczestników stosowano te same historie, przydzielane za każdym razem połowie z nich. Połowa triad rodzice–dziecko najpierw czytała historię A w książce, potem historię B jako e-book; w drugiej połowie uczestników odwrócono kolejność.

Badanie przeprowadzono w New York Hall of Science, w muzeum, w którym zaczepiano rodziny i proszono o udział w eksperymencie. Wśród badanych dzieci było 11 chłopców (średnia wieku 4,6 ± 0,9 roku) i 21 dziewczynek (średnia wieku 4,0 ± 0,8 roku). Wspólne czytanie nagrywane było na wideo i później oceniane przed 2 osoby (zgodność sędziów kompetentnych wynosiła 93%) pod kątem tego, kto co robi z książką lub pozostałymi osobami. Chodziło przede wszystkim o ustne wypowiedzi na temat historyjki lub innych aspektów sytuacji. Rozróżniano przy tym działania związane z treścią książki i takie, które takiego związku nie wykazywały.

Jak widać na rycinie 8.2, podczas czytania książki drukowanej nie pojawiały się działania niezwiązane z jej treścią. Natomiast podczas korzystania z „ulepszonej e-książki" pojawiało się wiele działań zarówno dzieci, jak i rodziców, które nie miały nic wspólnego z treścią książki. Ponadto występowało mniej zachowań związanych z treścią. Nie dziwi zatem, że dzieci po wspólnym czytaniu ulepszonej e-książki pamiętały istotnie mniej szczegółów niż po lekturze książki drukowanej.

Autorzy w taki sposób to podsumowują: „Kiedy dorośli zadają dzieciom pytania, proszą o nazywanie przedmiotów i motywują dzieci do opisywania treści własnymi słowami

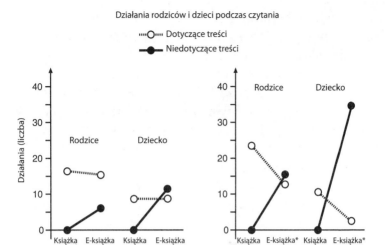

Ryc. 8.2. Działania rodziców i dzieci podczas czytania książki drukowanej w porównaniu z e-książką (po lewej) lub „ulepszoną" e-książką* (po prawej). Rzuca się w oczy, że podczas lektury ulepszonej e-książki wiele działań dzieci i rodziców nie ma nic wspólnego z jej treścią. Krótko mówiąc: e-książka zakłóca komunikację dotyczącą treści[31].

i łączenia ich z własnymi doświadczeniami i pytaniami, prowadzi to do większej liczby ustnych wypowiedzi ze strony dzieci i sprzyja wzbogacaniu słownictwa i rozwojowi mowy"[30].

Widać więc, że książki elektroniczne dla dzieci są rozwiązaniem gorszym niż książki tradycyjne, zwłaszcza gdy są „wyjątkowo dobrze zrobione" i „doskonale wykorzystują możliwości mediów cyfrowych". Wtedy właśnie działają szczególnie niekorzystnie na rozwój mowy u dzieci, ponieważ odwracają uwagę od meritum i zamiast wspierać proces uczenia, zakłócają go.

„Ulepszone" książki elektroniczne bardziej przypominają gry wideo i filmy: *E-reading may just be screen time*[32] to tytuł „New York Times" z października 2014 roku. W artykule czytamy: „Niewykluczone, że e-booki staną się dla tego pokolenia nianią tak jak telewizja dla pokoleń poprzednich. [...] Nie chcemy, by rodzice mówili: »Nie ma powodu, żeby tu siedzieć, przewracać kartki i pokazywać dziecku, jak się czyta dany wyraz, ponieważ mój iPad może to zrobić za mnie«". Dzieci rozpraszają się łatwiej niż dorośli, a książki elektroniczne w żadnym stopniu nie przyczyniają się do skupiania uwagi i wzmacniania koncentracji.

Interesujące jest to, jak media reagują na takie naukowe dowody: zamiast jasno i wyraźnie powiedzieć, że książki elektroniczne nie nadają się dla dzieci, rodziców i nauczycieli namawia się do lepszego wykorzystywania „korzyści" e-książek i uczenia się, jak lepiej się nimi posługiwać i lepiej nauczać dzieci z ich pomocą[33]. Mają się nauczyć lepszego stosowania e-booków i zachęcać uczniów do korzystania z funkcji adnotacji, by w ten sposób nakłonić do rozmyślania (zamiast do mechanicznej i nic niewnoszącej zabawy). Lepsze wykorzystanie tego narzędzia to zdaniem dziennikarza Devina Coldeveya także przycisk „read-to-me", czyli automatyczna funkcja głośnego czytania: „Takie interaktywne właściwości mogą być dobre [...]. Dźwięk pojawiający się we właściwym momencie może być wskazówką znaczenia trudnego zdania, a funkcja głośnego czytania i słownika pozwalają dziecku na kontynuowanie lektury bez pomocy osoby dorosłej" – pisze na łamach „NBC-News" i podkreśla, że e-książki są coraz popularniejsze i nauka znajdzie sposoby, jak rodzice i nauczyciele mogą „zintegrować te nowe bogate media z doświadczeniami ich dzieci"[34].

A zatem w żaden sposób nie zwraca się uwagi na szkodliwość e-booków dla dzieci! I choć powszechnie wiadomo, że w książkach dla dzieci najważniejsze jest wspólne czytanie, a więc interakcja między rodzicem a dzieckiem, funkcję automatycznego czytania na głos przedstawia się jako atut, wskazując, że wykazała to „nauka". W cytowanych artykułach taki wniosek zdecydowanie się nie pojawia: tam zwraca się uwagę, że funkcja automatycznego czytania jest szkodliwa i nie powinna być wykorzystywana. Nawet „New York Times" podkreśla, że rodzice muszą zainwestować więcej czasu w czytanie e-książek niż ich tradycyjnych wersji właśnie ze względu na mnóstwo dodatkowych funkcji odwracających uwagę i zakłócających czytanie, i dlatego lektura książek elektronicznych wymaga więcej rodzicielskiego wsparcia i pomocy – a nie mniej.

Tym, co „nauka" rzeczywiście – niestety – pokazuje, jest częste czytanie e-książek przez dzieci bez towarzystwa rodziców (którzy są wszak przekonani, że funkcja automatycznego głośnego czytania doskonale się sprawdza). W ten sposób dzieciom odbiera się właśnie to, co najmocniej wspiera rozwój mowy: zabawę słowami w towarzystwie rodziców. „New York Times" cytuje naukowców odpowiedzialnych za badanie: „Choć [błędnie] zakładamy, że interaktywne książki elektroniczne są w stanie zapewnić dzieciom rozrywkę, takie produkty wymagają dużo większego wkładu od nas [rodziców] niż książki tradycyjne"[35].

Naśladowanie: zmysły i ruch, od szczegółu do ogółu

W opublikowanej niemal 40 lat temu pracy po raz pierwszy wykazano, że maluchy w wieku od 12 do 21 dni naśladują wyrazy twarzy dorosłych (patrz ryc. 8.3). Przekładają to, co zobaczą, na ruchy własnych mięśni mimicznych. Widać

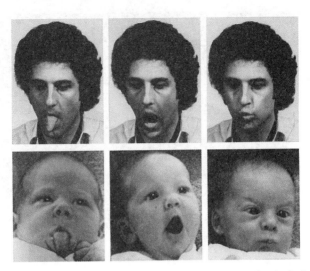

Ryc. 8.3. Ta klasyczna już seria zdjęć z biologii rozwojowej najmłodszych przedstawia, jak psychiatra Andrew Melzoff pokazuje miny naśladującemu go noworodkowi, jednemu z łącznie 18 dzieci, które uczestniczyły w eksperymencie (Meltzoff i Moore, 1977).

zatem, że mamy skłonność nie tylko do łączenia modalności zmysłowych, ale także do tworzenia powiązań między zmysłami a motoryką.

W świetle znaczenia rozwoju mowy dla całościowego rozwoju intelektualnego człowieka oraz wykraczającego dużo dalej rozwoju kulturowej ludzkiej egzystencji w ogóle można śmiało założyć, że obszary mózgu odpowiadające za naśladowanie i mowę będą na siebie zachodziły (patrz ryc. 8.4). Sensoryka (zmysły) i motoryka są ze sobą ściśle powiązane i, jak zaraz się przekonamy, stanowią podstawę wszelkich wyższych umysłowych dokonań (myślenia, woli, planowania, oceny, działania).

Nasz mózg pełni funkcję nadrzędną: służy przeżyciu. Dlatego szuka reguł i zasad kryjących się za bezustannie

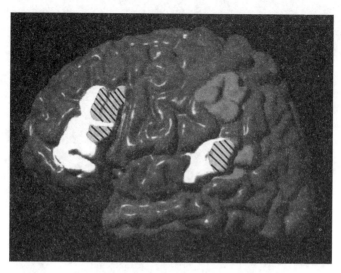

Ryc. 8.4. Mózg (widok z lewej strony) wraz ze schematycznym przedstawieniem ośrodka mowy (kolor biały) i ośrodków odpowiadających za naśladowanie (szary) oraz obszar wzajemnego nachodzenia na siebie (obszar zakreskowany). Wzajemne znaczenie obu zjawisk jest ewidentne[36].

zmieniającym się strumieniem wrażeń, wychwytuje je i zapamiętuje. W zasadzie nie jest stworzony do przetwarzania szczegółów (jeżeli są *ważne*, ich też się nauczymy), gdyż szczegóły ostatecznie są przypadkowe. Zapamiętywanie przypadków, losowych zdarzeń z wczoraj na niewiele mi się zda, jeżeli moim celem jest przetrwanie jutra, ponieważ z założenia jutrzejsze przypadki będą inne (inaczej nie byłyby przypadkami). Tym, co bardzo mi się przyda, są regularne doświadczenia, zależności i procesy. Dlatego dziecko – by sięgnąć po prosty przykład z rozwoju wczesnodziecięcego – nie zapamiętuje z nauki chodzenia sytuacji pt.: „Wczoraj podczas próby wyprostowania się za pomocą lewej nogi stołu upadłem na prawy pośladek". Zapamiętywanie takich zdarzeń nie ma sensu. Natomiast dzięki każdej próbie dziecko podczas nauki chodzenia coraz lepiej ocenia, ile impulsów do których mięśni musi wysłać jego mózg, żeby zapobiec upadkowi. Mózg steruje mięśniami w zależności od pozycji ciała w sposób coraz bardziej zróżnicowany i tak opanowuje zasady, jak się nie przewrócić. Dziecko uczy się takich regularnych zależności, na przykład między coraz silniejszym nachyleniem ciała do przodu a koniecznym do jego wyrównania rosnącym napięciem mięśni grzbietu, i na podstawie pojedynczych doświadczeń opanowuje ogólne zasady. Mózg robi to całkowicie samodzielnie, uczy się ogólnych zasad na podstawie pojedynczych zdarzeń. Jak zatem dzieci uczą się chodzić? Od (u/przy)padku do (u/przy)padku!

W taki sposób uczymy się nie tylko chodzić, ale też widzieć, słyszeć i mówić, grać na gitarze czy w piłkę nożną, planować i wiele, wiele więcej – i nawet nie wiemy, czego jeszcze już się nauczyliśmy i co już umiemy. Nasz mózg nie jest magnetofonem ani odtwarzaczem wideo, na pewno też nie jest twardym dyskiem. Jest o wiele lepszy! Nieustannie zbiera statystyki i z pojedynczych zdarzeń wyprowadza ogólne regularne doświadczenia.

Od (u)chwycenia do myślenia

Chcąc wskazać, że coś rozumiemy, mówimy czasem o *wglądzie*, o *załapaniu*, *uchwyceniu*, czyli opisując myślenie i rozumienie, *sięgamy* po czasowniki opisujące działanie zmysłów i ruch (choć nie są to słowa w stylu „gapienia się" i „obmacywania"!). *Słuchamy* prawa, w zachowaniach moralnych *podążamy* za zasadami. Języki pełne są takich wyrażeń (lub lepiej: „wspomnień") nawiązujących do faktu, że podstawy wszelkiego myślenia/działania leżą w zmysłach i ruchu.

Wyniki badań udowodniły, że dzieci muszą coś *za-łapać*, czyli zrozumieć, by móc o tym prawidłowo rozmyślać[37]. Dopiero w taki sposób właściwie poznają (obejmują) świat i panujące w nim zależności oraz uczą się odpowiedniego postępowania. *Za-łapanie* obejmuje więc rozwój i trening motoryki małej. Tak jak rozwój mowy możliwy jest wyłącznie w rozmowach z innymi ludźmi, tak opanowanie motoryki małej, myślenia przestrzennego i nawet myślenia kategorialnego zachodzi wyłącznie dzięki działaniom. I tylko dzięki działaniu dzieci mogą opanować świat i uczynić go *swoim*.

Praktycznie we wszystkich kulturach dzieci uczą się liczyć za pomocą palców. Dzisiaj już wiemy: im więcej zabaw paluszkowych dziecko doświadczy w przedszkolu, tym lepsze będzie z matematyki jako dorosły, ponieważ liczby są jednoznacznie opanowywane za pośrednictwem palców i dlatego są w mózgu fizycznie reprezentowane[38].

Całościowe uczenie się prowadzi zatem do całościowego myślenia. Ktoś, kto podczas uczenia się wyłącznie patrzy, ten zapamiętuje wyłącznie za pomocą systemu wzrokowego (a właściwie: w systemie wzrokowym). Ktoś, kto jednak materiał *obejmuje*, wykorzystuje do przetwarzania i zapamiętania wyuczonych treści dodatkowo układ motoryczny (inaczej ruchowy, zajmujący mniej więcej jedną trzecią mózgu). W badaniach udowodniono, że faktycznie uczymy się „za pomocą dłoni", kiedy manipulujemy przedmiotami: ośrodki ruchowe i czuciowe również się uczą, dzięki czemu włączamy w zapamiętanie i późniejsze myślenie dodatkowe obszary mózgu. Efekt: nie tylko uczymy się szybciej, ale potrafimy również lepiej wykorzystywać wyuczony materiał, potrafimy szybciej i wnikliwiej o nim rozmyślać i stosować go w sposób bardziej twórczy. Jak pokazano w pewnym badaniu życia, a zwłaszcza dzieciństwa – nobliści różnią się od „normalnych ludzi" tym, że jako dzieci częściej bawili się klockami. Już dawno temu pedagodzy[39] wiedzieli ważną rzecz: uczymy się sercem, mózgiem i ręką!

Chwytać czy łapać można na nieskończenie wiele sposobów: rodzaj chwytu i jego siła determinowane są przez chwytany przedmiot, planowane działanie, kierunek ruchu i/lub rotację dłoni w kontekście zmienianego otoczenia. Każdy ruch dłonią jest inny i małe dziecko używające dłoni planuje, wypróbowuje, znowu planuje i ponownie próbuje. Możliwości dłoni podczas chwytania przedmiotów i uchwycenia otaczającego świata w ten właśnie sposób są w zależności od celu i funkcji bardzo różne, zwłaszcza w zakresie użycia siły i możliwej dokładności dopasowania jej do konkretnych potrzeb.

Jeśli poprosimy czterolatka o potrzymanie igły, ołówka, klucza, jajka, wiadra lub o przytrzymanie się na drążku, automatycznie i z niesamowitą pewnością wykona 6 różnych chwytów, które mają swoje medyczne nazwy, ponieważ biorą w nich udział różne mięśnie, ścięgna i nerwy (patrz ryc. 8.5). Ponadto wszystkich 6 chwytów podlega modyfikacji, by dopasować się do wielkości, ciężaru i materiału (czyli właściwości powierzchni i stabilności) chwytanego przedmiotu.

Wykorzystywanie dłoni jako uniwersalnego narzędzia przypomina chodzenie, jeżdżenie na rowerze czy mówienie: umiemy, ponieważ nauczyliśmy się tego w dzieciństwie, i teraz wcale się nie zastanawiamy, jak złożone i trudne są to umiejętności. Kto nie wierzy, niech spróbuje nauczyć dwunożnego robota chodzić lub jeździć na rowerze. Wtedy dopiero możemy sobie uzmysłowić, o co chodzi. Wszystkiego tego musimy się nauczyć, a im lepiej się nauczymy, tym lepiej będzie nam to wychodzić w dalszym życiu. Mówienie jest tak skomplikowane, że komputery do tej pory tak naprawdę

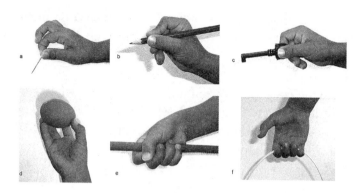

Ryc. 8.5. Chwytanie dłonią zachodzi na różne sposoby, w zależności od chwytanego przedmiotu: (a) precyzyjny chwyt szczypcowy (dwoma palcami), na przykład podczas trzymania igły; (b) chwyt trójpunktowy (np. podczas trzymania ołówka); (c) poziomy chwyt szczypcowy (kciuk dotyka boku palca wskazującego); (d) chwyt sferyczny (np. podczas trzymania surowego jajka); (e) mocny chwyt cylindryczny do trzymania (się) drążka; (f) chwyt hakowy (np. podczas niesienia wiadra)[40].

tego nie potrafią, choć każdy trzylatek tę sztukę opanował (widzimy teraz, jak mądre są trzylatki). I nie inaczej sprawy się mają w przypadku manipulowania przedmiotami.

Gdy robimy coś za pomocą ręki, nie jest ona jedynie narzędziem, ale również narządem zmysłu: podczas chwytania wysyła do mózgu doznania dotyku i nacisku oraz informacje na temat położenia stawów. Tam wrażenia zmysłowe są łączone i przetwarzane razem z wrażeniami wzrokowymi. W taki sposób powstaje „całościowa" wiedza na temat wyglądu, wielkości, kształtu i kierunku ruchu. W zestawieniu z zaplanowanym celem działania mózgowe ośrodki ruchowe obliczają opór, który należy pokonać podczas wykonywania ruchu, a następnie właściwa informacja przekazywana jest do mięśni. Oczy wprawdzie trochę pomagają, jednak lwia część zadania realizowana jest przez dłoń i czuciowo--ruchowe obszary mózgu.

W przeciwieństwie do tego przesuwanie palcem po ekranie dotykowym, który jest powierzchnią całkowicie gładką, pozbawioną cech charakterystycznych, jest najgłupszą rzeczą, jaką może robić dziecko (patrz ryc. 8.6). Przesuwanie palcem po ekranie jest dotykowo kompletnie nieciekawe, doznanie dotykowe nie pozostaje w żadnym związku z ukazującymi się obrazami i pusty ruch po szkle, bez towarzyszących ciekawych doświadczeń, staje się niezmiennym brakiem doświadczeń, z których małe dziecko nie jest w stanie nauczyć się niczego, co miałoby sens: jakie sensowne uogólnienia może wyciągnąć nasz mózg z bezustannego przesuwania palcem po szybie? Że cały świat jest w dotyku taki sam i wszystko, niezależnie od tego, jak wygląda, należy potraktować w identyczny sposób?

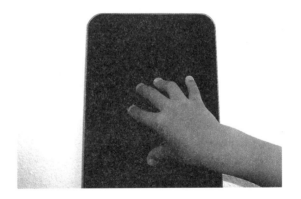

Ryc. 8.6. Przeciąganie palcem po ekranie dotykowym nie jest doświadczeniem kształtującym mózg małych dzieci.

Tablety dla niemowląt?

Dokładnie na tym polega problem z tabletami: przesuwamy po nich palcem. I tyle, koniec, nic więcej! Możliwości rozwijania motoryki małej są skrajnie ograniczone, nie mówiąc już o rozwijaniu rozumienia przedmiotów i tego, jak się z nimi obchodzić, myślenia przestrzennego i twórczości! Dzieje się tak, ponieważ jedynie wzajemne powiązanie oka (i pozostałych zmysłów) z ręką (jako zmysłu dotyku i narządu służącego manipulowaniu przedmiotami) zapewnia, że uczymy się w sposób całościowy, że w naszym mózgu powstają powiązania i sieci umożliwiające nam u-chwycenie otaczającego nas świata. Tablet nam tego wszystkiego nie zapewnia, nie dostarcza „całościowych" doświadczeń, nie jest ani wyzwaniem, ani wsparciem – ani w sferze czuciowej, ani ruchowej.

Nie dziwi zatem, że wychowawcy i nauczyciele skarżą się, że dzieci nie potrafią już posługiwać się klockami[41]. Mają dziś też trudności z posługiwaniem się rysikiem, czego konsekwencją są pomysły wyłączenia odręcznego pisma z programu nauczania – na przykład w 46 stanach Stanów Zjednoczonych wykreślono je już z programu nauczania na początkowym etapie szkoły podstawowej. Celem 4 klasy jest pisanie na klawiaturze za pomocą 10 palców. „Inteligencja potrzebuje palców" – to jakże słuszny tytuł opublikowanego przed laty w „Neue Züricher Zeitung" artykułu o „haptyce [Haptyka to dotykowy aspekt komunikacji – przyp. tłum.] pisania i losie ciała w czasach cyfryzacji"[42].

Mimo niekorzystnych skutków przeciągania palcem po tabletach na targach zabawkarskich pod hasłem „Toys 3.0" (zabawki 3.0) przytłaczająca różnorodność modeli (różowych dla dziewczynek, z plastiku dla tych zupełnie maleńkich itp.) zachwalana jest jako „rewolucja w pokoju dziecięcym".

Twierdzi się, że media cyfrowe takie jak tablet doskonale nadają się już dla zupełnie malutkich dzieci, ponieważ ich obsługa jest tak prosta. Poza tym doświadczenia płynące z ekranu mają być optymalną stymulacją dla mózgu. Dlatego też z zaznajamianiem z tabletem nie wolno czekać i warto zaczynać jak najwcześniej (patrz ryc. 8.7). Często podkreśla się więc, że maluchy muszą być zawsze optymalnie stymulowane za pomocą tabletu, by nie tracić czasu i uczyć się więcej niż wcześniejsze pokolenia. Sprzedawane są specjalne urządzenia i uchwyty do tabletów, by uspokoić sumienia rodziców pragnących dla swoich dzieci jedynie tego, co najlepsze, i chcących im zapewnić optymalny start od najwcześniejszego okresu, żeby wyprzedziły inne dzieci. Te „inne dzieci" nie są też często traktowane jak towarzystwo do zabaw, ale jako przyszła konkurencja (patrz ryc. 8.8).

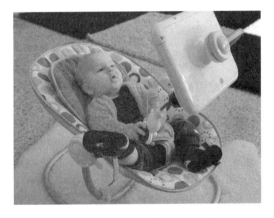

Ryc. 8.7. W USA tablety dla niemowląt są hitem: wyniki ankiety z udziałem 900 rodziców pokazały, że połowa dzieci poniżej 1. roku życia ogląda telewizję, 36% obsługuje ekran dotykowy, 15% „korzysta" z aplikacji, a 12% gra w gry komputerowe. Pełne 72% rodziców pozwala w tym wieku na korzystanie z mobilnych urządzeń cyfrowych, np. kiedy oni sami wykonują obowiązki domowe; 65% uważa, że to uspokaja, 29% dopuszcza je przed zaśnięciem[43].

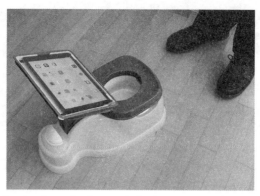

Ryc. 8.8. Byle nic nie umknęło – w żadnej sytuacji – zdaje się sugerować rodzicom to zdjęcie reklamowe.

Pedagodzy mediów dumnie wychwalają medialne zdobywanie świata za pomocą myszki[44] lub tabletu, jakby dla dzieci nie istniało nic lepszego niż cyfrowa technologia informacyjna: „Dzięki intuicyjnej powierzchni najmłodsze dzieci – zarówno w obecności dorosłych, jak i samodzielnie – są w stanie zabawowo poznawać najróżniejsze programy, gry, filmiki itp." – pisze „pedagog wczesnorozwojowy" Martin Textor w serwisie „Kita Aktuell" i jednocześnie skarży się: „A jednak w 2012 roku tylko 15% rodzin posiadało tablet". I od razu diagnoza: konieczne jest „nadrobienie" tego niedopatrzenia, ponieważ „te urządzenia są idealne dla najmłodszych dzieci".

Zrzeszenie pedagogów medialnych Medienpädagogischer Forschungsverbund Südwest bezrefleksyjnie uderza w te same tony: „Bez klawiatury, jedynie za pomocą ekranu dotykowego, oferta internetowa lub aplikacje dostępne są natychmiast, wystarczy »nacisnąć przycisk«. Umiejętności czytania i pisania nie są już konieczne do korzystania z internetowych treści, a często spotykane sterowane wizualnie menu umożliwia dostęp do nich już dzieciom przedszkolnym"[45].

W publikacji *Digital genial* (dosł. cyfrowo genialny) opiekunka w żłobku Antje Bostelmann i pedagog sztuki Michael Fink wyjaśniają to jeszcze dokładniej. Przytaczam fragmenty, by wyraźnie pokazać, jak niewielkie pojęcie o tym, o czym mówią, mają niektórzy samozwańczy eksperci wypowiadający się na temat dzieci. Maluchy mogłyby korzystać z tabletu, by „dokładniej spostrzegać" swoje otoczenie. „Na przykład można za pomocą wbudowanego aparatu fotograficznego zrobić zdjęcie gałązki drzewa znajdującego się na zewnątrz". Za pomocą rzutnika można pokazywać filmy („o ptasich rodzicach i ich potomstwie"), można tabletem fotografować figury geometryczne („np. koła, czworokąty, kule"), a potem modyfikować zdjęcia za pomocą odpowiedniej aplikacji („nagle jabłko robi się niebieskie"). Można nawet kręcić filmy i je montować albo „za pomocą wideotelefonu komunikować się z dziećmi z odległej placówki". „Aplikacja tłumacząca umożliwia rozmowę z dzieckiem, które właśnie przyjechało z innego kraju", a: „dzięki aplikacji umożliwiającej rozpoznawanie roślin można podczas spaceru po lesie identyfikować drzewa, krzewy, kwiaty i grzyby i pozyskiwać dodatkowe informacje na ich temat". W przedszkolu? Niby jak miałoby to wyglądać?

Wniosek końcowy Martina Textora: „Istnieje tak wiele możliwości sensownego wykorzystania tabletu w przedszkolu. Koszty są minimalne, ponieważ zarówno urządzenia, jak i aplikacje można kupić korzystnie [...]". W tym miejscu mogę jedynie wyrazić nadzieję, że rozsądni wychowawcy i rodzice samodzielnie odkryją, jak bardzo nietrafione są te opisy cudownego nowego cyfrowego dziecięcego świata, i że nie chodzi tu wcale o „cyfrowy geniusz", a – w świetle wszystkiego, o czym była mowa w tym rozdziale – o cyfrowe ogłupianie w wielkim stylu! O tym, że nie jest to przypadek odosobniony, możemy się przekonać na przykładzie austriackim. Tam ministerstwo kultury wspólnie z Unią Europejską dofinansowało podręcznik dla pedagogów przedszkolnych *Safer Internet im Kindergarten* (Bezpieczny internet w przedszkolu, patrz ryc. 8.9). W pierwszym rozdziale (Wczesne dzieciństwo jako „dzieciństwo medialne") czytamy: „To już nie wyjątek: roczne dzieci, które właśnie uczą się chodzić, zadziwiająco dobrze

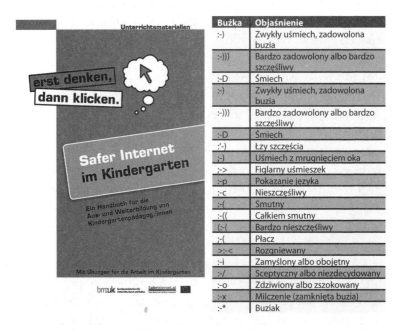

Ryc. 8.9. Okładka (po lewej) i s. 37 (po prawej) podręcznika dla pedagogów przedszkolnych *Safer Internet im Kindergarten*. „:-P" oznacza „pokazanie języka". Oto nowe treści edukacyjne cyfrowych przedszkoli. Tłumaczenie: *Erst denken, dann klicken* – Najpierw pomyśl, potem kliknij; *Safer Internet im Kindergarden* – Bezpieczny internet w przedszkolu *Ein Handbuch für...* – Podręcznik dla pedagogów przedszkolnych.

odnajdują się w zabawie z iPadem rodziców – może nawet lepiej niż we własnym mieszkaniu. [...] Jasne jest zatem, że wspieranie wczesnego rozwoju medialnego musi stawać się coraz ważniejszym elementem pracy pedagogicznej"[46].

„Nikt nie jest w stanie dziś z pewnością powiedzieć, czy korzystanie z cyfrowych mediów we wczesnym dzieciństwie jest dobre, czy złe. Badania długoletnie dziś jeszcze nie istnieją i być może nigdy nie powstaną" – czytamy we wspomnianej pracy austriackiego ministerstwa kultury. Z czystego założenia, że nic nie wiadomo (co nie jest prawdą: wiadomo, co jest dobre dla małych dzieci, a co nie) płynie wniosek, że koniecznie należy wprowadzić wczesną edukację medialną. Pedagodzy medialni, którzy tak twierdzą, nie potrafią się jednak powołać na dane (i tego nie robią) i odwołują się wyłącznie do swojego prywatnego wrażenia.

Wnioski

Manipulowanie przedmiotami jest istotnym elementem naszego życia i zapewnia sukces naszemu gatunkowi. Pojmujemy – obejmujemy – otoczenie zmysłowo i haptycznie – a więc obok wszystkich innych zmysłów ważny udział przypada motoryce.

Po zapoznaniu się z przedstawionymi tu faktami z badań podstawowych nad rozwojem dzieci, rozwojem mózgu oraz warunkami, które muszą być spełnione, by ów rozwój mógł przebiegać prawidłowo, powinno być jasne, że argumentacja producentów tabletów i ich sprzedawców nie ma racji bytu. Stymulacja sensoryczna małych dzieci nie polega na tym, żeby było kolorowo i głośno, ale na łączeniu różnych kanałów zmysłowych. To, co niemowlak widzi, musi być również dotknięte, rączkami i (zwłaszcza u najmłodszych) również buzią. Wtedy również smakujemy i wąchamy, i w taki sposób tworzymy ogólne wrażenie danego obiektu. Jednocześnie możemy nim manipulować, a więc wykształcać programy motoryczne, które są niebywale przydatne podczas uczenia się o danym obiekcie. Róża wygląda inaczej, inaczej ją odczuwamy, inaczej pachnie i inaczej smakuje niż jabłko. Szkło ma inny dźwięk (kiedy się w nie zapuka) niż drewno; łatwiej się tłucze, kiedy je upuścimy, inaczej wygląda itd. Dziecko potrzebuje takich doświadczeń, żeby uchwycić istotę otaczającego je świata!

Rozwój mowy, bilet wstępu do naszego życia intelektualnego, wymaga dialogu z rodzicami i innymi dorosłymi opiekunami. Książki taki dialog wspierają, książki elektroniczne nie. Za bardzo rozpraszają uwagę, co ogranicza możliwość zrozumienia treści i efekt uczenia się. Całkowicie nieodpowiednie są funkcje czytników i tabletów, które umożliwiają dziecku samodzielne korzystanie z nich, bez wskazówek i wsparcia ze strony dorosłych. Guzik „read to me" w czytnikach jest równie sensowny jak silnik wbudowany w rower

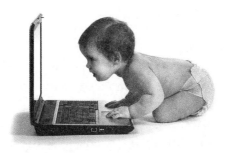

Ryc. 8.10. Dobra niania? Nie!

treningowy. Aplikacje, które tłumaczą z innego języka lub na inne języki albo pozwalają rozpoznawać rośliny, nie mają w przedszkolu zastosowania, ponieważ najpierw muszą powstać podwaliny skutecznej komunikacji i rozumienia przyrody. Także to jest możliwe wyłącznie w dialogu z dorosłymi.

Pewne jest jedno: potężne lobby łączące producentów, medialnych potentatów i wielu (choć nie wszystkich) pedagogów medialnych obiecuje nam codziennie złoty wiek edukacji możliwy dzięki technologii cyfrowej. Fakty pokazują jednak, że jest to potężny zamach na dzieciństwo, polegający na ograniczeniu zmysłów i ruchu. Trzeba się mu przeciwstawić. Zadaniem rodziców i opiekunów jest zatem chronienie dzieci przed cyfrowymi mediami. Stosowne inicjatywy – na przykład Media Protect[47] – już istnieją.

9. Cyfrowa młodzież: nieuważna, niewykształcona, nieruchliwa

Sprawność podstawowych elementów komputera, procesora i dysku twardego jest określona i po wyprodukowaniu już się nie zmienia – ma stałą wydajność (FLOPS, bajty). Moc przetwarzania i zapamiętywania naszego mózgu natomiast tworzy się dopiero podczas używania, nie jest zatem ani określona podczas narodzin, ani nie powstaje też później samoistnie. Na przykład mózgowe obszary ruchowe mają podstawę biologiczną, jednak do wykształcenia się potrzebują setek tysięcy sensorycznych informacji przychodzących (*inputs*) i motorycznych informacji wychodzących (*outputs*), pozwalających na opanowanie wszelkich możliwych prostych i złożonych ruchów, od chodzenia po grę na fortepianie lub w koszykówkę. To samo dotyczy wszystkich innych obszarów mózgu.

Kiedy mózg wykształcony zachoruje, przestaje właściwie działać, ale gdy wyzdrowieje, ponownie podejmuje właściwe funkcje. Jeśli mózg ulegnie zakłóceniom podczas kształcenia, skutki są gorsze: nie uzyskuje właściwego poziomu funkcjonowania. Jeżeli proces (wy)kształcenia pójdzie nie tak, szkody są często nienaprawialne. Właśnie o takim fatalnym rozwoju wypadków u dzieci pisałem w poprzednim rozdziale. Teraz czas przyjrzeć się skutkom korzystania z cyfrowych mediów wśród młodzieży.

Zdolność uczenia się i wiek

Wiedza, że mózg ulega zmianom w wyniku działania – mówimy tu o neuroplastyczności lub jej konsekwencjach w postaci uczenia się – należy do najważniejszych odkryć badań nad mózgiem ostatnich 30 lat. Dopiero dzięki tym procesom mózg rozwija pełnię swoich możliwości. Składa się z około stu miliardów neuronów, z których każdy ma nawet do dziesięciu tysięcy połączeń z innymi komórkami nerwowymi. Komórki nerwowe przetwarzają informacje (w postaci impulsów elektrycznych), przesyłając je sobie wzajemnie. Wtedy impulsy przeskakują przez połączenia między neuronami – synapsy – które w konsekwencji zmieniają siłę połączenia. I w taki sposób „hardware – mózg" zmienia swoje działanie pod wpływem działającego „software'u". Zmiana siły połączeń synaptycznych *jest* zapisaniem treści. I tak oto przetwarzanie informacji automatycznie zachodzi równocześnie z jej zapamiętywaniem. Obie funkcje nie zachodzą zatem w dwóch odrębnych modułach, ale są dwoma aspektami *jednego* procesu: czynności komórek nerwowych. Czynność neuronów prowadzi zatem do nieustannej poprawy działania, przede wszystkim w dzieciństwie i młodości (patrz ryc. 9.1).

W wypadku niektórych funkcji mózgowych już kilka lat po narodzinach odnotowuje się spadek zdolności uczenia się (patrz ryc. 9.2). Na przykład uczenie się widzenia kończy się mniej więcej w wieku 5 lat. Malutkie dzieci z jednym

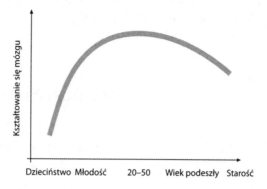

Ryc. 9.1. Wzrost możliwości naszego mózgu następuje przede wszystkim u dzieci i młodzieży. W wieku dorosłym możliwości słabną[1].

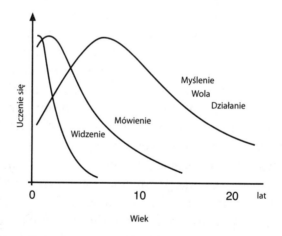

Ryc. 9.2. Proces uczenia się w obszarach mózgu odpowiedzialnych za specyficzne funkcje przebiega w różnych fazach dzieciństwa i młodości, aż do wczesnej dorosłości. Jeżeli nie nauczymy się widzieć do mniej więcej 5. roku życia, oko pozostanie już niewidzące. Jeżeli do około 13. roku życia ośrodki mowy nie zostaną „zaprogramowane", nie nauczymy się już w ogóle mówić. Płaty czołowe, mieszczące wyższe i najwyższe funkcje umysłowe – myślenie, wolę, planowanie, ocenianie, działanie – rozwijają się jeszcze w 3. dekadzie życia.

okiem widzącym prawidłowo (100%) i jednym słabszym (np. 70% prawidłowej ostrości widzenia) nie mogą rozwijać się spontanicznie, ponieważ ośrodki wzrokowe w ich mózgu chętniej przetwarzają ostre obrazy z oka widzącego prawidłowo i znacząco mniej uwzględniają nieostre obrazy z oka słabszego. A to negatywnie wpływa na rozwój połączeń między słabszym okiem a obszarami wzrokowymi, i jeśli nic nie zostanie w związku z tym zrobione, u dziecka pięcioletniego oko słabsze stanie się okiem niewidzącym. Procesy rozwojowe poszczególnych obszarów mózgu nie trwają wiecznie, tzn. połączenia, które nie powstaną w młodości, później nie rozwiną się już w sposób pełny. Mówi się w tym kontekście o oknach rozwojowych, okresach krytycznych czy wrażliwych. Ich początek i koniec zależy od konkretnej funkcji mózgowej i przebiegu rozwoju modułów w nią zaangażowanych. Na przykład obszary wzrokowe w płatach potylicznych są aktywne już przy narodzinach i rozwijają się wcześnie. Maksymalna liczba połączeń (synaps) wykształca się w 8. miesiącu życia. Natomiast w płatach czołowych maksymalna liczba synaps osiągana jest w 8. roku życia. Dopiero wytworzenie wielu połączeń synaptycznych umożliwia powstawanie kolejnych struktur (mówimy o wykształceniu się wewnętrznych reprezentacji), nierzadko także w wyniku spadku liczby połączeń: zachowane zostają jedynie te używane. Sięgnijmy po analogię z botaniki: początkowo połączenia rosną dziko i obficie, potem wybierane są jedynie te, których działanie naprawdę jest potrzebne.

W celu zapobieżenia bardzo niekorzystnemu spontanicznemu przebiegowi rozwoju wzroku u dzieci gorzej widzących na jedno oko, kiedy oko widzące w 70% staje się okiem w ogóle niewidzącym, trzeba oko widzące prawidłowo zasłaniać czymś przypominającym piracką przepaskę. W ten sposób zmuszamy mózg do przetwarzania sygnałów płynących ze słabszego oka (zamiast tylko tych lepszych sygnałów z oka widzącego ostro) i dokładnie to przetwarzanie dba o „przyłączenie" słabego oka. Dopiero przetwarzanie impulsów płynących z oka do ośrodka wzrokowego sprawia, że oko w ogóle uczy się widzieć.

Przykład z dzieciństwa można przenieść również na procesy uczenia się przebiegające u młodocianych. Zachowania społeczne, wartości, posunięcia dalekowzroczne, roztropność, długofalowe planowanie i działanie w pełni rozwijają się dopiero u dorosłych. Jak długo dokładnie trwa rozwój tych funkcji, nie jest dziś do końca wyjaśnione. Ale im nowsze publikacje na ten temat, tym proces bardziej rozciąga się w czasie. Sto lat temu sądzono, że nasz mózg jest w pełni rozwinięty po zakończeniu okresu dojrzewania. Nowsze badania wskazują, że rozwój trwa jeszcze w 3. dekadzie życia, niedawno ukazała się też praca sugerująca, że rozwój mózgu kończy się w wieku 60 lat.

Uwaga – ważne, rzadkie dobro

By móc się rozwijać, mózg musi wchodzić ze światem w interakcje. Żeby to było możliwe, musimy być czujni i skupieni. W obu wypadkach chodzi o uwagę, chociaż o dwa różne stany czy funkcje. Czujnością uwagi nazywamy ogólną aktywację umysłową, świadomość otoczenia. Sięga ona od „głębokiej śpiączki" do „pełnego rozbudzenia" i jest sterowana przez określone ośrodki mózgowe. Nasza zdolność skupienia się na określonej rzeczy i wyciszenia wszystkiego, co nieistotne, także bywa potocznie określane mianem uwagi. Naukowym pojęciem jest tu jednak uwaga selektywna, ponieważ jest to coś innego niż czujność. Intensywne korzystanie z mediów cyfrowych zakłóca obie funkcje uwagi – zwiększa zmęczenie w ciągu dnia (więcej o tym w rozdziale 10) i zaburza uwagę selektywną. W klinicznym zaburzeniu uwagi – dziś często określanym jako zespół nadpobudliwości psychoruchowej z deficytem uwagi (ADHD) – zaburzona jest przede wszystkim uwaga selektywna. Już dawno udowodniono, że korzystanie z elektronicznych mediów wizualnych jest czynnikiem współodpowiedzialnym za występowanie tego zaburzenia[2]. Wykazano to później eksperymentalnie w pracy, która ukazała się w renomowanym pediatrycznym czasopiśmie „Pediatrics"[3]. Sześćdziesięcioro czterolatków przydzielonych losowo do trzech dwudziestoosobowych grup oglądało albo fantastyczną kreskówkę z bardzo szybką akcją, albo realistyczny film edukacyjny, albo przez 9 minut rysowało. Potem wszystkie dzieci poddano 4 wystandaryzowanym testom na koncentrację i uwagę selektywną – w tym kontekście mówi się też o funkcjach wykonawczych: dzieci wcześniej rysujące wypadły najlepiej. Szybka kreskówka miała natomiast katastrofalne skutki dla funkcjonowania umysłowego.

Dalsze badania[4] tej samej grupy roboczej potwierdziły wcześniejsze wyniki i je rozszerzyły: pokazanie kreskówki z bardzo szybką fantastyczną treścią prowadziło – w porównaniu z wolniejszym i bardziej realistycznym filmem lub dowolną zabawą w grupie łącznie 160 dzieci w wieku 4 i 6 lat – do wyraźnego zakłócenia koncentracji i uwagi. W drugim eksperymencie wykazano, że w grupie 60 czterolatków oglądanie telewizji pokazującej szybkie fantastyczne filmy edukacyjne skutkuje takimi samymi zakłóceniami jak kreskówki z fantastyczną treścią. I wreszcie – w trzecim eksperymencie z udziałem 80 dzieci czteroletnich próbowano oddzielić skutki szybkości, z jaką pokazywane są obrazy, od przedstawianych fantastycznych treści. Okazało się, że negatywne skutki ma nie tylko szybkie przedstawianie obrazów, ale także fantastyczne treści same w sobie. Wygląda na to, że bombardowanie dzieci nazbyt niedorzecznymi bzdurami prowadzi u nich do czegoś w rodzaju wyłączenia mózgu. Ponieważ uwaga i zdolność koncentracji człowieka mają bardzo znaczący wpływ na jego dalsze życie, i ponieważ telewizja wywiera jednoznacznie negatywny wpływ na te funkcje, i ponieważ dzieci bardzo często oglądają takie programy, autorzy badania traktują wyniki jako warte zastanowienia w kontekście zdrowia całej populacji.

Inne zespoły badawcze potwierdziły negatywne skutki telewizji dla zdolności koncentracji i uwagi[5]. Na dłuższą metę niekorzystnym wpływom ulega też rozwój ruchowy i poznawczy, a także rozwój mowy[6]. Podobnie negatywne konsekwencje mają gry wideo i gry komputerowe. W pracy przeglądowej zatytułowanej *Die Bildschirmkultur: Auswirkungen auf ADHD* (*Kultura ekranów: konsekwencje dla ADHD*) autorzy stwierdzają: „Różne badania potwierdzają, że choroby psychiczne, zwłaszcza ADHD, wiążą się z nadmiernym korzystaniem [z gier komputerowych] i że zwłaszcza ciężkość zaburzeń uwagi koreluje z intensywnością takiego korzystania. Dzieci z ADHD są szczególnie podatne na wciągnięcie się w świat gier, ponieważ gry składają się z krótkich fragmentów niestanowiących szczególnego wyzwania dla procesów uwagi. Ponadto dostarczają bezpośrednich nagród z silnymi zachętami i obietnicami jeszcze większej nagrody, jeśli gracz wypróbuje grę na kolejnym poziomie. Także czas poświęcany na gry może nasilić objawy ADHD, jeśli nie bezpośrednio, to pośrednio poprzez utratę czasu na inne, bardziej rozwojowe czynności"[7].

Obok serfowania po internecie i grania w gry komputerowe, na konsoli, tablecie czy korzystania z iPoda dziś przede wszystkim smartfony stanowią duże zagrożenie dla umysłowego rozwoju dzieci i młodzieży. W samych tylko Chinach, największym dziś rynku na te urządzenia, ponad pół miliarda ludzi korzysta ze smartfonów w celu serfowania po sieci. Nie dziwi zatem, że największe badanie nad konsekwencjami telefonów komórkowych dla uwagi przeprowadzono właśnie w Chinach. Łącznie u 7102 uczniów w wieku od 12 do 20 lat (średnia wieku: 15,3 roku, połowa chłopców, połowa dziewcząt) określono objawy zakłóceń uwagi (ADHD) i zadano pytania o sposób korzystania z mediów. Wyniki nie mogły być jaśniejsze: stwierdzono nasiloną nieuwagę, (1) im więcej czasu spędzano ze smartfonem w celach rozrywkowych, (2) kiedy smartfon w ciągu dnia był w kieszeni spodni i (3) kiedy nie był wyłączany w nocy. Szczególnie silną nieuwagę stwierdzano u uczniów poświęcających ponad godzinę dziennie na granie na smartfonie w gry[8].

Najnowsze w tym momencie badanie dotyczące negatywnych konsekwencji scyfryzowanego życia na uwagę pochodzi z kanadyjskiej filii firmy Microsoft. Jego publikacja nie mogła być mniej sensacyjna – oto, jak się zaczyna: „Średni zakres uwagi człowieka w roku 2000 wynosił 12 sekund, w roku 2013 skrócił się do 8 sekund (czyli sekundę krócej niż u złotej rybki!) [...]. Czy dziś młodzi ludzie robią to samo, co robili ludzie od tysięcy lat – rozwijają się i dopasowują do nowych realiów?"[9].

Wiadomo, że w badaniu wcale nie sprawdzano zakresu uwagi ani u złotej rybki, ani u człowieka i że ewolucja biologiczna postępuje za wolno, by dotrzymać kroku rozwojowi cyfrowego świata. Ale faktem jest również, że nie można zakładać krytycznego nastawienia autorów badania wobec mediów i podejrzewać, że wykazane zależności są skutkiem ich sceptycyzmu. W tej kwestii nie ma najmniejszych wątpliwości, że Microsoft jest poza wszelkimi podejrzeniami. Dlatego to, że Microsoft Kanada publikuje wyniki tak głośno bijące na alarm, jest doniosłym wydarzeniem. Ciekawe jest tło badania, opisane w przedmowie następującymi słowami: „Ponieważ coraz więcej sfer życia Kanadyjczyków ulega cyfryzacji, uznaliśmy, że ważne jest zrozumienie skutków dzisiejszego scyfryzowanego stylu życia dla konsumentów i ich uwagi oraz znaczenia tychże skutków dla rynku. Tak narodził się ten projekt badawczy. Prawdę mówiąc, wyniki badania potwierdzają, że nie zawsze dostajemy wszystko, czego się spodziewamy..."[10].

Nie mamy tu więc do czynienia ze zmartwionymi nauczycielami czy profesorami, nie ze specjalistami zajmującymi się edukacją ani z pedagogami czy psychologami, ale ze specami od marketingu martwiącymi się o to, że żeby kupić dany produkt, ludzie muszą w jakimś momencie zwrócić na niego uwagę. A ponieważ w czasach małych (smartfony), dużych (TV, komputer) i olbrzymich (powierzchnie reklamowe) ekranów nasza uwaga stała się „dobrem limitowanym", ludzie chcący coś sprzedać muszą zacząć ją badać. „Jeżeli wiadomości zostały zredukowane do 140 znaków, a rozmowy kondensowane są do emotikonów, to jak wpływa to na sposób, w jaki Kanadyjczycy spostrzegają świat i sobie w nim radzą?"[11] – słusznie brzmi pytanie postawione w badaniu, skoro rzeczywiście emotikony (patrz ryc. 9.3) trafiły do rozmów prowadzonych za pośrednictwem smartfonów.

Za pomocą opartej na grze ilościowej ankiety internetowej, w której wypowiedziało się 2000 Kanadyjczyków, pytano między innymi o styl życia i wykształcenie. Za pomocą specjalnie stworzonej procedury mierzono też 3 aspekty uwagi: czujność, uwagę selektywną i zdolność do przeskakiwania między realizowanymi zadaniami[13].

Wyniki ankiety pokazały, że zdolność do skupionej pracy nad jednym jedynym zadaniem wyraźnie spadła i spadek

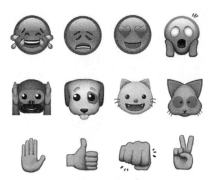

9.3. Rysunek pokazuje dwanaście z 845 dziś wykorzystywanych emotikonów, które – analogicznie do chińskich i większości japońskich znaków – są ideogramami. Przedstawiono po 4 topowe buźki, zwierzaki i gesty (za: emojitracker.com, 20.3.2014). Zostały stworzone przez japońskich twórców kreskówek w latach dziewięćdziesiątych ubiegłego wieku i od roku 2010 są na całym świecie kodowane w systemie unicode 6.0, określającym zasady działania komputerowych klawiatur[12].

ten stoi w relacji do intensywności korzystania z internetu, mediów społecznościowych i wielozadaniowości (patrz ryc. 9.4). Ponadto osoby często uciekające się do wielozadaniowości gorzej radziły sobie z ignorowaniem bodźców rozpraszających: „Korzystanie z wielu ekranów czyni konsumentów mniej zdolnymi do ignorowania bodźców odwracających uwagę" – napisali autorzy[14].

Co ciekawe, te niekorzystne ustalenia sprzedawane są później jako wynik pozytywny: młodzi ludzie nawet wtedy, kiedy podczas oglądania telewizji *nie* patrzą na ekran, i tak odbierają, co się na nim dzieje, kiedy na przykład (w TV) ludzie się śmieją, a wtedy rzucają okiem na telewizor. (A więc ich uwaga odwracana jest od czynności, którą wtedy wykonują; ale to zdaje się nie mieć znaczenia dla reklamowych strategów).

Całe 67% ankietowanych w tym badaniu Kanadyjczyków podało, że wielozadaniowość jest jedynym sposobem

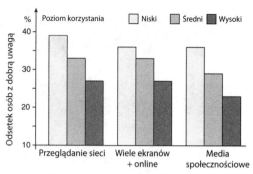

Ryc. 9.4. Odsetek osób z dobrą uwagą podczas korzystania z różnych mediów cyfrowych: przeglądanie sieci, robienie różnych rzeczy na raz na ekranach i korzystanie z mediów społecznościowych. Przy każdej formie korzystania dzielono badanych na 3 grupy pod względem intensywności korzystania i określano odsetek osób charakteryzujących się wysokim poziomem uwagi. Na wykresie to widać: cokolwiek robimy w sieci, im robimy tego więcej, tym słabsza jest nasza uwaga[15].

na podołanie pracy, którą muszą wykonać[16]. W tej kwestii w sposób oczywisty się mylą, ponieważ wiemy już z rozdziału 2, że ludzie nie potrafią robić wielu rzeczy na raz. Szczególnie martwi jednak, że właśnie tak uważa 76% osób w wieku od 18 do 24 lat. Ponad trzy czwarte młodych ludzi nie wie, jak pracować wydajnie (i uważnie), a jak zdecydowanie się tego *nie robi*! (Wśród ludzi powyżej 65. roku życia odsetek ten spada do 38%)[17].

Kanadyjczycy są zatem dość nieuważni, zarówno w kontekście czujności, jak i uwagi selektywnej. I są tym bardziej nieuważni, im są młodsi. Wniosek końcowy autorów jest w pewnym sensie godny uwagi: trzeba szybko dochodzić do sedna (inaczej konsument wcześniej zaśnie), mówić w bardzo prosty sposób (inaczej konsument ulegnie rozproszeniu) i bombardować wszystkimi kanałami (czytaj: reklama telewizyjna, przez konsole, smartfony, komputery i internet), żeby wiadomość rzeczywiście dotarła do odbiorcy. Należy coraz agresywniej walczyć o deficytowy towar „uwaga"!

Ekrany w edukacji?

Wiele dzieci rozpoczyna dziś naukę w szkole podstawowej od zajęć z iPada – bez wcześniejszych naukowych badań i rozważań na temat ryzyka i działań niepożądanych. W medycynie coś takiego byłoby nie do pomyślenia. Ale tu chodzi przecież „tylko" o nasze dzieci, można zatem eksperymentować do woli. Rynek jest ważniejszy od nauki. A ta ostatnia pokazuje (w fachowym czasopiśmie „Science"), że cyfrowe podręczniki właśnie wtedy przynoszą gorsze rezultaty, jeżeli są interaktywne[18]. Google o wiele gorzej nadaje się do przyswajania wiedzy niż książki i zeszyty, co wyraźnie pokazują 4 eksperymenty prowadzone przez psychologów z uniwersytetów Columbia czy Harvard, opublikowane także na łamach „Science"[19]. Podobnie klepanie po klawiaturze nie sprzyja kodowaniu wiedzy w pamięci długotrwałej tak jak pisanie odręczne, co udowodnili naukowcy z Princetown i Doliny Krzemowej[20]. Ich praca nosi piękny tytuł *Pióro jest potężniejsze od klawiatury: zalety pisma odręcznego w porównaniu z pisaniem na laptopie*.

Katastrofalny wpływ pisania na klawiaturze na zdolność czytania nie został nigdzie wykazany z taką mocą jak w Chinach[21]. Badano tam umiejętność czytania u prawie 6 tysięcy uczniów klas 3, 4 i 5 za pomocą tych samych testów, które stosowano już 20 i 10 lat wcześniej. Wtedy odsetek uczniów z poważnymi zaburzeniami czytania wynosił od 2 do 8%. Chińskie pismo wykorzystuje mniej więcej 5 tysięcy znaków, które uczniowie zapamiętują wyłącznie dzięki częstemu pisaniu ich odręcznie. Kiedy Chińczycy piszą na klawiaturze, korzystają ze zwyczajnej klawiatury i piszą fonetycznie, a więc na przykład „li", po czym wyskakuje lista wszystkich wyrazów brzmiących jak „li". Za pomocą myszki można wtedy wybrać znak z właściwym znaczeniem, który pojawia się w miejscu „li". Taki sposób pisania po chińsku – metoda Pinyin – jest bardzo wydajny i nauczany jest w chińskich szkołach podstawowych w drugiej połowie 3 klasy.

A oto skutki uboczne takiego podejścia: ponad 40% uczniów klasy 4 nie potrafi już czytać; w klasie 5 to już 50%. Dodatkowo okazało się, że ci uczniowie, którzy sporadycznie w domu piszą chińskie znaki odręcznie, w klasie 4 i 5 radzą sobie z czytaniem lepiej od tych, którzy praktycznie całkowicie przeszli na pisanie elektroniczne. Ryzyko i działania niepożądane mediów cyfrowych w obszarze edukacji trudno pokazać wyraźniej!

Myli się ten, kto sądzi, że my tutaj [w Niemczech – przyp. tłum.] jesteśmy w te klocki o wiele lepsi. Także w Niemczech pismo odręczne zostało w niektórych landach zniesione. Dzieci posługują się literami drukowanymi i nie opanowują w związku z tym złożonych umiejętności motorycznych, wspierających procesy pamięciowe podczas zapisywania. W Stanach Zjednoczonych wiosną 2013 roku w 46 stanach wykreślono pismo odręczne z programu nauczania szkoły podstawowej. Celem zajęć do klasy 4 jest opanowanie pisania na klawiaturze dziesięcioma palcami. Wiemy jednak ze stosownych badań, że pismo odręczne wspiera rozwój mózgu, natomiast pisanie na klawiaturze w żadnej mierze nie odpowiada złożoności mózgowych procesów rozwojowych, a coś, co zapiszemy ręcznie, zapamiętujemy lepiej niż coś, co wystukamy na klawiszach[22]. A zatem nieuczenie dzieci w szkole pisania odręcznego można przyrównać do pozbawienia młodych ludzi ważnego narzędzia wspierania pamięci. Tym samym szkodzimy im w procesie kształcenia.

Mimo tej wiedzy jesienią tego roku w Korei Południowej wiele pierwszych klas rozpocznie edukację z iPadem, także w Holandii powstają klasy nazwane za założycielem firmy

Apple „klasami Steve'a Jobsa" – z iPadem zamiast podręcznika i zeszytu. Warto przy tym wspomnieć, że pan Jobs zakazał swoim dzieciom korzystania z iPadów, ponieważ jego zdaniem urządzenia te nie były dla nich odpowiednie[23]. *Czy podręczniki szkolne umierają?* – to pytanie z tytułu artykułu zamieszczonego 1 października 2014 roku w „ZEIT"[24], uzupełnionego 6 tygodni później o kolejny: *Przespane połączenie*[25]. W oparciu o publikację Komisji Badawczej Bundestagu dot. internetu i cyfrowego społeczeństwa z roku 2013 i badanie z jesieni 2014 roku[26] ubolewa się, że kompetencje komputerowe niemieckich ósmoklasistów, z których tylko 1,8% codziennie korzysta ze szkolnego komputera, w porównaniach międzynarodowych wypadają zaledwie gdzieś pośrodku. Jedynie całkowite ogólnokrajowe wyposażenie szkół w cyfrową technologię informacyjną może zapewnić naszemu społeczeństwu dobre wykształcenie kolejnego pokolenia. I tylko w taki sposób można sprawić, aby Niemcy w dłuższej perspektywie pod względem wykształcenia swoich obywateli nadal byli konkurencyjni. „Im bardziej cyfrowo, tym lepiej" brzmi jednogłośna dewiza. Bernadette Thielen z rady ds. mediów przy ministerstwie szkolnictwa kraju związkowego Nadrenia Północna-Westfalia skarży się na przykład we wspomnianym artykule w „Zeit", że wydawanie podręczników szkolnych po prostu w formacie pdf (co robi dziś większość

„li" : 里利力利梨立例丽荔理离礼

Ryc. 9.5. Wpisywanie chińskich znaków metodą Pinyin. Wpisujemy na przykład „li" i otrzymujemy propozycje wyrazów (w tym wypadku „osada", „korzyść", „siła", „korzyść", „gruszka", „stać", „przykład", „ładny", „owoc liczi", „racja", „dzielić", „rytuał"). Z listy za pomocą myszki wybieramy słowo, o które nam chodzi.

wydawnictw) absolutnie nie wystarcza. Jakby tego było mało, jej zdaniem: „Cyfrowe podręczniki są szczególnie wartościowe wtedy, kiedy w pełni wykorzystują możliwości, jakie daje cyfryzacja"[27].

Zarówno *Cornelia Quennet-Thielen*, sekretarz stanu w Federalnym Ministerstwie Oświaty i Badań Naukowych[28], jak i kanclerz Angela Merkel[29] postulują pilną zmianę tego stanu rzeczy: „Przekazywanie wiedzy za pośrednictwem komputera jest dziś największym wyzwaniem, jakie stoi przed szkołami" powiedziała kanclerz w swojej wideowiadomości pod koniec września zeszłego roku. Także *BITKOM* (Niemieckie Stowarzyszenie Informatyki, Telekomunikacji i Nowych Mediów) wciąż na nowo opowiada się za takim doposażeniem. Jedynie rodzice, wychowawcy i nauczyciele (a także – o dziwo! – wielu uczniów) wypowiedzieli się sceptycznie w sondażu przeprowadzonym jesienią 2014 roku na zlecenie fundacji Deutsche Telekom przez instytut Allensbach: w tej grupie wyraźna większość dostrzega w zastosowaniu rozwiązań informatycznych w obszarze edukacji więcej wad niż zalet[30].

Fakty przyznają im rację: praca przeglądowa opublikowana na łamach „Science" w 2012 roku na temat elektronicznych podręczników pokazuje, że sukces edukacyjny jest tym mniejszy, im bardziej podręczniki wykorzystują możliwości, jakie daje cyfryzacja: filmy i linki (zamiast zdjęć i bibliografii) kuszą, by w nie kliknąć, odwracają uwagę od czytania i pogarszają efekty uczenia się tym bardziej, im „lepiej" są zrobione[31]. W tej kwestii podręczniki nie różnią się od książek dla dzieci (co pokazywałem w poprzednim rozdziale): cyfryzacja prowadzi do rozpraszania uwagi i zakłóca uczenie się. Pewnie dlatego studenci college'ów z Kalifornii zdecydowanie wolą książki tradycyjne od elektronicznych, kiedy mają się uczyć[32].

Propagandzie wykrzykiwanej przez podekscytowanych graczy rynkowych należy zatem jasno przeciwstawić taką oto argumentację: jeżeli dziś politycy odpowiedzialni za edukację wciąż uparcie postulują koniec „epoki kredy"[33], a więc opowiadają się za wszechogarniającym wyposażeniem naszych szkół w tablety, laptopy, rzutniki (lub od razu tablice interaktywne) i dostęp do internetu, to z całą pewnością nie powołują się przy tym na wiedzę i odkrycia naukowe. Istniejące dane przyznają bowiem rację ostrożnym i sceptycznym rodzicom i nauczycielom i stoją w jawnej opozycji do tego, co codziennie wmawia nam wymienione wyżej konsorcjum branży IT, polityki i mediów.

Szeroko zakrojone niemieckie badania dotyczące wykorzystywania komputerów podczas zajęć szkolnych, tak samo jak badania międzynarodowe, wykazały[34], że komputery w szkole nie poprawiają ani procesu uczenia, ani wyników szkolnych. W zamian nasilają się deficyty uwagi; a przecież takie obszary problemowe, jak uzależnienie i mobbing, w ogóle nie są w tych badaniach uwzględniane.

Przyjrzyjmy się dwóm przykładom: wyniki dużego badania finansowanego przez Ministerstwo Oświaty i Badań Naukowych, Unię Europejską i Deutsche Telekom *Szkoły do sieci. 1000 razy 1000: notebooki w tornistrach* (patrz ryc. 9.6) wcale nie ujawniły lepszych ocen ani korzystniejszych zachowań związanych z uczeniem się wśród uczniów: „Ogólnie rzecz ujmując, badanie w żaden sposób nie udowodniło, że praca z notebookami skutkuje ogólnie lepszymi osiągnięciami i kompetencjami oraz zachowaniami sprzyjającymi uczeniu się w grupie uczniów". Natomiast „uczniowie podczas lekcji mieli zwiększoną skłonność do nieuwagi"[35]. Podczas zajęć komputerowych nie udało się nauczyć obsługi komputerów: w teście kompetencji informatycznych nie stwierdzono różnic między uczniami, którzy uczyli się

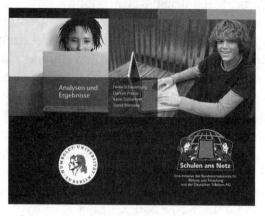

Ryc. 9.6. Projekt *1000 razy 1000: notebooki w tornistrach* – niezależnie od przyjaźnie i entuzjastycznie uśmiechniętych dzieciaków na okładce – nie wywarł korzystnych efektów na sukces edukacyjny.

na notebookach, a tymi, którzy korzystali z tradycyjnych podręczników".

Trzy lata później okazało się, że podobne przedsięwzięcie prowadzone w Hamburgu – *Hamburger Netbook Projekt* – w szkołach ponadpodstawowych dało takie same rezultaty; nie stwierdzono „żadnych istotnych statystycznie różnic w rozwoju kompetencji" między uczniami klas z komputerami a tymi, którzy podczas zajęć nie korzystali z komputerów [36]. I co najważniejsze, nawet korzystanie z mediów nie zostało tak naprawdę przyswojone przez uczniów: „Nie udało się wykazać jednoznacznego trendu w kierunku wzmocnienia kompetencji medialnych w zakresie korzystania z komputera i internetu w wyniku zastosowania netbooków". Co więcej, uczniowie w 90% „posiadali przed rozpoczęciem projektu komputer w domu. Wiedzę na

temat komputerów i internetu przyswoili sobie głównie samodzielnie (58%) albo z pomocą członków rodziny (28%). Szkoła odgrywa tu mało znaczącą rolę (8%)"[37].
Można by założyć, że takie rozczarowujące wyniki kiedyś sprawią, że za danymi pójdzie też zrozumienie. Niestety tutaj medycyna i pedagogika diametralnie się różnią[38]. Jeśli bowiem w medycynie, na przykład, niewielkie badanie porównujące terapie w grupie 20 pacjentów wykaże, że terapia A (7 zdrowych osób i 3 zmarłych) jest lepsza od terapii B (2 zdrowych pacjentów i 8 zgonów), komisja etyki nie wyrazi zgody na przeprowadzenie kolejnego, tym razem dużego badania na 1000 pacjentach w celach porównawczych. Powód: według istniejącego stanu wiedzy takie badanie skutkowałoby mnóstwem niepotrzebnych śmierci. Całkiem inaczej sprawy się mają w pedagogice, gdzie najwyraźniej nie działa komisja etyki: ci sami badacze, którzy w projekcie hamburskim zasadniczo nie znaleźli żadnych efektów wykorzystywania komputerów podczas uczenia się, a jeśli już jakieś odkryli, to były one niekorzystne, rozpoczynają latem 2014 roku badanie z udziałem 1300 uczniów, którzy zostaną we wszystkich salach lekcyjnych wyposażeni w laptopy, smartfony i dostęp do internetu[39].

Jedynie 9,1% wszystkich nauczycieli wykorzystuje komputery przynajmniej raz dziennie[40]. Ten wynik nie stanowi powodu do zmartwień, raczej dodaje otuchy. Uważni nauczyciele już dawno zauważyli, jak szkodliwe są media cyfrowe w sali lekcyjnej, i stosownie do tego postępują. Gazeta „New York Times" opisała w 2011 roku szkołę waldorfską w Dolinie Krzemowej, szczycącą się faktem nieposiadania ani jednego komputera. Kto posyła tam swoje dzieci? Pracownicy takich firm, jak Google, Apple, Yahoo i Hewlett-Packard[41].

Ekrany i brak ruchu

Dziś każdy zdaje sobie sprawę z wagi właściwego odżywiania i ruchu dla zdrowia fizycznego. Dlatego trzykrotny wzrost częstości nadwagi w Europie w ciągu minionych dwudziestu lat, do poziomu 15 milionów grubych dzieci i nastolatków, jest powodem do zmartwień. Liczby dla Niemiec przedstawiłem już w rozdziale pierwszym. Przyczyny to jednostronne odżywianie wysoko kalorycznymi, wysoko przetworzonymi produktami z niewielką zawartością błonnika oraz brak ruchu. Do tego dorzucamy jeszcze nieregularne posiłki i przede wszystkim nieregularny sen, o czym więcej w kolejnym rozdziale.

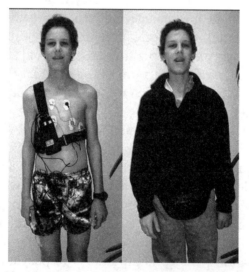

Ryc. 9.7. Przebieg eksperymentu za pomocą systemu pomiarowego Varioport, umożliwiającego zapis danych dzięki dwóm czujnikom ruchu (jeden na ramieniu, jeden na tułowiu) i pomiarowi pulsu, a także pytaniom o akurat wykonywaną czynność. Takie pytania pojawiały się średnio co dwadzieścia minut[45].

Media prowadzą do braku ruchu, a brak ruchu do otyłości – wykazano to już wiele lat temu na przykładzie telewizji[42]. Zależność ta dotyczyła jeszcze kilkadziesiąt lat temu przede wszystkim zachodnich krajów uprzemysłowionych, dziś jednak mamy do czynienia z problemem ogólnoświatowym, co wyraźnie pokazują dane zebrane przed dwoma laty w grupie 77 003 dzieci z osiemnastu państw i 207 672 nastolatków z 37 krajów[43].

W naszym badaniu[44] udowodniliśmy, że dzieci podczas oglądania telewizji ruszają się jeszcze mniej niż podczas odrabiania lekcji albo wtedy, kiedy nic nie robią. Prowadziliśmy monitoring w grupie łącznie 139 dzieci z klasy 6 (średnia wieku 11 lat, 77 dzieci, w tym 42 chłopców) i klasy 9 (średnia wieku 15 lat, 62 dzieci, w tym 29 chłopców), mierząc ruchy ciała za pomocą dwóch zamocowanych na ciele czujników przyspieszenia. Dodatkowo w losowo wybranych momentach automatycznie pytaliśmy, co dzieci akurat robią, by móc zapisać stan ciała (siedzenie, leżenie, chodzenie itp.) w ciągu całego dnia (23 godzin).

Okazało się, że aktywność fizyczna przed telewizorem czy komputerem jest jeszcze mniejsza niż podczas szkolnych lekcji, odrabiania pracy domowej i nawet podczas „nicnierobienia" (patrz ryc. 9.8). Od dawna wiadomo, że w ciągu całego dnia nawet małe ruchy ciała, podczas których mamy wrażenie, że osoba wcale się nie porusza, spalają całkiem istotną ilość energii. Ruchy te są podczas patrzenia w ekran znacząco ograniczane, co prowadzi do niekorzystnego bilansu energetycznego ciała w związku z mniejszym spalaniem i nasilonym magazynowaniem energii w postaci tłuszczu. Z pracy grupy roboczej, którą kierował James Levine[46], opublikowanej w specjalistycznym czasopiśmie „Science" już w 1999 roku, dowiadujemy się, że ludzie przyjmujący tę samą ilość pożywienia różnią się między sobą ilością energii

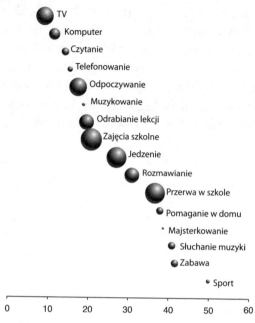

Ryc. 9.8. Przeciętna aktywność fizyczna (dane z czujników przyspieszenia zliczone do postaci wskaźnika ruchu) podczas różnych aktywności podejmowanych w ciągu dnia przez uczniów. Oś x przedstawia średni stopień aktywności podczas wszystkich działań podejmowanych przez dzieci i nastolatki. Ułożenie kółek wzdłuż osi y ma służyć jasności wykresu. Ich wielkość (powierzchnia) wskazuje, jak wielu badanych podjęło daną aktywność w ciągu dnia, przy czym największe koło („zajęcia szkolne") dotyczy 100% dzieci, najmniejsze („majsterkowanie") tylko 9% wszystkich uczestników badania. Jak widać, ilość ruchu w wypadku oglądania telewizji i korzystania z komputera wypada najsłabiej[47].

spalanej podczas czegoś w rodzaju „podrygiwania". Autorzy mówią w tym kontekście o termogenezie nietowarzyszącej aktywności sportowej (ang. *nonexercise activity thermogenesis*), określanej eleganckim akronimem NEAT.

Na przykład już przed piętnastoma laty także w Chinach nadwaga dzieci i młodzieży ewidentnie zależała od czasu spędzanego przed telewizorem, przy czym liczby nie były jeszcze tak wysokie, jak w Stanach Zjednoczonych. Jeżeli jednak przyjrzymy się liczbom bezwzględnym (Chińczyków jest trzykrotnie więcej niż Amerykanów), to Chińczycy już wtedy przegonili Amerykanów liczbą dzieci i młodzieży z nadwagą[48]. Także na innych rynkach wschodzących sprawa robi się poważna: między 2004 a 2010 rokiem odsetek dzieci z nadwagą w wieku szkolnym skoczył w Argentynie o 27,9%, w Brazylii o 22,1%, w Meksyku o 41,8%, w Afryce Południowej o 13,2 do 22,3%, a w Indiach o 2,8 do 28%. Obecnie udało się już wykazać, że gry komputerowe dają podobne efekty jak telewizja i także prowadzą do otyłości[49].

Leczenie nadwagi i otyłości u dzieci i młodzieży wcale nie jest łatwe, długofalowe skutki zdrowotne i psychospołeczne utrzymującej się otyłości są katastrofalne i sięgają od nadciśnienia tętniczego i cukrzycy z ich znanymi konsekwencjami (choroby układu sercowo-naczyniowego, jak zawały serca i udary) przez choroby układu kostnego (zwyrodnienia stawów biodrowych, kolanowych, stóp, wypadanie dysków) po choroby nowotworowe.

W dużym niemieckim ośrodku terapeutycznym[50] dla bardzo otyłej młodzieży leczono od 1992 roku łącznie 2855 pacjentów, których BMI[51] podczas przyjęcia wynosił średnio 41,5 kg/m² (w pojedynczych przypadkach ponad 100 kg/m²). Średni wiek wynosił 17,2 roku, 38% pacjentów było płci męskiej[52]. U tych pacjentów mamy już często do czynienia z problemami stawowymi, chorobowymi zmianami wyników laboratoryjnych (podwyższone stężenie kwasu moczowego, podwyższony poziom cukru we krwi), stłuszczeniem wątroby czy nadciśnieniem tętniczym. A zatem u tych jeszcze niedorosłych ludzi istnieje duże prawdopodobieństwo ograniczenia jakości życia w przyszłości oraz skrócenia oczekiwanej długości życia. Ponieważ sytuacja jest tak poważna, pacjenci leczeni są stacjonarnie średnio pół roku i chudną średnio 1,3 kg tygodniowo (patrz ryc. 9.9).

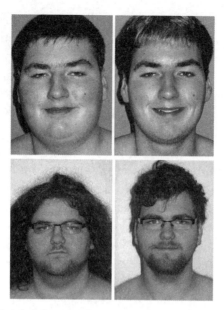

Ryc. 9.9. Przykład dwóch pacjentów na początku (po stronie lewej) i po zakończeniu leczenia (po prawej). Na górze: piętnastolatek z BMI = 45,7 przed i 31,6 po leczeniu. Na dole: dwudziestodwulatek z BMI = 41 przed i 29 po leczeniu[53].

Ciekawe, że połowa obecnych pacjentów tej placówki intensywnie gra w *World of Warcraft* i u wielu z nich można jednoznacznie rozpoznać uzależnienie. Do tej obserwacji pasuje wiedza, że zaburzenia uwagi (ADHD) wiążą się z otyłością, co pokazały wyniki szeroko zakrojonego badania dotyczącego częstości występowania jednego zaburzenia z równoczesnym występowaniem lub niewystępowaniem drugiego[54]: częstość ADHD wynosi u dzieci i młodzieży z nadwagą 7% zamiast 3,5 stwierdzanych w grupie z prawidłową masą ciała; jest więc dwukrotnie wyższa. Odwrotnie – prawdopodobieństwo nadwagi w grupie dzieci i młodzieży z ADHD wzrasta 1,9 razy, a więc zmienia się niemal w taki sam sposób. Wyniki holenderskiego badania ujawniły zależność tej samej wielkości także wśród chłopców z ADHD w wieku od 5 do 17 lat. U dziewczynek z ADHD otyłość występowała czterokrotnie częściej niż u dziewczynek bez ADHD[55]. W zasadzie wyniki nie dziwią, ponieważ ludzie z zaburzoną uwagą selektywną szczególnie łatwo się rozpraszają i są impulsywni, i z tego powodu jedzą też między posiłkami i w nocy. Odwrotnie zaś sport skupia ducha, dlatego można zakładać, że ludzie, którzy raczej nie uprawiają sportu (i mają nadwagę), będą mniej uważni.

A to z kolei tłumaczy częstsze występowanie problemów w szkole i porzucanie szkoły w grupie osób z nadwagą i wśród komputerowych graczy z zaburzeniami uwagi; nie tylko brakuje im czasu na naukę, ale także umiejętności koncentracji, zdolności skupienia się na materiale do nauczenia. U co trzeciego otyłego pacjenta kliniki stwierdza się „unikanie szkoły w postaci lęku szkolnego, odmowy chodzenia do szkoły lub wagarowania", często idące w parze ze „stygmatyzacją i dokuczaniem w szkole"[56]. Dołóżmy do tego niewystarczającą motywację – ktoś, kto musi zawsze natychmiast zaspokajać swoje potrzeby (jedzenia lub informacji), nie jest w stanie zbudować stanu napięcia umożliwiającego doprowadzenie do końca długotrwałego lub trudnego zadania. W rezultacie będzie nieustannie doświadczać porażki. Takie przeżycia zabijają prawdziwą motywację, planowane, celowe działanie i – długofalowo – szczęście i życiowy sukces.

Nieuwaga, niewystarczające wykształcenie i nadwaga są więc trzema aspektami jednego, ogólnie nieudanego rozwoju nastolatków, które się wzajemnie napędzają. Równia pochyła może się rozpocząć w zasadzie w dowolnym punkcie, od nadwagi przez mobbing ze strony szkolnych kolegów po porzucenie szkoły i niekontrolowane korzystanie z mediów w domu, które zamienia się w jedyną postać kontaktu ze światem zewnętrznym. Albo od korzystania z mediów przez brak ruchu i porzucenie szkoły do otyłości. Dla rodziców i nauczycieli ważne jest rozpoznanie właściwych sygnałów i wczesna interwencja. Rozwój towarzyszący prawidłowo przebiegającej młodości jest – przede wszystkim w świetle podanych wcześniej informacji na temat przebiegu neuroplastyczności w ciągu życia – w wieku dorosłym szalenie trudny (a częściowo już niemożliwy) do „nadrobienia".

Wnioski

Cyfrowa technologia informacyjna nas rozprasza i szkodzi koncentracji i uwadze. Zakłóca procesy kształcenia zamiast – jak często się słyszy – je wzmacniać. Badania dotyczące zastosowania komputerów podczas zajęć szkolnych są jak zimny prysznic, czasami zaś są wręcz zawstydzające; w żadnej mierze nie uzasadniają inwestycji w technologie informacyjne.

Także te często przywoływane dodatkowe argumenty za takimi inwestycjami – wyposażanie w kompetencje medialne i wyrównywanie szans dzieci ze społecznie mniej uprzywilejowanych środowisk – nie znajdują empirycznego potwierdzenia w danych. Wręcz przeciwnie: komputery wzmacniają różnice w poziomie wykształcenia między bogatymi a biednymi.

Ponieważ rozpraszające działanie dostępu do internetu w szkołach i uczelniach jest od dawna znane (patrz rozdział 2), podobnie jak poznana jest zmniejszona przez technologie cyfrowe głębokość przetwarzania, wyniki te nikogo nie zaskakują. Tak samo nie jest żadną niespodzianką, że z perspektywy psychologicznej i neurobiologicznej odręczne notatki o wiele lepiej służą przyswajaniu wiedzy niż pisanie na klawiaturze.

Czytanie i pisanie są podstawowymi narzędziami kultury. Dobre opanowanie języka pisanego zdecydowanie przyczynia się do szkolnego i – później – zawodowego sukcesu. Dobrze prowadzone szkolne zajęcia bazujące na neurobiologicznych zasadach uczenia się, czytania i pisania są teoretycznie w stanie pokonać trudności z czytaniem i pisaniem (wynikające ze zmian obszarów mózgu odpowiadających za przetwarzanie mowy) – i zapobiec nierzadko poważnym konsekwencjom dla przebiegu indywidualnej szkolnej i akademickiej kariery. Daleko nam jednak do tego. Pedagogiczny chaos w Niemczech, uwidaczniający się chociażby w całkowitej dowolności nauczania pisma odręcznego, prowadzi między innymi do tego, że uczeń musi powtarzać pierwszą klasę, jeżeli przeprowadzi się z Berlina do oddalonej o 2 kilometry miejscowości w kraju związkowym Brandenburgia[57]. I prowadzone są poważne dyskusje, czy aby całkowicie nie zrezygnować z pisma odręcznego, co w innych miejscach już zrobiono lub co się zamierza, jak w Finlandii, niebawem zrobić. Trudno przy tym o głupszą argumentację: dzieci nie są już motorycznie do tego zdolne, więc dajmy sobie spokój. Co się stanie, kiedy dojdziemy do wniosku, że dzieci nie radzą sobie z matematyką?

Kolejny skutek intensywnego wykorzystywania cyfrowych mediów to bezprzykładny brak ruchu dorastającego pokolenia. Konsekwencje to nadwaga i dalsze wynikające z niej niedomagania młodych ludzi, od nadciśnienia i cukrzycy po płaskostopie. Leczenie młodzieży i młodych dorosłych z zaburzeniami uwagi, problemami szkolnymi, uzależnieniem od gier komputerowych i nadwagą jest ogromnym wyzwaniem i trwa miesiącami lub wręcz latami. Rodzice i nauczyciele muszą więc poważnie traktować najwcześniejsze oznaki tych problemów i we właściwym czasie konsekwentnie im przeciwdziałać. Inwestycje w cyfrową technologię informacyjną w państwowym systemie szkolnictwa są zatem w obliczu tak jednoznacznych danych, jakimi dziś dysponujemy, marnowaniem środków, o ewidentnych działaniach niepożądanych i ryzyku nie wspominając. Oszczędzanie na etatach dla nauczycieli przy jednoczesnym wydawaniu milionów na informatyzację szkolnictwa jest nieodpowiedzialne i szkodzi edukacji. Nie można dopuścić do oddania kształcenia kolejnego pokolenia – fundamentu naszej kultury, gospodarki i całego społeczeństwa – w ręce powodowanych zyskiem kilku światowych koncernów. Kształcenie młodych ludzi jest naszą przyszłością!

Epilog

Jeżeli uczniowie nie muszą już uczyć się pisma odręcznego, ponieważ ich to przerasta, to bądźmy konsekwentni i zaplanujmy krok po kroku kolejne ułatwienia. Z odrobiną fantazji w ramach nowej reformy pisowni [dotyczy języka niemieckiego – przyp. tłum.] „ph" zostało zastąpione przez „f". Ale taka reforma doprawdy wypada nieco blado. Należy postąpić bardziej zdecydowanie – Szwedzi w swojej ortografii już dawno pokazali, jak wziąć byka za rogi. Tak jak Anglicy, tak i Szwedzi pozbyli się kłopotliwej pisowni wielkimi literami, idźmy ich śladem. W języku polskim już prawie to zrobiliśmy, postawmy więc kropkę nad i. wyrzućmy przy okazji 2 rodzaje u: jak wielu frustracji dzięki temu unikniemy. i za ciosem: po co nam te dziwne litery w stylu „ą" czy „ę". teraz wreszcie bendzie jasne, że muwi sie włonczać a nie włancząć. zastompmy „ż" przez „rz" albo „sz", do wyboru: asz trudno uwierzyć, jakie rzycie stanie sie łatwe. nastempnie pod nurz pujdzie „ch", samo „h" jest wszak krutsze i praktyczniejsze. taka drobna zmiana w alfabecie, a świat od razu wydaje sie pienkniejszy. umufmy sie terz, rze „w" i „f", a takrze „s" i „z", „k" i „g" oras „i" i „j" morzemy stosować zamiennie, po co tracić czas na wybur nic nieznaczoncej literki. mała modyfikacja, a skrucenie szkoły podstawowej i gimnazjum z łoncznie dziewienciu do cztereh lat staje sie morzliwe. zamiast osiemdziesienciu procent czasu na ortografie morzna teras poswiencić wiencej uwagi przedmiotom ścisłym, jak fizyka, hemia i liczenie. skrucenie obowionsku szkolnego staje sie morzliwe i bezproblemowe.

zrezygnujmy jeszcze z tyh fszystkih kresek przy „ć", „ś", „ń", „ł", same s tym klopoty, zwlaszcza na smartfonah i umufmy sie, rze zapis fonetyczny jest zasadom nadrzendnom. teras polski wreszcie nabierze eleganckiej prostoty. zanim te ulatfienia zostanol fszendzie pszetrawione minie szacunkowo kolo dwuh lat.

nastempnym celem bendom ulatfienia gramatyczne. nieh normom stanol sie zdania trzywyrazowe, zdania powyrzej szesciu wyrazuf bendom pisane wylocznie na pisemne zamuwienie. od zdan majoncyh wiencej nirz dziesienc sluf nalerzy pobierac specjalny podatek, zlotufke za karzde slowo, co pozwoli szypko postawic na nogi finanse panstfa. prewencyjnie morzna od razu przekierowac w calosci zarobki prawnikuf i filozofuf do skarbufki, a gazetom w stylu fakt z urzendu zagwarantowac zwolnienia podatkowe.

poniewarz liczenie takrze nastrencza trudnosci, zrupmy to samo, co s pisaniem odrencznym: zlikfidujmy! inne przedmioty jak wuef, fizyka i muzyka nieh terz nie utrudniajom rzycia uczniom, podobnie jak uczenie sie wierszy na pamienc.

mimo podjentyh wysilkuf pisanie wcionsz jest trudne. wielu hlopcuf i dziefczynek czeka na to, rze wreszcie fprowadzimy symbole graficzne. najmlodsi jusz od dawna sie nimi poslugujom :). to jest fajne. zastempowanie sluf. pszyloncz

☺☹. -- ☺? ☹! -- 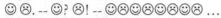...

   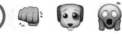

☺☺☺☺!

((☹))

-- ☺.

10. Cyfrowa bezsenność

Współczesne społeczeństwo zamieniło noc w dzień, więcej pracujemy, ale mamy też więcej czasu wolnego. Jedno i drugie odbywa się kosztem snu. W ciągu ostatnich 50 lat przeciętny czas snu w krajach wysoko rozwiniętych skrócił się z dobrych 8 godzin (w latach 60. XX wieku) do 6,5 godziny w ciągu nocy (w roku 2012). W Stanach Zjednoczonych 20–30% mieszkańców w średnim wieku podaje, że śpi mniej niż 6 godzin na dobę[1]. Ludzie z tej grupy prowadzą bardzo niezdrowy tryb życia! Wcześniej zagadnieniom snu nie poświęcano wiele uwagi. Wyniki współczesnych badań nad tym stanem pokazują jednak, że za mało snu może prowadzić do nadwagi zarówno u dzieci, jak i dorosłych. Mogą pojawić się problemy w szkole i pracy, młodzież może ujawniać więcej zachowań ryzykownych, u dorosłych mogą wystąpić: nadciśnienie tętnicze, zawały serca i udary. Także układ odpornościowy ulega zakłóceniom z powodu braku snu, co na dłuższą metę zwiększa ryzyko infekcji i chorób nowotworowych. Wszystko to pokazuje, że problemy ze snem rzeczywiście powinny spędzać nam sen z powiek.

Rodzice zdają sobie sprawę, że u ich chodzących do szkoły pociech w ciągu tygodnia narasta deficyt snu i dlatego w soboty i niedziele dzieci śpią dłużej. Wynika to z biologicznych czynników rozwojowych oraz kulturowych[2]. W obu przypadkach media elektroniczne – przede wszystkim smartfony – zajmują ważne miejsce[3]. Ponad połowa nastolatków w krajach uprzemysłowionych spędza mnóstwo czasu z elektronicznymi mediami, zwłaszcza wieczorami, przed udaniem się na spoczynek[4].

Negatywne skutki naszego zdigitalizowanego życia dla snu są od lat przedmiotem wielu badań. Do niedawna poszukiwania wpływu mediów elektronicznych na sen dotyczyły przede wszystkim telewizji, komputera i konsol do gier. W metaanalizie[5] literatury istniejącej na ten temat już przed laty wskazywano na konsekwencje korzystania z cyfrowej technologii informacyjnej: późniejsze zasypianie, krótszy sen i większa liczba jego zakłóceń – szczególnie jeśli korzystano z mediów w ciągu godziny poprzedzającej położenie się do łóżka[6].

Trend w kierunku coraz mniejszej ilości snu martwi zwłaszcza w odniesieniu do nastolatków[7]. Dane epidemiologiczne pokazują, że dzisiaj młodzież ujawnia względnie długą latencję snu (jest to czas między położeniem się do łóżka a zaśnięciem) oraz krótszy czas snu, wynoszący 6,5 godziny na dobę w dni robocze. Codzienny deficyt snu wielu młodych ludzi wynosi zatem mniej więcej 2 godziny[8].

Wraz z pojawieniem się smartfonów zwyczaje związane z korzystaniem z elektronicznych mediów gwałtownie się zmieniły, zwłaszcza wśród młodych ludzi, dlatego najnowszym odkryciom dotyczącym korzystania ze smartfona i jego wpływu na sen (z Norwegii, USA i Szwajcarii) należy przypisywać szczególne znaczenie.

Korzystanie z mediów i deficyt snu

Bardzo intensywne korzystanie z mediów pozwala zakładać istnienie związku przyczynowego z powszechnym wśród młodzieży deficytem snu. W przypadku telewizji wiemy to już od dawna[9]. Z problemami ze snem łączono również intensywne korzystanie z komputerów[10], przy czym latencja snu rośnie, natomiast łączny czas spędzany w łóżku się skraca[11].

Do tej pory nie było wiadomo, jak duży jest wpływ poszczególnych mediów na problemy ze snem młodego pokolenia i jaki rodzaj problemów ze snem wiąże się z konkretnymi mediami.

W celu wyjaśnienia pytań na temat zarówno oddziaływania, jak i mechanizmów w Norwegii przeprowadzono szeroko zakrojone badanie populacyjne z udziałem 9846 nastolatków i młodych dorosłych w wieku od 16 do 19 lat (53,5% stanowiły dziewczyny). Wyniki zostaną tu przedstawione dość szczegółowo[12], ponieważ dziś nie dysponujemy wieloma większymi i bardziej różnorodnymi zbiorami danych na ten temat.

Wszyscy uczestnicy zostali zapytani wprost o wykorzystywanie sześciu mediów elektronicznych (komputer osobisty, telefon komórkowy, MP3, tablet, konsola do gier i telewizor) w ciągu godziny poprzedzającej zaśnięcie. Pytano ponadto o aktywności podejmowanie w czasie wolnym w tygodniu roboczym, które wiązałyby się z elektronicznymi mediami wizualnymi:

1. Granie na konsoli.
2. Granie na komputerze.
3. Czatowanie.
4. Pisanie i czytanie poczty elektronicznej.
5. Inne wykorzystywanie komputera.

Odpowiedzi do wyboru były następujące: „wcale", „mniej niż pół godziny", „pół godziny do godziny", „od 2 do 3 godzin",

„4 godziny" oraz „ponad 4 godziny"[13]. Dalej szczegółowo pytano o czas kładzenia się do łóżka, czas do zaśnięcia (latencję snu), fazy nocnego czuwania i czas budzenia się. Na podstawie uzyskanych informacji obliczano długość snu. Czas do zaśnięcia dzielono na potrzeby analizy na 2 kategorie (krócej niż godzina lub dłużej). Dane analizowano oddzielnie dla dni roboczych i wolnych, ponieważ u wielu młodych osób ujawniały się tu całkowicie odmienne wzorce snu. Ponadto pytano uczestników, ile ich zdaniem snu potrzebują, by dobrze się czuć. Deficyt snu obliczano jako różnicę między tym (idealnym) czasem a faktyczną długością snu na dobę w tygodniu roboczym. Zakres różnic kategoryzowano następnie jako „poniżej dwóch godzin" i „powyżej dwóch godzin".

Na rycinie 10.1 pokazano, że większość młodych ludzi w ciągu godziny przed zaśnięciem rzeczywiście korzysta z mediów elektronicznych, najczęściej z telefonu komórkowego, zaraz potem – z komputera. Przed snem chłopcy sięgają raczej po konsole, dziewczynki – po telefony i odtwarzacze muzyki. Na rycinie 10.2 przedstawiono średni dzienny czas korzystania z komputera (podzielony na różne działania) oraz z konsoli. Dziewczynki więcej czasu spędzają na czatowaniu i „innych" formach korzystania z komputera, chłopcy zaś częściej zajmują się grami na komputer i konsolę.

Pokazano również, że intensywne korzystanie z wszystkich sześciu wyróżnionych mediów (komputer osobisty, telefon komórkowy, MP3, tablet, konsola do gier i telewizor) przyczyniało się do zdecydowanego wydłużania czasu zasypiania – powyżej godziny od położenia się spać (wydłużona latencja snu). Także deficyt snu przekraczający 2 godziny na dobę wiązał się z korzystaniem z wymienionych mediów (patrz ryc. 10.3).

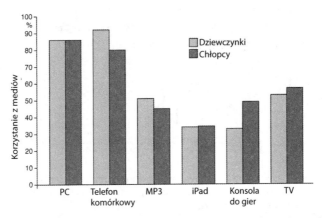

Ryc. 10.1. Odsetek młodych ludzi korzystających z różnych mediów elektronicznych w ciągu godziny poprzedzającej pójście do łóżka, z podziałem na rodzaj medium i płeć użytkowników[14].

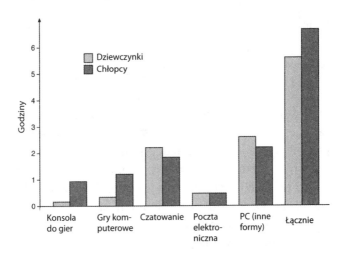

Ryc. 10.2. Przeciętne dzienne korzystanie z komputera i konsoli do gier wśród chłopców i dziewczynek wyrażone w godzinach[15].

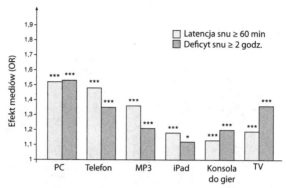

Ryc. 10.3. Prawdopodobieństwo zwiększonej (o przynajmniej godzinę) latencji snu (lewe kolumny) lub skróconego czasu snu (o minimum 2 godziny, prawe kolumny) w zależności od korzystania z mediów przed pójściem spać (w podziale na różne rodzaje mediów: PC, telefon, MP3, tablet, konsola do gier i telewizja). Efekt mediów (iloraz szans, ang. *odds ratio* – OR) pokazuje poziom wzrostu prawdopodobieństwa zwiększonej latencji snu i ograniczenia czasu snu w porównaniu z sytuacją rezygnacji z korzystania z danego medium. Gwiazdki wskazują na wielkość prawdopodobieństwa, że obliczony efekt nie odpowiada jednak efektowi rzeczywistemu. Przy trzech gwiazdkach ryzyko błędu wynosi 0,1%. Tylko w przypadku iPada efekt na poziomie 12% (a więc o czynnik 1,12) był obarczony podwyższonym, wynoszącym 5%, prawdopodobieństwem błędu[16]. W przypadku pozostałych mediów, w związku z bardzo niewielkim prawdopodobieństwem błędu, obliczone efekty można uznać za wiarygodne.

Ten sam wzorzec ukazuje się po powiązaniu latencji snu i czasu jego trwania z czasem poświęcanym na codzienne korzystanie z mediów: kto każdego dnia spędza łącznie ponad 4 godziny z mediami ekranowymi, u tego ryzyko zasypiania dopiero po godzinie lub czasie jeszcze dłuższym rosło o około 50%, a ryzyko nocnego deficytu snu przekraczającego 2 godziny – o około 70% (patrz ryc. 10.4).

Wyniki badania pokazują zakres ograniczenia snu, które wynika z korzystania z mediów cyfrowych w ciągu dnia, przede wszystkim podczas ostatniej godziny przed pójściem spać. Wskazały też na negatywny efekt dawki w podwójnym

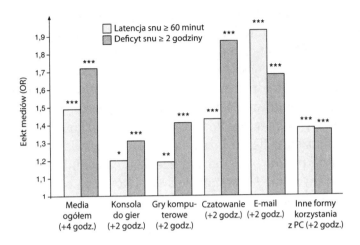

Ryc. 10.4. Prawdopodobieństwo (ang. *odds ratio* – OR) zwiększonej latencji snu (lewe kolumny) lub skróconego czasu snu (prawe kolumny) w zależności od intensywności korzystania z mediów w ciągu dnia w podziale na media łącznie (ponad 4 godziny), konsole do gier (ponad 2 godziny), gry komputerowe (ponad 2 godziny), pocztę elektroniczną (ponad 2 godziny) i inne formy korzystania z komputera osobistego (ponad 2 godziny). Liczba gwiazdek wskazuje pewność zaobserwowanego efektu (1 gwiazdka: prawdopodobieństwo błędu wynosi 5%, 2 gwiazdki: prawdopodobieństwo błędu wynosi 1%, 3 gwiazdki: prawdopodobieństwo błędu wynosi 0,1%)[17].

znaczeniu: deficyt snu jest tym większy, im więcej czasu poświęca się mediom cyfrowym i im większa jest liczba różnych wykorzystywanych mediów.

Zakłócacze snu: komórka i smartfon

Taki rozwój wypadków był już widoczny w czasach, w których na rynki nie trafiły jeszcze smartfony. Korzystaniem z telefonów komórkowych wcześniejszej generacji i jego negatywnymi skutkami dla snu zajęto się m.in. w jednym belgijskim i dwóch japońskich badaniach.

W badaniu belgijskim uczestniczyło łącznie 1656 uczniów z 15 szkół z Flandrii; w chwili rozpoczęcia badania średni wiek jednej grupy uczniów wynosił 13,7 roku, drugiej – 16,9 roku. Pytano o czas korzystania z telefonu komórkowego po położeniu się do łóżka („po zgaszeniu światła"), rok później zaś pytano o poziom zmęczenia w ciągu dnia[18]. Tylko 38% pytanych nie korzystało ze swojej komórki wieczorem po położeniu się do łóżka.

Ujawnił się wyraźny związek między natężeniem wieczornego korzystania z telefonu komórkowego a zmęczeniem w ciągu dnia mierzonym rok później. W grupie korzystającej z telefonu komórkowego rzadziej niż raz w tygodniu prawdopodobieństwo zmęczenia w ciągu dnia po roku wzrosło 2,2-krotnie, w przypadku osób używających telefonu raz w tygodniu – 3,3-krotnie, przy jeszcze częstszym korzystaniu (częściej niż raz w tygodniu) 5,1-krotnie (patrz ryc. 10.5).

Uwaga krytyczna do badania odnosi się do zmiennej zależnej „zmęczenie w ciągu dnia po roku", która nie jest idealna, ponieważ w badanych grupach wiekowych należy się spodziewać zachodzenia innych biologicznych procesów towarzyszących okresowi dojrzewania, które także wpływają na ten parametr i dołączają do wpływu telefonu komórkowego. Może to wyjaśniać, dlaczego korzystanie z telefonu komórkowego rzadziej niż raz w miesiącu zwiększało ryzyko zmęczenia w ciągu dnia o 80%. Mimo to wykazano wyraźną zależność od intensywności korzystania z telefonu, co pozwala zakładać, że dane nie odzwierciedlają wyłącznie zmiany, która tak czy inaczej zaszłaby w ciągu roku.

Także bardzo szeroko zakrojona ankieta z udziałem 94 777 japońskich uczniów z klas 7–12 [chodzi o rok

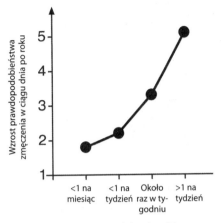

Ryc. 10.5. Wzrost prawdopodobieństwa wystąpienia zmęczenia w ciągu dnia rok po zebraniu informacji na temat częstości korzystania z telefonu komórkowego przed zaśnięciem[19]. Przy wielokrotnym w ciągu tygodnia sięganiu po telefon komórkowy po położeniu się do łóżka prawdopodobieństwo dużego zmęczenia w ciągu dnia po roku rośnie ponad pięciokrotnie.

nauczania – przyp. tłum.] miała na celu prześledzenie zależności między korzystaniem z telefonów komórkowych po położeniu się spać („po zgaszeniu świateł") a zaburzeniami snu[20]. U 72,6% uczniów z klas od 7 do 9 oraz u 92,9% z klas od 10 do 12 poziom dziennego korzystania z telefonu komórkowego był dość wysoki – u dziewczynek wyższy niż u chłopców. Taki sam wzorzec (więcej dziewczynek i raczej starsza grupa) pokazał się też w przypadku nocnego telefonowania (patrz ryc. 10.6) i jeszcze wyraźniej – nocnych SMS-ów (ryc. 10.7).

Takie zachowania oczywiście nie pozostają bez konsekwencji dla odpoczynku. Prawdopodobieństwo skrócenia

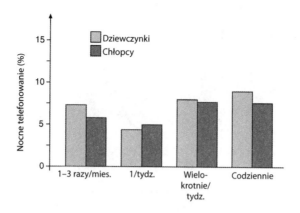

Ryc. 10.6. Odsetek uczennic i uczniów telefonujących po położeniu się do łóżka[21].

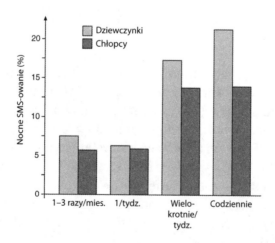

Ryc. 10.7. Odsetek uczennic i uczniów piszących SMS-y po położeniu się do łóżka[22].

snu z powodu nocnych rozmów telefonicznych wzrastało o około 40% u tych, którzy robili to 1–3 razy w miesiącu. Podwajało się u osób, które dzwoniły codziennie. Nocne rozmowy pojawiły się także w kontekście znacznie nasilonego zmęczenia w ciągu dnia. Zmęczenie podwajało się, kiedy telefonowano każdej poprzedzającej nocy, dlatego założono, że skutki mają praktyczne znaczenie. Niezależnie od tego także nocne pisanie SMS-ów ujawniło podobne efekty, uzależnione od nasilenia tej czynności (codzienne pisanie tych krótkich wiadomości podnosiło prawdopodobieństwo skrócenia snu o 89%, a zwiększenia zmęczenia w ciągu dnia aż o 128%). Autorzy wykazali więc wyraźnie niekorzystny wpływ nocnego korzystania z telefonów komórkowych na sen i zwrócili uwagę na konieczność właściwej edukacji.

Zaledwie rok później, w 2012, opublikowano badanie z udziałem 17 920 japońskich uczennic i uczniów klas 7–12, w którym przyglądano się nie tylko wpływowi korzystania z telefonów komórkowych na sen, ale również konsekwencjom psychopatologicznym towarzyszącym użytkowaniu tych urządzeń[23]. Autorom ponownie udało się wykazać, że dziewczynki sięgają po swoje telefony intensywniej niż chłopcy oraz że zarówno chłopcy, jak i dziewczynki z rosnącą intensywnością korzystania z tych urządzeń ujawniają zaburzenia snu. Oprócz tego użytkowanie telefonów komórkowych niosło ze sobą podwyższone ryzyko zmian psychopatologicznych, w tym samookaleczania i myśli samobójczych. „Według naszej wiedzy jest to pierwsze badanie, w którym wykazano zależności między nocnym korzystaniem z telefonów komórkowych a myślami samobójczymi i samookaleczaniem. Korzystanie z komórek po położeniu się do łóżka może być celem programów prewencyjnych, nastawionych na poprawę zdrowia psychicznego młodych ludzi i ograniczenia skłonności do samobójstw i samookaleczania" – podsumowują autorzy[24].

Głównym celem dużego amerykańskiego badania[25] z 2048 uczestnikami z klas 4 i 7 było znalezienie odpowiedzi na pytanie, w jaki sposób duże i małe ekrany (telewizor lub smartfon) wpływają na jakość snu. Telewizor jest wprawdzie większy i jaśniejszy, ale odbiorca – raczej bierny (a przy pewnych programach wręcz uśpiony). Mały wyświetlacz smartfona daje wprawdzie mniej światła, ale znajduje się dużo bliżej twarzy niż telewizor i z tego powodu nie wolno bagatelizować emitowanego przez niego światła (którego intensywność maleje wraz z kwadratem odległości) w kontekście jego biologicznych konsekwencji na nasz wewnętrzny zegar (patrz dalej). Poza tym ze smartfona korzystamy aktywnie: jesteśmy w kontakcie z innymi, serfujemy po internecie, piszemy wiadomości i e-maile albo – choć to niewiarygodne – telefonujemy!

Wyniki badania pokazały, że zarówno telewizor w pokoju dziecięcym, jak i spanie ze smartfonem skracają czas spania o 18 (TV) lub 20 minut (smartfon). Smartfon w łóżku (ale telewizor w pokoju już nie) prowadzi ponadto do obniżenia doświadczanej jakości snu. Może to wynikać z tego, że telefon czasami w nocy dzwoni albo wydaje dźwięki sygnalizujące przychodzące wiadomości; „Telewizor, kiedy jest wyłączony, nie zakłóca snu"[26] – tak autorzy komentują niewłączanie komórek także w nocy. Według przeprowadzonego w USA w 2011 roku sondażu u 18% nastolatków dochodzi do zakłócenia ciszy nocnej właśnie przez telefon[27].

Szwajcarscy naukowcy[28] przeprowadzili badanie z udziałem łącznie 362 nastolatków w wieku od 12 do 17 lat (44,8% płci żeńskiej) dotyczące korzystania ze smartfonów w czasie przeznaczonym na spanie i konsekwencji takich zachowań. Spośród badanych młodych ludzi 299 osób (83%) używało smartfona, a 51 osób (14%) tradycyjnego telefonu komórkowego; zatem jedynie 3% uczestników badania nie dysponowało własnym telefonem. Obok różnych charakterystyk snu badano także objawy depresyjne, by rzucić światło na zależności między zaburzeniami snu a depresyjnością (patrz też rozdz. 12). Korzystanie ze smartfona bezpośrednio przed snem także w tym badaniu wiązało się silnie z zaburzonym zasypianiem i trudnościami z przespaniem nocy. Warto w tym miejscu wrócić do opisanego wcześniej badania norweskiego, według którego smartfony wpływają na sen równie niekorzystnie jak komputery.

Smartfony kradną sen nie tylko młodym ludziom. Amerykańscy naukowcy przepytali 82 menedżerów na temat sposobów korzystania ze smartfonów przed spaniem („Przez ile minut korzystał Pan/korzystała Pani ze swojego Blackberry/smartfona w celach zawodowych wczoraj wieczorem po godzinie 21.00?") i doszli do podobnych wniosków co badacze zajmujący się uczniami i studentami – korzystanie ze smartfonów prowadziło do ograniczenia czasu snu i większego zmęczenia następnego dnia. Druga ankieta, obejmująca 136 pracowników, dała takie same rezultaty[29].

Mechanizmy

Pytanie o mechanizmy takich oddziaływań nie doczekało się jeszcze odpowiedzi. Czy scyfryzowane życie po prostu kradnie nam czas? Sprawia, że nie idziemy spać? A może to stymulujące treści sprawiają, że nie śpimy? Albo jasne niebieskawe światło ekranów, które rozregulowuje nasze wewnętrzne zegary? Wydłużenie rytmu czuwania i snu – mówimy o rytmie okołodobowym – przez wystawienie późnym wieczorem na światło jest całkiem możliwe[30]. Czwarty możliwy mechanizm może dotyczyć wpływających negatywnie na sen bolesnych napięć mięśniowych, będących nierzadko skutkiem korzystania z mediów elektronicznych. I wreszcie – za pomocą mediów elektronicznych zamieniamy nasze łóżko w „salon gier", tym samym całkowicie zmieniając przeznaczenie tego mebla: kiedyś było to miejsce odpoczynku i spokoju, obecnie stało się ono sceną napięć i podniet. W ten sposób możemy się „nauczyć" zaburzeń snu – zdajemy sobie z tego sprawę już od połowy lat 80. ubiegłego wieku[31].

Wiemy zatem, że nasze cyfrowe życie zakłóca sen. Nie znamy jednak szczegółowych powodów. Powoli zyskujemy pewność, że chodzi o wiele mechanizmów, których działania się sumują. Obok oczywistego wypierania snu (media cyfrowe kradną czas, a tym samym czas na sen) oraz stymulacji (krwawo rozprawiamy się z wirtualnymi potworami, gnamy samochodem i zbieramy punkty za rozjeżdżanych po drodze przechodniów), ważną rolę odgrywają również aspekty społeczne, szczególnie wśród dziewczynek. Ktoś prowadzący przed samym zaśnięciem ważne rozmowy czy dyskusje online zapewne się wzburzy. Wyniki wielu przytoczonych badań pokazują bardzo wyraźne konsekwencje dla snu wynikające z kontaktów społecznych przez telefon czy internet: latencja snu się wydłuża, czas snu – skraca. Ponadto wiadomo, że kontakty społeczne, podobnie jak światło, są wskazówką dla naszego wewnętrznego zegara[32]. Poranne słońce mówi naszemu wewnętrznemu (niestety przeważnie nieco spóźniającemu się) zegarowi, że zaczął się nowy dzień. Kontakt z innymi ludźmi niesie taki sam przekaz. Kontakty społeczne nawiązywane późnym wieczorem są dla tego zegara zdecydowanie nieodpowiednim sygnałem.

Skutki światła dla naszego wewnętrznego zegara zostały dobrze zbadane: w normalnym przypadku w nocy nasz organizm uwalnia melatoninę, która przestawia nieco ten zegar, aby następnego dnia znów współgrał ze słońcem[33]. Wiedza ta jest wykorzystywana do zwalczania zmęczenia towarzyszącego zmianom stref czasowych (ang. *jet lag*); jeśli wieczorem lecimy na wschód, zaraz po starcie połknijmy melatoninę – szybciej zaśniemy i nazajutrz nie będziemy aż tak silnie odczuwali skutków podróży, ponieważ melatonina przestawi nasz wewnętrzny zegar. Wieczorna ekspozycja na światło tłumi wydzielanie melatoniny przez organizm i sprawia, że następnego dnia wewnętrzny zegar się spóźnia. Przy tym wieczorne światło wcale nie musi być silne, a najmocniejszy efekt przynosi światło niebieskie (zimne).

Poświata ekranów ledowych różni się od światła słonecznego i ma względnie duży udział światła niebieskiego. Można to wykorzystać, by za pomocą odpowiedniego oświetlenia sal lekcyjnych w ciągu dnia świetlówkami z większym udziałem światła niebieskiego poprawić uwagę i możliwości poznawcze uczniów; taką możliwość zademonstrowano ostatnio w badaniu przeprowadzonym w Ulm, w Centrum Wymiany Wiedzy z Dziedziny Neuronauk i Edukacji (Transferzentrum für Neurowissenschaft und Lernen – ZNL)[34]. Z drugiej strony korzystanie z ekranów wieczorami mierzalnie opóźnia zasypianie i spowalnia zegar wewnętrzny, co z kolei zwiększa zmęczenie o poranku[35].

Wyjaśnienie zależności przyczynowo-skutkowych wcale nie jest tu zadaniem łatwym: śpimy gorzej z powodu ekscytujących treści czy niebieskiego światła? W tym celu naukowcy, obok warunku eksperymentalnego „nocne patrzenie na ekran tabletu", wprowadzili 2 warunki kontrolne: z jednej strony za pomocą okularów z pomarańczowymi szkłami odfiltrowano niebieskie światło tabletu („kontrola ciemna"), z drugiej zaś za pomocą przezroczystych okularów, w których zamieszczono niebieskie diody LED, zwiększono dawkę niebieskiego światła („kontrola jasna"). Mierzono stężenie melatoniny po oglądaniu ekranów przez 1 do 2 godzin. Stężenie melatoniny w wariancie „ekran plus niebieskie światło" zostało najsilniej stłumione, a w wersji „ekran minus niebieskie światło" (pomarańczowe okulary) było słabiej stłumione niż podczas patrzenia na tablet bez zmian oświetlenia, przy czym także w tych warunkach doszło do obniżenia koncentracji melatoniny[36]. Autorzy doszli do wniosku, że należałoby dopasować barwę światła ledowego do pory dnia: więcej niebieskich, zimnych barw o poranku (by się obudzić i pozostać obudzonym) oraz mniej niebieskości wieczorem (by nie zakłócać snu). W swojej pracy proponują stosowne techniczne rozwiązanie.

W opublikowanym niedawno badaniu przyglądano się skutkom korzystania z czytnika książek elektronicznych (z ledowym wyświetlaczem) dla nocnego snu i poziomu zmęczenia następnego dnia w porównaniu z czytaniem książki tradycyjnej – a więc „przyklejających się do palców zwłok zamordowanych drzew" (jak czasem określa się je w cyfrowym lobby)[37]. W przebiegu badania 12 zdrowych osób (równa liczba przedstawicieli obu płci, średnia wieku: 25 lat) spędziło 2 tygodnie w laboratorium snu, gdzie przez 5 dni przed pójściem spać przez 4 godziny badani czytali przy przyćmionym świetle książkę elektroniczną, a następnie przez 5 dni książkę drukowaną albo odwrotnie. Kolejność obu warunków eksperymentalnych była przypadkowa. W porównaniu z czytaniem książki drukowanej wydzielanie melatoniny przy czytaniu książki elektronicznej było o połowę mniejsze, a moment maksymalnego wydzielania melatoniny następnego wieczoru opóźniał się o mniej więcej półtorej godziny. Latencja snu była istotnie wydłużona (o ok. 10 minut), sen

REM istotnie skrócony (o niecałe 12 minut), senność późnym wieczorem ograniczona, a kolejnego ranka nasilona. Ponieważ treści w obu rodzajach książek były takie same, odmienne oddziaływanie obu mediów można z dużą pewnością przypisać formie prezentacji. Możliwe jest zatem, że to właśnie niebieskie światło ekranów ledowych zakłóca sen na dwa sposoby: prowadzi do rozbudzenia przed zaśnięciem i przesuwa rytm okołodobowy w taki sposób, że następnego dnia jesteśmy wyjątkowo niewyspani.

„Wyniki pokazują, że czytanie książki elektronicznej przed pójściem spać może mieć nieprzewidziane skutki biologiczne, negatywnie odbijające się na wydajności, zdrowiu i bezpieczeństwie" – komentują autorzy rezultaty swojej pracy[38].

Studenci kiepsko śpią, kiedy na uczelni atmosfera robi się gorąca[39]. To pasuje do dobrze znanego obrazu, że czynniki zewnętrzne, stres psychospołeczny czy zawodowy (patrz rozdz. 5) mogą wydatnie zakłócać sen. Pytanie o konkretny udział wypierania snu przez inne zajęcia, bezpośredniej ekscytacji, niebieskiego światła czy stresu nie doczeka się zapewne w konkretnym przypadku jednoznacznej odpowiedzi ze względów metodologicznych. Dopiero badania eksperymentalne, prowadzone na podstawie dzisiejszej wiedzy na dużej próbie uczestników, mogą przynieść rozstrzygnięcie tej kwestii.

Sen i pamięć

Obecnie wiemy, że od dzieciństwa po dorosłość sen odgrywa doniosłą rolę w procesach uczenia się i pamięci[40]. Podczas snu dochodzi do synchronizacji aktywowania komórek w różnych obszarach mózgu, dzięki czemu następuje wymiana informacji. Służy to tzw. konsolidacji, a więc umocnieniu nietrwałych jeszcze śladów pamięciowych w mózgu. Dowody przemawiające za konsolidacją dotyczą zarówno pamięci wydarzeń (*pamięć jawna*), jak i pamięci działań oraz zachowań nawykowych (*pamięć niejawna*) i pochodzą zarówno z badań nad zwierzętami, jak i eksperymentów psychologicznych z udziałem ludzi[41].

Wykazano, że w korze ruchowej myszy podczas snu powstają nowe połączenia między neuronami (postsynaptyczne kolce dendrytyczne), które są związane z uczeniem się określonych wzorców i ponownie aktywowane we śnie REM, co je umacnia[42].

Sen poprawia działanie pamięci u malutkich dzieci, przedszkolaków, uczniów i dorosłych, zwiększając możliwości przyswajania nowego materiału i jego integrację z treściami już zakodowanymi w pamięci: lepiej opanowujemy nowy materiał, jeżeli uczymy się wieczorem i jesteśmy odpytywani następnego ranka niż wtedy, kiedy uczymy się rano i jesteśmy odpytywani wieczorem po upływie tego samego czasu (ale bez snu dzielącego naukę od udzielania odpowiedzi). Udało się nawet pokazać, że określona charakterystyka snu uwidaczniająca się w EEG, tzw. wrzeciona senne, pozostaje w związku z poziomem integracji nowej wiedzy z treściami już istniejącymi[43].

Udało się ponadto udowodnić, że we śnie powstają nowe automatyczne skojarzenia myślowe (asocjacje) umożliwiające twórcze osiągnięcia – jeżeli przed pójściem spać wystarczająco długo rozmyślaliśmy o problemie lub też uczyliśmy się ważnych z punktu widzenia danego zagadnienia szczegółów, nasz mózg po zaśnięciu „serwuje nam" zrozumienie tematu[44]. Podczas snu dochodzi również do generalizacji (uogólnienia) wyuczonego materiału, co ma niebagatelne znaczenie dla możliwości zastosowania go w przypadku nowych problemów. Nie liczy się bowiem znajomość mnóstwa pojedynczych elementów, ale ich uporządkowanie w kategorie i zrozumienie, a to dzieje się m.in. podczas snu[45]. Niedawno udało się pokazać u małych dzieci, w wieku 9–16 miesięcy, że podczas snu przenoszą znaczenie słów określających kategorie obiektów na nowe przykłady (wyrazy określające pojedyncze obiekty)[46]. Sen odgrywa w ten sposób zasadniczą rolę w uczeniu się mowy i wykształcaniu kategorialnego, całościowego myślenia.

Sen i cukrzyca

Do niedawna zależność między cukrzycą a zaburzeniami snu uważano za jednokierunkową – podwyższony poziom cukru prowadzi do zwiększonej produkcji moczu, co z kolei wywołuje nocną potrzebę opróżnienia pęcherza i problemy z przespaniem całej nocy.

Dzisiaj wiemy jednak, że zależność przyczynowo-skutkowa może mieć również kierunek odwrotny: ktoś, kto źle śpi, jest za dnia zmęczony, a ponieważ „brakuje energii", jego organizm próbuje ten stan wyrównać poprzez jedzenie. Badania pokazują, że osoby z zaburzeniami snu średnio ważą więcej[47]. W eksperymentach wykazano ponadto, że pozbawienie snu prowadzi do zakłócenia wydzielania insuliny i podwyższonego poziomu cukru we krwi po posiłku[48]. Zmiany w procesach przemiany materii wynikające z pozbawienia snu sprzyjają więc nadwadze i rozwojowi cukrzycy. Dzieje się to także wtedy, kiedy deficyt snu nie został wywołany eksperymentalnie, ale przez czynniki zewnętrzne.

Nadwaga może nasilić bezdech senny (tak określany jest chorobowy zanik oddechu we śnie, zwłaszcza podczas chrapania), co nakręca błędne koło nadwagi i braku snu (patrz ryc. 10.8). Z wielu powodów taki stan rzeczy może mieć śmiertelny finał: pacjenci z bezdechem sennym są za dnia zmęczeni i mają skłonność do chwilowego przysypiania, a to jest skrajnie niebezpieczne, zwłaszcza w ruchu drogowym. Długofalowo cukrzyca niesie wiele konsekwencji dla organizmu (schorzenia serca i naczyń, uszkodzenie nerek i układu nerwowego aż po wzrost ryzyka choroby Alzheimera), które także mogą mieć przebieg śmiertelny.

Rozróżniamy dwa rodzaje cukrzycy – typu I i typu II. W cukrzycy typu I (insulinozależnej) trzustka wydziela za mało insuliny, tj. hormonu, który dba o wchłanianie cukru z krwi do komórek. Jeżeli go brakuje, komórki nie mają wystarczającej ilości energii (dlatego chorzy są zmęczeni, znużeni i chudną), natomiast we krwi utrzymuje się wysoki poziom cukru (co ma dalsze przewlekłe, niekorzystne skutki). W cukrzycy typu II (insulinoniezależnej) nie brakuje insuliny, natomiast organizm przestaje na nią reagować; hormon jest, ale jego działanie na komórki ciała ulega osłabieniu. W obu przypadkach – w typie I i II – poziom cukru we krwi jest za wysoki.

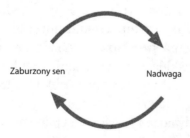

Ryc. 10.8. Błędne koło zaburzonego snu i nadwagi.

Jakość snu można mierzyć w laboratorium, wraz z poziomem cukru i insuliny. W ramach pewnego badania u 40 pacjentów z cukrzycą przez 6 kolejnych nocy w laboratorium snu określano jego jakość. Ktoś, kto się nie wysypiał, miał podwyższony poziom cukru we krwi (o 23%) i wyższe (o 48%) stężenie insuliny. Można obliczyć, że osoby źle śpiące mają o 82% wyższą insulinooporność[49], a do jej obniżania stosuje się odpowiednie leki. Z prowadzonych badań wynika, że można zmniejszyć ten poziom także poprzez poprawienie jakości snu – a więc możliwe wydaje się ograniczanie przyjmowania leków u cukrzyków z typem II tej choroby dzięki zadbaniu o dobrą jakości snu!

Wnioski

Badania coraz wyraźniej pokazują, jak ważny jest normalny sen dla rozmaitych funkcji cielesnych i umysłowych oraz jak różnorodne są konsekwencje zdrowotne zaburzeń snu. Dlatego dzisiaj, na szczęście, traktujemy kolejne informacje o przyczynach zaburzeń snu o wiele poważniej niż dawniej. Szczególnie ważne są przedstawione w tym rozdziale dowody wskazujące na oddziaływanie cyfryzacji życia na sen – intensywne korzystanie z cyfrowych mediów skraca czas poświęcony na spanie i obniża jakość snu, wydłuża rytm okołodobowy i prowadzi w ten sposób do wzmożonego zmęczenia w ciągu dnia. Mechanizmy takiego oddziaływania są różnorodne, to m.in. hamowanie i przerywanie snu, zakłócanie zasypiania przez podniety i kontakty społeczne, działanie niebieskiego światła. Wielorakie są także konsekwencje: obniżone możliwości poznawcze w placówkach oświatowych i w pracy, zaburzenia afektywne, bezpośrednie zakłócenia procesu uczenia się i twórczego myślenia, nadwaga, zaburzenia przemiany materii i wypadki.

Osiągający rozmiary epidemii wzrost otyłości, zwłaszcza wśród ludzi młodych w ciągu minionych dekad, opisałem już dokładnie w rozdziale 1. Deficyt snu w tym samym przedziale czasowym również nabrał sporych rozmiarów. Zbieżność ta może nie być przypadkowa i przynajmniej częściowemu jej wyjaśnieniu służy dobrze już poznane błędne koło nadwagi i zaburzeń snu. Cyfrowe media sprawiają, że to koło się rozkręca; dolewają one oliwy do ognia i wzmacniają efekty.

Wewnętrzny zegar u dzieci i starszych osób bije mniej więcej zgodnie z obrotami Ziemi i jego rytm okołodobowy jest przeważnie dość dobrze zsynchronizowany z rzeczywistym rytmem dnia i nocy. Wiemy jednak, że rytm okołodobowy u nastolatków i młodych dorosłych w ciągu dnia się cofa, co ma zapewne przyczyny zarówno biologiczne, jak i kulturowe. Młodzi ludzie w ciągu tygodnia zasypiają coraz później, a ponieważ rano muszą wstawać do szkoły albo pracy, deficyt snu w tygodniu narasta. Prowadzi to nie tylko do słabszych osiągnięć i rozregulowania (oraz podwyższonego ryzyka wypadków) w tygodniu roboczym, ale także do bardzo długich faz snu w dni wolne, nierzadko ciągnących się do godzin popołudniowych kolejnego dnia.

Naszym życiem w coraz większym stopniu kierują media elektroniczne, przede wszystkim smartfony. Dlatego wcale nie dziwi, że w badaniach łączy się intensywność korzystania z technologii informacyjnej zarówno w ciągu dnia, jak i wieczorami – a przede wszystkim w ciągu godziny poprzedzającej położenie się spać – z zaburzeniami snu.

Przewlekły deficyt snu i brak conocnej synchronizacji wewnętrznego zegara ze Słońcem wzmacnia występujący u młodych ludzi trend do coraz krótszego snu w nocy i zwiększonego zmęczenia za dnia. Korzystanie z cyfrowych mediów przez średnio 7,5 godziny na dobę przy jednoczesnym skróceniu snu o 2 godziny nie może pozostać bez konsekwencji! A te szczególnie mocno uderzają u młodych ludzi w jeszcze rozwijający się umysł[50], w tym czasie szczególnie zależny od procesów uczenia się i pamięci. Zakłócenie tego rozwoju niełatwo skompensować w późniejszym okresie, ponieważ w rozwoju mózgu mamy do czynienia z tzw. oknami rozwojowymi, które około 20. roku życia definitywnie się zamykają.

Przewlekły niedobór snu wynikający z nocnego sztucznego światła i powiązanego z tym hamowania sekrecji melatoniny powiązano ponadto z podwyższonym ryzykiem rozwoju złośliwych nowotworów piersi, prostaty i jelita grubego. Zwłaszcza wśród młodych ludzi nie wolno bagatelizować skutków przewlekłego niedoboru snu, ponieważ mają oni bardzo dużo czasu na to, aby nawet niewielki wzrost prawdopodobieństwa wystąpienia schorzenia przełożył się w przyszłości na doświadczenie jego przewlekłych skutków.

I wreszcie, wypadki należą do najczęstszych przyczyn kalectwa i śmierci wśród dzieci i młodzieży, zwłaszcza te przytrafiające się w czasie wolnym. W ten sposób cyfrowe media i wywołane przez korzystanie z nich zaburzenia snu ujawniają nasilone oddziaływanie na niemal wszystkie najczęstsze i tym samym najważniejsze przyczyny chorób i śmiertelności.

11. Cyberseks

Zawsze, kiedy nowe media znajdą szerokie rzesze odbiorców, zostają wykorzystane do rozpowszechniania materiałów pornograficznych. Mieliśmy z tym do czynienia przy drukowanych książkach i nie inaczej sprawy się mają z internetem. Przyczynowość jest przy tym dwukierunkowa: ponieważ nowe medium jest powszechne, zostaje wykorzystane do przedstawiania i rozpowszechniania treści seksualnych; a ponieważ ludzie, tak jak i inne naczelne[1], są szczególnie podatni na wyraziste przedstawianie treści seksualnych, nowe media zawierające takie treści szybko się rozpowszechniają.

I właściwie na tym można by zakończyć, gdyby nie gigantyczne rozmiary rozpowszechniania i korzystania, tworzące nową jakość i pozwalające na całkowicie nowe zastosowania możliwe dopiero dzięki współczesnej technologii – przy czym chodzi o cały zakres zjawiska, od ogólnych nowych form dostępu aż po konkretne aplikacje. Nie będę natomiast w ogóle omawiał technologii, które są już tuż, tuż, takich jak roboty wyglądające niczym lalki i wirtualna rzeczywistość umożliwiająca doznania cielesne. Tu chodzi o to, co już się stało i jakie są tego konsekwencje.

Seksting

Od stuleci ludzie piszą listy miłosne, których treści nie tylko nie zawsze są „platoniczne", ale które dość bezpośrednio nawiązują do treści seksualnych. W wypadku tzw. *sekstingu* jest to oczywiste, wszak to nowe dziwne słowo (powstałe z połączenia słów *sex* i *texting*) oznacza przesyłanie intymnych lub pornograficznych tekstów, zdjęć i filmów za pośrednictwem komputera lub smartfona i odpowiednich programów oraz wyspecjalizowanych sieci społecznościowych. Oczywiście już dawno można było przesyłać prywatne zdjęcia w połączeniu z tekstem, ale dopiero kombinacja aparatu fotograficznego, telefonu i dostępu do internetu uczyniła z hobby jednostek zjawisko ogólnoświatowe, ściśle powiązane z oglądaniem wideoklipów muzycznych (z często bardzo jednoznacznymi seksualnymi sugestiami) i materiałów pornograficznych. Zasadniczo należy rozróżniać między wysyłaniem, odbieraniem i rozpowszechnianiem takich wiadomości.

Szczególnie młodzi ludzie nie zawsze mają świadomość, że rozsyłając zdjęcia pornograficzne, dopuszczają się czynów karalnych, jeżeli przedstawione na zdjęciu osoby są niepełnoletnie. Ktoś, kto takie zdjęcia rozpowszechnia, dopuszcza się naruszenia praw osobistych, ponieważ materiały są nierzadko rozpowszechniane wbrew woli osoby na nich przedstawionej, jak np. w cybermobbingu. Jeżeli zdjęcia pojawią się już w sieci, ich usunięcie i odtworzenie prywatności jest praktycznie niemożliwe. Szczególnie przy rozpadzie związków młodych ludzi dochodzi do bardzo nieładnych i zawstydzających działań. Według zajmujących się zjawiskiem sekstingu policjantów właśnie zawstydzenie jest przyczyną prawdopodobnie bardzo wysokiej liczby nieujawnianych przypadków nadużyć. Mimo to nawet w Stanach Zjednoczonych (znanych z konserwatywnego podejścia do seksualności i wdrożenia względnie najsurowszego prawa chroniącego młodzież) seksting raczej nie jest karany[2].

Według danych ze szwajcarskich badań JAMES z lat 2012 i 2014 przeprowadzonych z udziałem odpowiednio 1107 i 1043 młodych ludzi w wieku od 12 do 19 lat, odsetek chłopców i dziewcząt, którzy uprawiali już seksting, wzrósł z 6% w 2012 roku do 12% wśród chłopców w roku 2014[3]. Podobne liczby podają również badacze amerykańscy, którzy zebrali informacje od próby 1560 nastoletnich użytkowników internetu w wieku od 10 do 17 lat. W tej grupie 7,1% badanych przyznało się do otrzymywania jawnie seksualnych zdjęć czy filmów na smartfon, przy czym dwie trzecie z tych osób było w wieku 16–17 lat[4].

W tym świetle publikowane do tej pory dane mówiące o tym, że około 20% wszystkich nieletnich uprawia seksting, wydają się zawyżone (na co wskazują też autorzy przytaczanych badań). Jeżeli zaś przyjrzymy się młodzieży u progu dorosłości, to szacunki na poziomie 15–20% nie odbiegają znacznie od rzeczywistości także dlatego, że korzystanie z internetu za pośrednictwem smartfona ostatnio znacząco wzrosło. Badania sekstingu wśród dorosłych pokazują jeszcze wyższy odsetek osób zaangażowanych w ten „proceder" (30–50%)[5].

Względnie nowy, systematyczny przegląd literatury 31, głównie amerykańskich, badań nad sekstingiem[6] określa częstość zjawiska na poziomie 10,2% w grupie wiekowej 10–19 lat. Dziewczynki częściej niż chłopcy wysyłają własne zdjęcia, w związku z tym odbiorcy są częściej płci męskiej, chociaż nie w każdym badaniu ujawnia się taka prawidłowość.

Seksting na pierwszy rzut oka nie jest niczym ponad jeszcze jedną formą wyrazu i komunikacji zarówno młodzieży, jak i dorosłych, która stała się możliwa dzięki nowoczesnym technologiom informacyjnym. Globalne rozpowszechnienie, do którego doszło zaledwie w kilka lat, zaciekawiło także naukowców chcących ustalić nie tylko częstość sekstingu, ale także psychospołeczne okoliczności i konsekwencje.

Już w 2011 roku ukazało się badanie na próbie 128 dorosłych w wieku 18–30 lat, dotyczące zależności między sekstingiem a rodzajem więzi. Tłem badania jest wywodzące się z psychologii rozwojowej założenie o istnieniu typologii rodzajów więzi społecznych (tworzenia par). Podczas gdy relacja dziecka z matką może mieć charakter bezpieczny, lękowy albo zdezorganizowany, to w kontekście tworzenia relacji intymnych z drugą osobą (par) wyróżniamy typ „bezpieczny", „lękowy" i „unikowy"[7]. W tym układzie odniesienia autorzy doszli do wniosku, że seksting wiąże się z lękowym typem relacji: „Dla niektórych seksting będzie elementem flirtu na początkowym etapie znajomości. Dla innych jest po prostu jeszcze jedną formą komunikowania się w związku. Natomiast część ludzi, zwłaszcza tych z lękową formą więzi, ma poczucie, że musi wysyłać partnerowi wiadomości z treściami seksualnymi, żeby umacniać relację lub podtrzymać zainteresowanie sobą" – komentują autorzy.

Podobne wyniki uzyskały również 2 amerykańskie badaczki badające niezamierzony seksting w ramach stałych związków u 93 kobiet i 62 mężczyzn; tu częstość wynosiła niewiarygodne 52,3%. Innymi słowy: ponad połowa uczestników z tej próby podała, że początkowo nie miała zamiaru uprawiać sekstingu. U mężczyzn nie pojawiły się żadne zależności z rodzajem więzi, u kobiet wyraźnie zarysowało się powiązanie z lękowym typem relacji: dla nich, jak komentują autorki badania, najważniejsze jest uniknięcie kłótni z partnerem[8].

Wśród studentów w stałych związkach badano zachowania komunikacyjne zarówno w kontekście wysyłania i otrzymywania wiadomości (teksting), jak i wiadomości o jawnie seksualnych treściach (seksting) i łączono z rodzajem więzi. Seksting wśród 233 badanych mężczyzn wiązał się raczej z typem unikowym, wśród 511 kobiet raczej z typem lękowym[9].

Przeprowadzone w Teksasie badanie z udziałem prawie 1000 uczniów w wieku od 14 do 18 lat (średnia wieku 16 lat) ujawniło istotne zależności między sekstingiem a depresyjnością, impulsywnością i zażywaniem narkotyków. Jeżeli wcześniej dochodziło już do kontaktów seksualnych, depresyjność okazywała się nieistotna (wtedy chodziło raczej o „zawód miłosny")[10]. Wyniki wpisują się w rezultaty innego badania z udziałem 763 młodych dorosłych, również wskazujące na zależność między sekstingiem a nadużywaniem alkoholu i zażywaniem narkotyków, a także ryzykownymi zachowaniami seksualnymi[11].

Podsumowując, seksting może w konkretnych przypadkach prowadzić do poważnych problemów, przede wszystkim u osób wysyłających wiadomości o treściach seksualnych lub jawnie seksualne zdjęcia (siebie samego). W świetle raczej niestabilnych relacji wśród nastolatków i dobrze znanych emocjonalnych turbulencji podczas rozstań istnieje poważne ryzyko „aktów zemsty" i podobnych zachowań, których później wszyscy uczestnicy zajścia gorzko żałują. Nastolatki powinny to wiedzieć, i wygląda na to, że ta wiedza jest coraz powszechniejsza.

I jeszcze coś: rzeczywiste życie seksualne dzisiejszych studentów w wieku 18–25 lat mocno kontrastuje z opisywaną przez media kulturą jednorazowego seksu, w której chodzi przede wszystkim o przygodny seks z często zmieniającymi się partnerami. Porównanie danych z lat od 1988 do 1996 i od 2004 do 2012 dotyczących aktywności seksualnej studentów pokazuje, że między tymi dwoma okresami niewiele się zmieniło, poza drobnym spadkiem liczby stosunków płciowych[12].

Pornografia internetowa

Internet jest dziś ze względu na anonimowość i dostępność główną drogą rozpowszechniania pornografii. Wcześniej konsument musiał pokonywać przeszkody, by dotrzeć do materiałów pornograficznych, od lat 70. ubiegłego wieku bariera między producentem a konsumentem malała, najpierw za sprawą odtwarzaczy wideo, później DVD, telewizji satelitarnej i płatnej telewizji kablowej, a przede wszystkim za sprawą komputera i internetu, by całkowicie zniknąć wraz z pojawieniem się smartfonów. Ważna rola przypada tu także ofercie, która jest darmowa lub na taką wygląda. W wypadku ponad dwóch trzecich wszystkich treści internetowych, za które trzeba zapłacić (ang. *pay-per-view*), chodzi bowiem o pornografię. Z rocznymi obrotami w wysokości 57 miliardów dolarów (z czego 12 miliardów tylko w USA) pornografia jest najbardziej dochodowym interesem internetowym. Istnieje 4,2 miliona portali pornograficznych – to 12% wszystkich stron internetowych. Około 25% ogółu wyszukiwań dotyczy treści pornograficznych[13].

Co dokładnie rozumiemy przez pornografię, a co pornografią nie jest, nie doczekało się jednoznacznych regulacji prawnych. Dlatego sądy wciąż zajmują się tą kwestią, która w pojedynczych przypadkach – gdy chodzi na przykład o rozgraniczenie pornografii i sztuki (patrz ryc. 11.1) – nie jest łatwa do rozstrzygnięcia, ponieważ gusta i tolerancja nieustannie się zmieniają. Ponadto tego rodzaju obrazy powstawały już tysiące lat temu, na całym świecie, w najrozmaitszych kulturach.

Pewnej orientacji dostarcza Trybunał Federalny, definiując pornografię następująco: „Za pornografię uznać należy treść, która przy wyłączeniu wszelkich innych ludzkich odniesień przedstawia akt seksualny w sposób brutalnie nachalny, narzucający, wysuwając go na pierwszy plan, a jej ogólna wymowa zaspokaja wyłącznie lub przede wszystkim lubieżne zainteresowanie obserwatora sprawami seksu"[14].

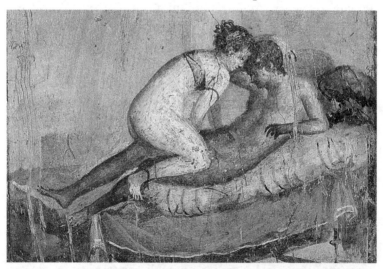

Ryc. 11.1. Pornograficzny fresk z sypialni Casa del Centenario z włoskich Pompejów z I wieku n.e. Obrazy takie jak ten skłoniły w roku 1830 twórcę niemieckiej archeologii, Karla Otfrieda Müllera (1797–1840) do ukucia pojęcia „pornografia" na „określenie rozmaitych dzieł sztuki odkrywanych podczas prac archeologicznych w Pompejach i uznanych za skrajnie obsceniczne". Słowo „pornografia" istniało już wcześniej w kontekście społecznym i określało reglamentację prostytucji w ramach działań promujących higienę publiczną.

„Chociaż nie mówi się o tym głośno, miliony Niemców oglądają pornografię, zwłaszcza za pośrednictwem internetu" – tak dziennikarz Philipp Woldin rozpoczyna na łamach „Frankfurter Allgemeine Zeitung" swój reportaż o pornografii w internecie[15]. Oszacowana już 10 lat temu liczba użytkowników na całym świecie wynosiła 40 milionów, z czego 72% to mężczyźni[16]. Za sieciami społecznymi i portalami zakupowymi pornograficzne strony internetowe zajmują w Niemczech 3. miejsce na liście najczęściej poszukiwanych treści, przed stroną kolei (bahn.de) czy portalem motoryzacyjnym Autoscout24 (choć Niemcy, jak wiadomo, lubią podróżować i są fanatykami motoryzacji!). W ramach dużego badania zachowań seksualnych w 2008 roku ponad 28 000 Niemców udzielało odpowiedzi w ankiecie internetowej[17]. Ponad jedna trzecia wszystkich uczestników podała, że ogląda materiały pornograficzne (w internecie, na DVD czy w pismach) rzadziej niż raz w miesiącu, jedna czwarta podała, że robi to raz w tygodniu, niecałe 10% „codziennie", 18% twierdzi, że „nigdy" – i nie miało znaczenia, czy były to osoby stanu wolnego, pozostające w związku małżeńskim czy rozwiedzione. „Co ósma strona odwiedzana z Niemiec jest stroną pornograficzną. W tym względzie Niemcy są w światowej czołówce" – komentuje Philipp Woldin.

Pojawia się zatem pytanie, czy dzieje się tu coś niepokojącego, czy oczekiwania, postawy i wartości ludzi w bliskich relacjach intymnych zmieniają się w kierunku, który jest z perspektywy całego społeczeństwa kierunkiem niepożądanym? „Tak: pornografia jest teorią, gwałt praktyką" – mówią jedni. „To nic ponad (wreszcie) normalnie doświadczaną seksualność: potrzebujemy nauczyć się lepiej obchodzić z pornografią" – stwierdzają inni[18]. Kto ma rację?

W kontekście zależności między pornografią a agresją wobec kobiet istniejące dane są złożone: z jednej strony mężczyźni oglądają więcej materiałów pornograficznych niż kobiety i są od nich agresywniejsi. Z drugiej – wyniki części badań nie potwierdzają istnienia zależności między oglądaniem pornografii przez mężczyzn a seksualną czy motywowaną seksualnie agresją. Piętnaście lat temu amerykańscy psycholodzy, dokonując przeglądu tego zagadnienia, doszli do wniosku, że pornografia wyraźnie wzmacnia skłonność do agresji wyłącznie w bardzo określonej grupie mężczyzn, u większości przedstawicieli płci brzydkiej nie wywołuje takiego efektu[19].

Czy zatem jest bez znaczenia, że według przytaczanych już danych w Niemczech ponad połowa z 6500 przepytanych nastolatków płci męskiej w wieku 16–19 lat przynajmniej raz w tygodniu ogląda pornografię, a 20% robi to codziennie[20]? Odpowiedź na to pytanie brzmi bardzo jasno: „Nie!".

Metaanalizy badań eksperymentalnych szukających odpowiedzi na pytania o zależności między oglądaniem pornografii przez mężczyzn a skłonnością do seksualnej agresywności już dawno pokazały, że zarówno pornografia pozbawiona przemocy, jak i ta równocześnie przedstawiająca przemoc wobec kobiet prowadzi do agresywnych postaw i zachowań. Także wiele badań nieeksperymentalnych wskazało na wyraźną zależność między nawykowym oglądaniem pornografii a skłonnością do przemocy seksualnej[21]. Fakt, że wyniki niektórych badań nieeksperymentalnych nie ujawniły takich prawidłowości (które zawsze pokazują się w badaniach eksperymentalnych), ma zapewne powody metodologiczne: w eksperymencie można lepiej kontrolować liczne oddziaływania i formułować dokładniejsze wnioski. To może wyjaśniać, dlaczego w badaniach eksperymentalnych uzyskiwane są o wiele wyraźniejsze wyniki.

Dziś dysponujemy już nowszymi danymi, które wyraźnie pokazały zależność między oglądaniem pornografii przez mężczyzn a gotowością do przemocy wobec kobiet, przy czym silniej oddziałuje pornografia zawierająca przemoc[22].

I to, że efekt ten moderowany jest przez zmienne osobowościowe (tak psycholodzy odnoszą się do obserwacji, że nie wszyscy mężczyźni są tacy sami) wpisuje się w znany od dawna obraz.

W amerykańskim badaniu z 2011 roku z udziałem 489 członków stowarzyszenia studenckiego w średnim wieku 20 lat konsekwencje pornografii potraktowano wieloaspektowo[23]. Najpierw przepytano młodych mężczyzn na temat oglądania pornografii w minionym roku, przy czym uwzględniono 3 różne formy pornografii: „mainstream" (a więc bez przemocy), zdjęcia i filmy sadomasochistyczne (przemoc za obopólną zgodą) i przemoc seksualną (gwałty). Częstość oglądania treści pornograficznych w minionym roku wyniosła odpowiednio 83, 23 i 19%. Za pomocą wystandaryzowanych kwestionariuszy badano również, jak dalece mężczyźni czują się na siłach, by pomóc innej osobie w potrzebie, i jaka jest ich gotowość do takiego działania. Kolejne kwestionariusze miały wychwycić błędne pozytywne nastawienia wobec gwałtów („kobiety chcą być gwałcone" itp.) za pomocą Illinois Rape Myth Acceptance Scale oraz gotowość, by w sytuacji zagwarantowanej bezkarności samemu dopuścić się gwałtu.

Wyniki pokazały jednoznaczne skutki oglądania pornografii dla gotowości do niesienia pomocy i gotowości do dopuszczenia się gwałtu, przy czym także pornografia pozbawiona przemocy istotnie przyczyniała się do podwyższonej gotowości do przemocy seksualnej (zadeklarowana większa gotowość do popełnienia gwałtu). W wypadku treści sadomasochistycznych skutki są poważniejsze: gotowość do przemocy jest wyraźniejsza, mity na temat gwałtów są częściej akceptowane, a gotowość do niesienia pomocy istotnie spada. Najwyraźniejsze negatywne skutki wywołuje pornografia zawierająca przemoc, co w zasadzie nie dziwi: jeżeli często oglądane są sceny gwałtów, indywidualna gotowość do przemocy seksualnej istotnie rośnie, istotnie maleje natomiast gotowość do niesienia pomocy[24].

Badanie podłużne z Indii jest tu szczególnie ciekawe, ponieważ kraj ten osiągnął złą sławę za sprawą seksualnej przemocy wobec kobiet. Autorzy badania wykorzystali liberalizację pornografii, do której doszło w tym kraju w 1992 roku. Dlatego analizowano częstość przemocy wobec kobiet (gwałty, seksualne napaści i inne formy aktów przemocy wobec kobiet) w okresie od 1971 do 2008 roku. Porównywano częstość opisanych przestępstw w ciągu 20 lat poprzedzających liberalizację i niemal 2 dekad po niej. Okazało się, że przemoc wobec kobiet gwałtownie wzrosła. Jest zatem całkowicie niezrozumiałe, że autorzy interpretują swoje dane odwrotnie, wskazując, że uwolnienie pornografii nie miało negatywnych skutków dla kobiet w Indiach. A jednak doniesienia prasowe z nieodległej przeszłości na temat przestępstw seksualnych w Indiach mówią całkiem co innego.

Udowodnione niekorzystne konsekwencje pornografii, przede wszystkim tej zawierającej przemoc, niepokoją zwłaszcza dlatego, że także ta „całkiem normalna", „mainstreamowa" pornografia staje się coraz brutalniejsza, co wykazały analizy treściowe materiałów pornograficznych[25].

Seks na życzenie

Kto jeszcze 15 lat temu pomyślałby, że nadejdą czasy, w których w każdej chwili będziemy mogli się dowiedzieć, kto z naszej najbliższej okolicy ma akurat ochotę na seks, by móc bez problemów umówić się na randkę: analogicznie do wideo na życzenie (ang. *video on demand*), gdzie nie jesteśmy zdani na wciskane nam programy, ale sami możemy wybrać, co będziemy oglądać, mówimy też o seksie na życzenie (ang. *sex on demand*). Dlaczego tak jest i jak do tego doszło?

Współczesna cyfrowa technologia komunikacyjna, szczególnie zaś smartfony, umożliwia nam podtrzymywanie kontaktów społecznych na duże odległości. W wypadku kontaktów seksualnych do niedawna sprawy miały się inaczej: nie ma intymności bez przestrzennej bliskości[26]. Facebook może mi dać wirtualny kontakt z pięcioma setkami „znajomych", ale realny czy wręcz cielesny kontakt wymaga przestrzennej bliskości. I dokładnie tu otwiera się zastosowanie dla nowych sieci geospołecznych, które działają na smartfonach z wbudowaną nawigacją (GPS) – *geosocial networking phone apps*.

Chodzi tu o cyfrowe portale randkowe, a więc programy ułatwiające zawieranie znajomości, które równocześnie umożliwiają mobilne korzystanie z Facebooka i podają geograficzne współrzędne użytkownika. W ten sposób można nie tylko znaleźć kogoś, kogo się „lubi" (tzn. kogoś, kogo na podstawie zdjęcia uznajemy za atrakcyjnego), ale także kogoś, kogo się po pierwsze „lubi", kto, po drugie, jest „za rogiem" i po trzecie zasygnalizował „gotowość do nawiązania kontaktu". Najpopularniejszym portalem tego rodzaju jest Tinder (dosł. podpałka), który według czasopisma „Spiegel"[27] ma w Niemczech już 2 miliony, a na świecie ponad 50 milionów użytkowników, przy czym większość z nich intensywnie korzysta z oferowanych usług. Patrzymy na zdjęcia potencjalnych partnerów i przesuwamy je palcem – w lewo oznacza „nie ma mowy", w prawo „podoba mi się". Mężczyźni średnio przesuwają 46% zdjęć w prawo, kobiety z 14% są ponad trzykrotnie bardziej wybredne[28]. „Minęły czasy, kiedy w przepełnionych dyskotekach krzyczeliśmy do zalotnika, że nam przykro, ale już jesteśmy sparowani. Dziś za pomocą telefonu wcześniej odfiltrowujemy singli na parkiecie" – pisze Alexander Demling w „Spieglu" (2015). Według notatki na łamach fachowego pisma „New Scientist" Tinder codziennie doprowadza do około 15 milionów kontaktów[29]. Cyfrowy portal randkowy dla mężczyzn homo- i biseksualnych nazywa się Grindr; istnieje już od 2009 roku, działa na podobnych zasadach i także pośredniczył już w milionach spotkań.

Coś, co wielu ludziom wydaje się spełnieniem marzenia o ostatecznej wolności seksualnej, jest dla epidemiologów coraz większym koszmarem: lekarze i naukowcy z Los Angeles przeprowadzili niedawno badanie z udziałem łącznie 7184 homoseksualnych mężczyzn, którzy w pewnej placówce poddawali się badaniom na obecność chorób wenerycznych i przenoszonych drogą płciową. Dodatkowo zebrano od nich informacje o przyzwyczajeniach związanych z korzystaniem z portali randkowych uwzględniających dane GPS. Wyniki pokazały, że ryzyko chorób przenoszonych drogą płciową rośnie wraz z korzystaniem z takich portali: wśród użytkowników ryzyko rzeżączki jest wyższe o 25%, chlamydii o 37%[30].

Także zachorowalność na kiłę w Stanach Zjednoczonych silnie wzrosła w ostatniej dekadzie, co od strony naukowej tłumaczone jest także intensyfikacją korzystania z portali randkowych, zwłaszcza przez homoseksualnych mężczyzn. Wzrost odnotowuje się wyłącznie wśród mężczyzn (patrz ryc. 11.2).

Dane z Australii (patrz ryc. 11.3) pokazują taki sam rozwój wypadków, z najwyższą kiedykolwiek odnotowaną liczbą zachorowań na kiłę przypadającą na jesień 2014 roku.

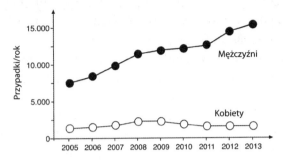

Ryc. 11.2. Liczba nowych przypadków kiły zgłoszonych w USA[31].

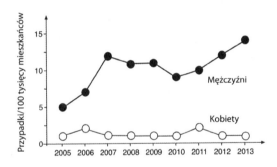

Ryc. 11.3. Częstość przypadków kiły na 100 tysięcy mieszkańców w Australii[32].

Także w Wielkiej Brytanii łączy się rosnącą liczbę przypadków chorób przenoszonych drogą płciową z aplikacjami ułatwiającymi przygodny seks (*Hook-up Apps*)[33]: w latach 2012–2013 liczba zachorowań na rzeżączkę wzrosła o 15%, z 25 577 do 29 291 przypadków, a liczba zachorowań na kiłę skoczyła z 2981 do 3249, co odpowiada dziewięcioprocentowemu wzrostowi. Eksperci brytyjskiej publicznej służby zdrowia odkryli, że programy do flirtowania od 2012 roku odegrały rolę w 6 falach zachorowań na kiłę i zadbały o hiperskuteczne przenoszenie się infekcji (ang. *hyper-efficient transmission*). Dane wyraźnie pokazują, że mamy do czynienia ze zjawiskiem ogólnoświatowym.

Oto cytat prelegenta British Association for Sexual Health and HIV: „Nie trzeba być geniuszem, żeby zdać sobie sprawę, że takie programy niebywale ułatwiają przygodne kontakty seksualne. Z dokładnością co do metra czy dwóch każdy może znaleźć najbliższą osobę zainteresowaną [seksem]. Czegoś takiego do niedawna po prostu nie było"[34]. W nawiązaniu do znanego porzekadła można stwierdzić, że okazja czyni kochanka.

Zgodnie z wynikami opublikowanego już w 2011 roku holendersko-australijskiego badania pt. *When do online sexual fantasies become reality?* (*Kiedy seksualne fantazje online stają się rzeczywistością?*) także czatowanie przed kontaktem seksualnym umówionym za pośrednictwem portalu randkowego odpowiada za zarażenie się chorobami przenoszonymi drogą płciową: z 2058 mężczyzn, którzy umówili się przez internet na seks z innym mężczyzną, 32,1% odbyło stosunek bez zabezpieczenia, chociaż wcześniej większość z nich chciała się chronić przed chorobami za pomocą prezerwatywy. „To sprawia, że powinniśmy krytycznie potraktować założenie, że fantazjowanie online nie ma konsekwencji w realnym życiu. Podkreśla również znaczenie rozmów za pośrednictwem internetu dla prewencji zakażenia się wirusem HIV" – wnioskują autorzy na podstawie uzyskanych rezultatów[35]. Niektórzy komentujący te doniesienia w sieci bagatelizują je, twierdząc, że to nie internet zwiększa gotowość do zachowań ryzykownych, ale każdy człowiek sam odpowiada za swoje czyny. To ma mniej więcej tyle sensu co argument lobby zbrojeniowego, że to nie pistolet, tylko człowiek zabija innych ludzi.

Wspomniany wzrost zachorowań na choroby przenoszone drogą płciową nie oszczędził i Niemiec: ostatnimi laty liczba zachorowań na te choroby – szczególnie chlamydię, rzeżączkę i kiłę – rośnie. Powodów jest oczywiście wiele, ale kto zaprzeczy, że zmieniające się, powierzchowne zachowania społeczne pociągają za sobą także w Niemczech zmiany zachowań seksualnych? Cyfrowa technologia informacyjna niesie ze sobą nieprzewidywalne ryzyko i skutki niepożądane, co wyraźnie widać na podstawie przytoczonych danych. Musimy się nauczyć z nimi obchodzić.

Wnioski

Skutki naszych cyfrowych aktywności na życie seksualne są złożone i aż proszą się o indywidualne potraktowanie. Kipiąca seksualizacja mediów – nieważne, czy analogowych, czy cyfrowych – nie zależy oczywiście wyłącznie od komputera i internetu, nie ulega jednak wątpliwości, że nowe technologie dodatkowo rozpędziły istniejące wcześniej trendy. Przemiany społeczne w kwestiach obyczajowości i nastawienia do seksualności zaszły w ciągu ostatnich 50 lat bardzo daleko[36]: rok 1968 propagował „wolną miłość", w latach 70. feministki sprzeciwiały się degradacji kobiety do obiektu pożądania i podjęły w Stanach Zjednoczonych działania zmierzające do zakazu pornografii. Poległy w starciu z konserwatystami, którym bliższa była wolność wyrażania własnych opinii. To samo stanowisko reprezentowały też feministki lat 80.; ich zdaniem w dłuższej perspektywie cenzura uderzy w polityczną wolność kobiet. W latach 90. uznano możliwy wkład pornografii w „seksualne wyzwolenie" kobiet.

Z coraz większą powszechnością mediów cyfrowych doszło do rozwoju wypadków, o którym prawie nie rozmawiano, ponieważ wiele osób robiło na tym pieniądze: pornografia weszła do społecznego głównego nurtu. Jednocześnie obrazy stawały się coraz bardziej bezpośrednie, z wyraźną tendencją do gardzącej ludźmi przemocy seksualnej. I tak samo jak w przypadku innych form przemocy, także tutaj ci, którzy na niej zarabiają, zaprzeczają jej szkodliwym konsekwencjom.

W kontekście aktualnych danych na temat zachowań komunikacyjnych i seksualnych młodych ludzi należy mimo wszystko stwierdzić, że:

Wymienianie się jawnie seksualnymi wiadomościami tekstowymi i zdjęciami w relacji intymnej jest „głupotą", której dopuszczają się nastolatki i młodzi ludzie i która najczęściej nie pociąga za sobą negatywnych konsekwencji. Istnieje jednak istotne ryzyko naruszenia praw osobistych, czyli rozpowszechniania materiału bez zgody przedstawionej na nim osoby.

Oglądanie pornografii bardzo mocno się nasiliło w ciągu ostatnich 20 lat, co zwiększa prawdopodobieństwo skrajnych i potencjalnie szkodliwych dla zdrowia wariantów zachowań seksualnych. Okazuje się, że zwłaszcza obrazy przedstawiające przemoc seksualną – najczęściej wobec kobiet – są coraz częstsze.

Wzajemne powiązania internetu, nawigacji satelitarnej i smartfonów umożliwiają zupełnie nowy sposób nawiązywania kontaktów seksualnych – *sex on demand* (seks na życzenie). Ogólnoświatowa powszechność zjawiska idzie ramię w ramię ze wzrostem zachorowań na choroby przenoszone drogą płciową. To pokazuje, że cyfryzacja naszego życia nie ominęła też sfery intymnej i szeroko zarzuciła swoje sieci: od oszustw i biura po łóżko i seks.

12. Cyfrowo depresyjni i samotni

Depresja jest chorobą powszechną. W 2013 roku była przyczyną 4,3 miliona nieobecności w pracy odnotowanych w samej tylko kasie chorych Techniker-Krankenkasse. Kiedy przeliczymy tę liczbę na całe Niemcy, otrzymamy 31 milionów dni nieobecności. Po przeziębieniach stany depresyjne są drugim najczęstszym powodem zwolnień lekarskich. Człowiek z depresją nie jest po prostu „smutny", „przygnębiony" czy „w złym nastroju". Depresji towarzyszą lęki, utrata zainteresowań i odczuwania przyjemności, brak apetytu (lub czasami apetyt wzmożony), niskie poczucie własnej wartości, wyczerpanie i zmęczenie (czasami także podwyższony niepokój albo jedno i drugie na raz), kiepski sen (albo sen nadmierny) i w wielu wypadkach cały szereg objawów somatycznych (kołatanie serca, zawroty głowy, kłopoty trawienne), w tym też bóle. Myśli często krążą wokół poczucia winy (grzechu), długów (pieniędzy), chorób (aż do hipochondrycznego szaleństwa, tzn. nieodpartego wrażenia, że cierpi się na nieuleczalną chorobę) i śmierci – aż po uznanie, że samobójstwo jest jedynym „wyjściem" albo „wybawieniem" od życia, które jest nie do wytrzymania.

Także na tegorocznej konferencji *re:publica* – organizowanej dorocznie od 2007 roku w Berlinie i poświęconej tematyce internetu, mediów społecznościowych i cyfrowemu społeczeństwu – osoby dotknięte depresją mówiły o swoich doświadczeniach i wyraźnie wskazywały na trudność związaną z pokazaniem innym istoty depresji. „W dobre dni czułam się źle, w dni złe – pusto", powiedziała uczestniczka. Inny uczestnik opisał to podobnie: „Byłem pozbawiony emocji. Nie czułem nic. Żadnego smutku. Żadnej radości. Nie wstawałem z łóżka. To, że mogę stracić pracę, było mi obojętne". Takie próby komunikacji uznano za klucz do bycia zrozumianym w swojej depresji: „Wyjaśnijcie im, zamiast wyrzucać z siebie 20 gniewnych tweetów. Poszerzcie dialog" – powiedział cierpiący na depresję i miał zapewne rację. „Twitter ze swoimi 140 znakami jest niewłaściwym medium" – dodała wspomniana już uczestniczka. „Depresja to nie *hashtag*"[1].

Ekrany i depresja: wielość mechanizmów

To nie miejsce na tłumaczenie złożonej wiedzy o przyczynach, występowaniu czy też terapii depresji. W ważnym dla nas kontekście kluczowe znaczenie ma to, że cyfrowe media mogą na wiele sposobów sprzyjać pojawieniu się i utrzymywaniu depresji. Opisane w rozdziale 9 wzajemne oddziaływania nieuwagi, nadwagi[2] i trudności w szkole mogą równie dobrze wywołać błędne koło co cyberstres, cyberlęk lub zaburzenia snu wywołane niebieskawym światłem emitowanym przez ekrany. Nie istnieje tu zatem *jeden* łańcuch przyczynowy, ale cały szereg możliwych przyczyn o podłożu cyfrowym, najczęściej splątanych ze sobą w złożoną gmatwaninę przyczynowości.

W świetle najnowszych badań najważniejszym mechanizmem jest wypieranie z naszego życia realnych kontaktów społecznych. Jak pisałem w rozdziale 5, kontakty społeczne są czynnikiem chroniącym przed stresem, który z kolei stanowi pokaźne ryzyko wystąpienia depresji. W celu naświetlenia zależności przeprowadzono szeroko zakrojone badanie[3] z udziałem 2393 nastolatków w wieku od 15 do 19 lat w 5 dużych miastach świata: Baltimore (USA), Nowe Delhi (Indie), Ibadan (Nigeria), Johannesburg (RPA) i Szanghaj (Chiny). Za pomocą wywiadów zbierano informacje na temat wsparcia społecznego, jakim dysponują młodzi ludzie mieszkający w raczej trudnych lub ubogich okolicach wspomnianych miast. Najwięcej przypadków depresji ujawniono wśród dziewczynek w Johannesburgu (44,6%), najmniej wśród dziewczynek w Nowym Delhi (13%). Wsparcie społeczne ze strony rodziny i sąsiadów pozytywnie oddziaływało na zdrowie psychiczne uczestników i chroniło przed depresją. Do tego potrzebne jest, żeby wspólnota żyła. I dokładnie w tym przeszkadzają media cyfrowe.

Nie ma najmniejszych wątpliwości, że cyfryzacja naszego życia może prowadzić do rozwoju depresji. Dysponujemy wynikami badań nad związkiem korzystania z internetu z psychopatologią towarzyszącą depresji[4], podobnie jak nad „telewizją i depresją" czy „nadmiernie intensywnym korzystaniem z komputera i depresją" aż po „smartfony i depresję" oraz „ekrany i depresję". Ponad 10 lat temu japońscy naukowcy rozpoczęli trzyletnie badanie z udziałem ponad 25 000 urzędników, poświęcone pracy przy komputerze i chorobom somatycznym oraz psychicznym[5]. Częstsze przypadki depresji występowały przede wszystkim u osób pracujących przez ponad 5 godzin przed ekranem. Metaanaliza 33 badań wykazała wśród nastoletnich dziewczynek wyraźną zależność między czasem spędzanym przed ekranem a rozwojem depresji[6]. Szwedzkie badanie, które objęło 7757 nastolatków w wieku od 13 do 17 lat, pokazało, że u tych, którzy spędzali ponad 5 godzin dziennie na grze w gry komputerowe, ryzyko depresji było pięciokrotnie wyższe[7]. Z kolei wyniki amerykańskiego badania z udziałem 136 nastolatków ujawniły zależność między korzystaniem ze smartfonów oraz intensywnym oglądaniem telewizji a podwyższonym odsetkiem depresji[8].

Ogólnie wiadomo, że wyraźne skutki korzystania z cyfrowych technologii informacyjnych ujawniają się przede wszystkim u nastolatków. Rynek walczy o tę grupę, a przez nieustanne bombardowanie sloganami reklamowymi przez branżę IT (jak świetne są te cyfrowe gadżety; jak ważne jest, by je mieć; i jak bardzo jest się beznadziejnym, jeśli się ich nie ma) młodzi ludzie są bezustannie konfrontowani ze swoimi słabościami, niedostatkami i lękami. Jak pisałem w rozdziale 6, reklamy rozniecają takie lęki i bezwzględnie wykorzystują je dla swoich korzyści.

Osoby starsze są najwyraźniej o wiele mniej narażone na negatywne konsekwencje mediów cyfrowych. Amerykańskie badanie z udziałem 5203 osób powyżej 65. roku życia wykazało dodatnią zależność między korzystaniem z internetu a mniejszą samotnością, wsparciem społecznym, zadowoleniem z życia i psychologicznym dobrostanem[9]. Inne badania prowadzone z udziałem mniejszych grup także dały podstawy, by zakładać ograniczający wpływ internetu na samotność osób starszych[10], szczególnie wtedy, kiedy korzystają one z sieci do komunikowania się[11]. Trzeba dodać, że opisano także niekorzystne efekty. Ogólnie można jednak założyć, że starsi użytkownicy internetu korzystają na zgromadzonym doświadczeniu życiowym: mają silniejsze poczucie własnej skuteczności i są mniej wrażliwi na manipulacje i reklamy niż ludzie młodzi. Już samo to wystarcza, aby wyjaśnić pozytywne zależności między korzystaniem z internetu a samopoczuciem w tej grupie wiekowej[12].

Utrata empatii

Podobnie jak chodzenia, widzenia i mówienia, tak zachowań społecznych musimy się nauczyć. I jak już pisałem w rozdziałach 8 i 9 poświęconych ludzkiemu rozwojowi, dzieje się to dość późno. Odpowiadające za te funkcje obszary mózgowe, często określane jako „mózg społeczny", dojrzewają dość długo i późno zaczynają się uczyć. Pozostałe obszary mózgowe, tak jak część mózgu odpowiadająca za zachowania społeczne, kształtuje się pod wpływem podejmowanych działań i realizowanych funkcji. Mówienia uczymy się w dialogu, zachowań społecznych – we wzajemnych relacjach z innymi ludźmi.

By tak się stało, trzeba przebywać w towarzystwie innych ludzi. Dokładnie tu cyfrowe media uderzają w kompetencje społeczne: wypierają rzeczywiste kontakty tymi wirtualnymi. Jeżeli amerykańskie dziewczynki w wieku od 8 do 12 lat spędzają z innymi dziewczynkami 2 godziny dziennie, a aż 7 godzin poświęcają na Facebook czy internet[13], to w świetle wiedzy o mózgu i jego rozwoju jedno staje się jasne: to nie może się obejść bez konsekwencji. Udowodniono już, że nastolatki cierpią na coraz poważniejszą utratę zdolności empatii – tym większą, im więcej czasu spędzają przed różnymi ekranami[14].

Jak doniosłe są te odkrycia, pokazują dobitnie 2 doniesienia prasowe z początku roku 2015: w styczniu na Tajwanie w kawiarni internetowej zmarł 32-letni mężczyzna, który przez 3 doby bez przerwy grał w gry[15]. Przyczyną śmierci była niewydolność serca – zapewne doszło do nałożenia się ostrego odwodnienia na istniejące już schorzenie kardiologiczne. To już drugi podobny przypadek, pierwszy wydarzył się 1 stycznia – wtedy zmarł 38-latek po spędzeniu 5 dób na grach komputerowych. Ostatnie zdanie doniesienia prasowego brzmiało: „Według danych policji pozostali gracze w obu przypadkach zareagowali całkowitą obojętnością. Niektórzy grali dalej, jakby nigdy nic, kiedy obok technicy policyjni odgradzali stoły w celu zabezpieczenia śladów". Oto w gwarnej kawiarni internetowej umiera człowiek, a przy sąsiednich komputerach granie trwa w najlepsze. Mniejszy poziom empatii nie jest już chyba możliwy!

Jeżeli ktoś teraz uzna, że są to odosobnione przypadki z dalekiej Azji Wschodniej, którymi nie powinniśmy zaprzątać sobie głowy, ten bardzo się myli. Według doniesienia radia WDR z 1 lutego 2015[16] roku nocą nieuważny kierowca z nadmierną prędkością wjechał w koniec korka na A2 w okolicy Magdeburga. Samochód przekoziołkował i zatrzymał się na dachu, 6 osób zostało rannych. Na stronie radia można było przeczytać taki oto komentarz: „Według policji obok miejsca wypadku przejeżdżało mnóstwo kierowców, jednak nikt się nie zatrzymał, by udzielić pomocy; niektórzy za to robili zdjęcia. [...] Policja mówi o zachowaniach, których po prostu nie da się opisać". A więc i wśród nas najwyraźniej żyją ludzie, których współczucie dla cierpienia innych jest mocno ograniczone. Czy chcemy żyć w społeczeństwie z tak masywnym zanikiem empatii?

Smartfony: ryzyko i działania niepożądane

Ponieważ smartfony są stosunkowo nowe i nieprawdopodobnie rozpowszechnione, należy przyjrzeć się bliżej negatywnym skutkom ich intensywnego wykorzystywania, zwłaszcza w kontekście psychospołecznym. Przede wszystkim wśród młodych ludzi widać, że częste korzystanie z komórki ogólnie idzie w parze z niezdrową zmianą trybu życia. Amerykański psycholog Andrew Lepp i jego współpracownicy tak podsumowują swoje dotychczasowe ustalenia: „Problematyczne korzystanie z telefonów komórkowych wiąże się z depresją, lękiem, obniżonym poczuciem własnej wartości i niezdrowymi nawykami w stylu nieregularnego jedzenia, licznych partnerów seksualnych, nieprawidłowej higieny snu, nadużywania alkoholu i uzależnienia od nikotyny czy zażywania narkotyków"[17]. Potwierdzono to w wielu badaniach.

Należy dodać jeszcze jedną ważną rzecz: często pojawiające się stwierdzenie, że intensywne korzystanie ze smartfona jest niezaprzeczalną oznaką towarzyskości i licznych kontaktów towarzyskich, nie znajduje potwierdzenia w danych empirycznych. Wręcz przeciwnie! Zwłaszcza wśród studentów wiele wskazuje na to, że mamy zależność negatywną. W populacji ogólnej wyniki szeroko zakrojonego badania sondażowego nie ujawniły powiązań między intensywnością korzystania ze smartfona a zgłaszanym poziomem wsparcia społecznego[18]. Autorzy tego badania formułują więc następujący wniosek: „Zakładano, że korzystanie z telefonów komórkowych wzmocni wsparcie społeczne. Nasze wyniki jednak nie potwierdzają istnienia zależności między korzystaniem z telefonów komórkowych a spostrzeganym w prywatnym życiu dostępem do osobistego wsparcia społecznego"[19].

Nie ma jak dotąd wielu badań nad skutkami korzystania ze smartfonów dla – nie tylko deklarowanej, ale mierzonej – sprawności fizycznej. Każdy, kto przygląda się młodym ludziom pochłoniętym grami, może sobie jednak wyobrazić, że będą one niekorzystne: grając w gry, jednocześnie nie biegają, nie grają w piłkę nożną czy badmintona, ale siedzą. Na szczęście naukowcy podjęli temat i odkryli, co było do odkrycia: kto intensywnie korzysta ze swojego smartfona, nie jest w tak dobrej formie fizycznej jak ktoś, kto korzysta z niego sporadycznie. Andrew Lepp z zespołem[20] zapytali 305 studentów dużego uniwersytetu na środkowym zachodzie USA o sposób korzystania ze smartfona (patrz tab. 12.1) oraz gotowość wzięcia udziału w badaniu. Zebrane dane wskazały na średnią intensywność korzystania ze smartfona przekraczającą 5 (!) godzin dziennie. Ponadto 88,2% uczestników przyznało, że wykorzystuje smartfony przede wszystkim w czasie wolnym.

Z częścią osób badanych z etapu 1. skontaktowano się jakiś czas później i wyłoniono 49 osób do dalszych analiz (w tym 27 kobiet). Wszyscy respondenci zostali intensywnie przepytani, ale także poddani testowi formy fizycznej na bieżni z pomiarem zużycia tlenu. Według średniego czasu korzystania ze smartfona podzielono uczestników na 3 grupy: korzystających w niewielkim stopniu [liczba osób w tej grupie wyniosła 16 osób (n = 16); 1 godzina i 41 minut dziennie], korzystających umiarkowanie (n = 17; 4 godziny i 53 minuty) oraz korzystających intensywnie (n = 16; dokładnie 14 godzin na dobę).

Wyniki pokazują, że sprawność fizyczna uczestników malała wraz z rosnącą intensywnością korzystania ze smartfona – także, a właściwie właśnie wtedy, kiedy statystycznej kontroli poddano znane efekty płci, objętości tkanki tłuszczowej i motywacji do aktywności sportowej, a więc kiedy podane czynniki zostały „odliczone" (siła efektu wynosiła 0,3 i była istotna statystycznie na poziomie $p < 0,05$). Innymi słowy: smartfon niekorzystnie wpływa na formę fizyczną, i w związku z tym – długofalowo – także na zdrowie młodych ludzi.

W tym miejscu ktoś mógłby uznać, że wprawdzie wykazano związek, jednak bez wskazania kierunku zależności przyczynowo-skutkowych. Przecież można sądzić, że: „Jeśli ktoś jest gruby, to częściej telefonuje". Odniesienie się do takiej argumentacji wymagałoby szeroko zakrojonego badania podłużnego z grupą kontrolną: należałoby najpierw określić intensywność korzystania ze smartfonów i stan zdrowia uczestników, odczekać rok, a potem sprawdzić, jak zmienił się stan zdrowia w zależności od poziomu korzystania ze smartfona.

I takie badanie przeprowadzono. Szwedzcy lekarze, przy ogromnym nakładzie środków, przebadali 4156 młodych dorosłych w wieku od 20 do 24 lat i określili, że intensywne

Tabela 12.1. Codzienne korzystanie ze smartfona (wartości średnie i odchylenia standardowe) w grupie łącznie 302 studentów college'u obu płci, określone według 3 kryteriów: 1) czas w minutach, 2) liczba wysłanych krótkich wiadomości tekstowych, 3) liczba wykonanych połączeń telefonicznych[21]

	Mężczyźni (n = 134)	Kobiety (n = 168)
Czas (w minutach)	298,9 ± 301,1	313,0 ± 252,1
Wysłane SMS-y (liczba)	214,5 ± 1297,6	157,6 ± 427,5
Połączenia telefoniczne (liczba)	6,7 ± 21,9	5,0 ± 4,9

korzystanie z telefonów komórkowych prowadzi po roku do zaburzeń snu, nasilonego stresu i depresji[22].

Na podstawie szczegółowych wywiadów przeprowadzonych z uczestnikami w ramach wspomnianego już badania zespołu Andrew Leppa potwierdzono coś, czego również można było się spodziewać: osoby w niewielkim stopniu sięgające po smartfon mają w swoim repertuarze więcej aktywności czasu wolnego i spostrzegają telefon raczej jako narzędzie, na przykład służące umówieniu się z innymi na wspólne robienie czegoś fajnego. Rzeczywiście 6 z 49 uczestników bardzo jasno się w tej kwestii wypowiedziało. A więc mamy też do czynienia z pozytywnymi działaniami smartfonów – ale jedynie u osób korzystających z tych urządzeń w sposób umiarkowany.

Ciekawe jest, jak często ta stosunkowo mała grupka młodych ludzi wykorzystywana jest w publicznych dyskusjach mających uzasadnić wydatki na smartfony: rodzice sprawiający dzieciom smartfony, nauczyciele i politycy chcący uchodzić za postępowych – wszyscy opowiadają, jak korzystne są smartfony w życiu młodych ludzi. Opisane w tej pracy ryzyko i skutki niepożądane są przy tym kompletnie ignorowane.

Kto bowiem intensywnie korzysta ze smartfona, ten nie robi wiele więcej i nie umawia się za pomocą telefonu ze znajomymi, by robić coś ponad telefonowanie. Dlatego częste korzystanie ze smarftona należy oceniać tak jak wielogodzinne przesiadywanie przed telewizorem lub granie w gry komputerowe: przybywa kilogramów, sprawność fizyczna maleje, istotnie wzrasta ryzyko rozwoju cukrzycy oraz schorzeń układu sercowo-naczyniowego.

Samotność, otępienie i śmierć

W mojej książce *Cyfrowa demencja* opisałem zależności między wykształceniem a możliwościami umysłowymi w starszym wieku: im lepiej mózg został wykształcony w młodości, tym później zauważalna staje się umysłowa degradacja wynikająca z wieku lub procesów chorobowych. W dużym badaniu opublikowanym w 2014 roku ryzyko pojawienia się otępienia (demencji) w wyniku niskiego poziomu wykształcenia oszacowano na 19,1% na całym świecie, w Europie zaś na 26,6%[23].

Zależność między samotnością a otępieniem jest jeszcze wyraźniejsza. By ją wykazać, konieczne są badania podłużne na dużych grupach, co z jednej strony wymaga wiele wysiłku, z drugiej jednak prowadzi do jasnych i jednoznacznych rezultatów. Systematyczny przegląd 19 takich badań uwzględniał różne poziomy samotności lub – odwrotnie – uczestnictwa w życiu społecznym, liczbę kontaktów społecznych, wielkość sieci społecznej, zadowolenia z posiadanych znajomości i deklarowanej samotności. Oto, co się okazało: niewielkie zaangażowanie w życie społeczne zwiększa ryzyko zachorowania na zespoły otępienne o 41%; nieliczne kontakty społeczne zwiększają to ryzyko o 57%, samotność zaś o 58%. Wielkość sieci społecznej lub poziom niezadowolenia z utrzymywanych kontaktów społecznych nie miały wpływu na pojawienie się demencji[24].

Do wszystkiego, o czym do tej pory pisałem, dobrze pasuje obserwacja, że wnuki są najlepszą rzeczą, jaka może się przytrafić starszej osobie. Wnuki czasami irytują, zadają zbyt wiele pytań czy robią uciążliwe rzeczy, ale na tym właśnie polega ich zadanie! Wnuki są dla dziadków wyzwaniem – i takie wyzwania to najlepsze, co może być dla ich zdrowia. „Zwierzę futerkowe na N, pięć liter" nie jest natomiast żadnym wyzwaniem, podobnie jak bierna konsumpcja byle jakiej rozrywki serwowanej w telewizji czy na rejsach wycieczkowych.

Jak bardzo samotność oddziałuje na zdrowie w ogóle (a więc nie tylko na ryzyko otępienia czy depresji), pokazano w obszernej amerykańskiej metaanalizie, która objęła 148 badań z łącznie 308 849 pacjentami[25]. Wielkość efektu na ryzyko zgonu wyniosła mniej więcej 0,5: „Wielkość efektu odpowiada zwiększeniu prawdopodobieństwa przeżycia dzięki integracji społecznej o 50%" – tak komentują autorzy najważniejszy wynik przeprowadzonej metaanalizy[26]. Innymi słowy: człowiek samotny z dużym prawdopodobieństwem umrze wcześniej. Albo odwrotnie: nic skuteczniej nie przedłuża życia niż aktywne uczestnictwo w społeczności innych ludzi.

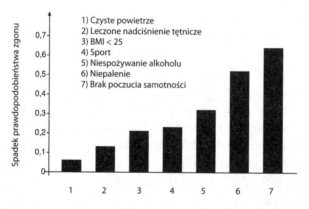

Ryc. 12.1. Czynniki wpływające na spadek prawdopodobieństwa zgonu (podano naturalny logarytm stosunku prawdopodobieństw zgonów, na przykład po lewej stronie czyste powietrze *versus* trwałe zatrucie powietrza). Wartości bezwzględne niełatwo zinterpretować, natomiast w porównaniu niebywale wyraźnie widać znaczenie integracji społecznej dla długości życia[27].

Wnioski

Cyfrowe życie nie tylko niekorzystnie odciska się na poziomie wykształcenia, ale także na naszym wspólnym, społecznym życiu. Kontakt za pośrednictwem głośników i ekranów – nieważne, czy chodzi o e-maile lub Skype, Facebook czy czaty, smartfony czy komputery – nie jest w stanie zastąpić realnego spotkania 2 osób, ponieważ brakuje mu wszelkich bezpośrednich doświadczeń zmysłowych.

W przypadku młodych ludzi dochodzi jeszcze fakt, że społeczne uczucia, zdolności i umiejętności – wszystko między empatią a demokracją – mogą się wykształcić jedynie podczas ożywionego przebywania razem. Tak jak nauka mówienia bazująca na twórczym dialogu. Doświadczenia bezpośredniego kontaktu z otaczającymi nas ludźmi są wypierane przez cyfrowe media dwojako: 1) albo są zastępowane przez doświadczenia jakościowo gorsze i, w sposób udowodniony, niekorzystne dla procesu uczenia się, albo 2) ograniczane ilościowo przez czas poświęcony mediom. Cierpią na tym zarówno procesy związane z opanowaniem mowy, jak i kształtowanie umiejętności społecznych.

Opanowanie mowy jest biletem wstępu do świata edukacji, umiejętności społeczne są warunkiem koniecznym udanego współżycia – prywatnie, zawodowo i społecznie – oraz spełnienia. Szczęście i wspólnota mają podstawowe znaczenie dla radzenia sobie ze stresem, a ponieważ zapobiegają też wielu schorzeniom wynikającym z nadmiaru stresu, to im aktywniej włączymy się do życia społecznego, tym większe są nasze szanse na dłuższe życie. Także z perspektywy grożących nam w podeszłym wieku schorzeń mózgu i umysłowej degradacji – otępienia – wykształcenie i bycie częścią społeczności wykazują najsilniejszy efekt ochronny.

Dane, którymi dziś dysponujemy, pokazują, że szkodliwe dla zdrowia działanie cyfryzacji dzieciństwa i wczesnej młodości ma poważniejsze konsekwencje niż negatywne zdrowotne skutki spożywania alkoholu, palenia tytoniu, nadciśnienia tętniczego, cukrzycy, nadwagi czy braku ruchu.

Ogólnospołeczne szkody wyrządzone już dziś przez media cyfrowe można policzyć. Z tych rachunków wynika, że – długofalowo – kryzys, w jakim znalazła się Europa, wypada na tym tle tanio; porównywalne koszty – ekonomiczne i społeczne – grożą nam jedynie w związku z coraz poważniejszym ociepleniem klimatu. W świetle raczej globalnej konkurencji niż współpracy nie potrzeba dużej fantazji, by przewidzieć, że w tym stuleciu wyścig wygra społeczeństwo, które poważnie potraktuje ryzyko i skutki niepożądane cyfryzacji życia oraz – przede wszystkim – zacznie przed nimi chronić swoje dzieci.

Nasza kultura działa wyłącznie za sprawą dużego odsetka zdrowych i wykształconych ludzi. W Stanach Zjednoczonych poziom wykształcenia i oczekiwana długość życia już spadają. Nie możemy dopuścić, by taki rozwój wypadków stał się też naszą rzeczywistością.

13. Co robić?

Cyfrowa technologia informacyjna może wpędzać w chorobę. I tak jak w medycynie – dawka robi różnicę. W korzystaniu z cyfrowych mediów współczesne społeczeństwa wysoko rozwinięte już dawno przekroczyły dawkę, którą można by jeszcze zaakceptować – zwłaszcza u dzieci i młodzieży. Konsumpcja mediów rozpoczyna się dziś, zanim maluchy nauczą się chodzić i mówić, by w wieku 12–16 lat osiągnąć poziom 7,5 godziny dziennie[1]. A przy tym na młodych ludzi z wielu powodów czyhają dodatkowe zagrożenia. Po pierwsze, ich ciała, a przede wszystkim mózgi, nie są jeszcze dojrzałe; do rozwoju potrzebują określonych warunków i doświadczeń, których są przez cyfrowe media pozbawiane: od wspólnego czasu z rodzicami i rodzeństwem – przytulania, przepychanek, kontaktu wzrokowego i dialogu, pomocy i sprzeczek, przygód oraz pocieszania i wielu, wielu więcej – przez mnóstwo ruchu na powietrzu i doświadczeń w rzeczywistym świecie aż po doświadczenia zmysłowe, pokonywanie przeszkód i realizację własnych pomysłów i projektów. Po drugie, młodzi ludzie nie umieją jeszcze ocenić, co jest dla nich dobre, a co nie. Maluchy lubią cukierki i jadłyby ich mnóstwo, gdyby odpowiedzialni rodzice czy opiekunowie ich przed tym nie powstrzymywali. Wtedy nikt nie mówi: „Same już wiedzą, co jest dla nich najlepsze". Słodki pokarm w dużych ilościach dawniej ratował życie (ale był rzadkim dobrem); dziś zaś słodkie jest wszędzie i zawsze pod ręką, i właśnie dlatego musimy chronić przed nim nasze trzylatki.

Ludzie nie tylko są głodni, ale też ciekawi. I dobrze, ponieważ ten, kto jest ciekawy, szybko się uczy, dzięki temu więcej wie i żyje lepiej. Dziś wszelka wiedza jest zawsze i wszędzie dostępna, i nawet dorośli mają kłopot (tak ja ze słodyczami!), by się w obliczu tego nadmiaru rozsądnie zachowywać. Jak widzieliśmy, nie brakuje nam zdobytych i zakodowanych doświadczeń (te zasoby ludzkości jeszcze nigdy nie były tak olbrzymie!), ale deficytowa jest poświęcana im uwaga. Ktoś nieustannie oglądający telewizję, serfujący po internecie albo „rozmawiający" z nieznajomymi „znajomymi", zaspokaja swoją chwilową ciekawość, jednak prawdziwie trwałej wiedzy – która jest powiązana w sieci i istotna dla podejmowanych działań – nie zdobędzie, podobnie jak dzięki słodyczom nie zaspokoi głodu i zapotrzebowania na składniki pokarmowe. Ludzie, którzy mają nadwagę i bez przerwy jedzą, są uzależnieni od kalorii; ci, którzy nieustannie spędzają czas przed ekranami, są uzależnieni od informacji. Potencjał uzależniający jest tu albo wręcz identyczny, albo przynajmniej bardzo podobny, na co wyraźnie wskazuje współzachorowalność (czyli równoczesne występowanie schorzeń) nadwagi/otyłości, uzależnienia od komputerów i braku zainteresowania prawdziwą wiedzą (patrz rozdział 9). Dlatego najpierw trzeba zrobić jedną podstawową rzecz: uświadamiać!

Uświadamianie

Niewiele osób świadomie i chętnie sobie szkodzi, a kto mimo wszystko to robi, cierpi zapewne na zaburzenia psychiatryczne. Nie o takich zachowaniach tutaj jednak mówimy.

Intensywne korzystanie z mediów cyfrowych jest szkodliwe – ten wniosek musi być początkiem wszelkich starań nastawionych na zmianę sytuacji. Jeżeli ktoś tego nie zrozumie („przecież wszystko jest super"), ten nie zmieni zachowań. Cyfrowe media służą przede wszystkim zarabianiu pieniędzy – bardzo dużych pieniędzy – przede wszystkim na reklamie, seksie, przemocy i najrozmaitszych postaciach cyberprzestępczości. W tym świetle internet nie wygląda już jak błyszczący silnik napędzający gospodarkę i źródło innowacji, ale przypomina raczej dzielnicę czerwonych latarni pełną seksu, przemocy, oszustw i przestępczości. Tak naprawdę internet *jest* zdecydowanie największą dzielnicą czerwonych latarni na świecie, o czym pisałem już w rozdziale 11. Panosząca się tam przestępczość już dziś kosztuje nas mnóstwo pieniędzy.

Czy wysłałbyś dziecko do takiej dzielnicy, żeby jak najszybciej zobaczyło, na czym polega prawdziwe życie i odpowiednio ukształtowało swoją osobowość?

Nie oszukujmy się: istnieje realna możliwość, że cyfrowa technologia informacyjna szkodzi cielesnemu, umysłowo--duchowemu i społecznemu rozwojowi młodych ludzi, a ponadto jeszcze wywołuje uzależnienia. To już dowiedzione. Mechanizmy są wielorakie i dodają się, uderzając najpierw w motorykę dużą i małą, w zmysły, rozwój empatii i mowy, później w rozwój funkcji wykonawczych – a więc samokontrolę, pewność siebie, poczucie własnej skuteczności, siłę woli oraz zdolność tworzenia własnych planów i przekładanie ich na działania. W obszarze poznawczym idą za tym nieuwaga i braki w wykształceniu, w obszarze społeczno--emocjonalnym – niezadowolenie, lęki, depresja, brak empatii, samotność i stres – czego konsekwencją jest wiele dziś powszechnych chorób.

Dlaczego nic z tym nie robimy? Ponieważ wszechmocne lobby najbogatszych firm z całego świata ostro nad tym pracuje. Codziennie jesteśmy pouczani, jak ważne są cyfrowe media dla naszego społeczeństwa i właśnie dlatego wczesny kontakt z nimi ma podstawowe znaczenie dla postępu. Politycy wszystkich partii w tym uczestniczą, ponieważ nie chcą być powszechnie uważani za zacofanych wrogów postępu, hamujących innowacje. Pedagodzy medialni, którzy przez całe studia zajmowali się przede wszystkim kwestią stosowania mediów cyfrowych w edukacji, są przeważnie całkowicie pozbawieni obiektywizmu i – jak pokazałem w rozdziałach 8 i 9 – udzielają rodzicom, wychowawcom i nauczycielom absurdalnych porad. Wyłącznie lekarze[2] ostrzegają przed negatywnymi skutkami mediów cyfrowych – zwłaszcza pediatrzy, ponieważ ci specjaliści od dzieci i młodzieży codziennie są konfrontowani z zagrożeniami i działaniami niepożądanymi cyfrowej technologii informacyjnej: zaburzeniami uwagi, problemami szkolnymi, lękami, mobbingiem, nadwagą, brakiem ruchu, utratą zainteresowań i motywacji, wycofaniem społecznym, depresyjnością i uzależnieniami – to ich chleb powszedni. Ale na każdego ostrożnego sceptyka przypada 10 opłaconych speców od marketingu i reklamy, a zatem w tłumie – mimo oczywistych faktów zrozumiałych dla każdego w miarę rozgarniętego i krytycznego dorosłego – panują niepewność i zamieszanie.

Przyjrzyjmy się kilku przykładom:

Telewizja, co wiadomo, sprawia, że ludzie stają się grubi, głupi i agresywni – naukowe dowody są tu przytłaczające i nie pozostawiają cienia wątpliwości. A mimo to ciągle słyszymy, że to nieprawda, że zawsze trzeba uwzględniać złożoność sytuacji, wielość psychologicznych okoliczności itp.

W jaki sposób celowo siać wątpliwości, by zbierać niepewność i zapobiegać konsekwentnym działaniom, pokazało nam już lobby tytoniowe, o czym wspomniałem w rozdziale 1 („To wszystko wcale nie jest takie poważne"; „Niektórzy naukowcy nie podzielają tej opinii"; „Ta kwestia wcale nie została jeszcze ostatecznie rozstrzygnięta"; „Nadal nie wiemy, co powinniśmy robić"; „A dopóki nie wiemy, jakie działania należy podjąć, nie róbmy nic"). W grę wchodziły oczywiście duże pieniądze. Lobby węglowe i paliwowe uprawia dokładnie te same gierki w kwestii ocieplenia klimatu, i jak na razie odnosi spore sukcesy – wszyscy widzimy, że mimo odczuwalnej wciąż rosnącej temperatury i coraz częstszych katastrof politycy cały czas uzasadniają swoją bezczynność sprzecznymi doniesieniami ekspertów... Także tu chodzi o ogromne pieniądze[3].

Największe pieniądze są dziś w branży technologii informacyjnych, tam też leżą największe szanse na jeszcze większe bogactwo – wystarczy pomyśleć o porzucających studia ludziach, jak Mark Zuckerberg, którzy niemal z dnia na dzień stają się miliarderami. Jak można opowiadać się przeciwko czemuś, co wydaje się naszą przyszłością?

Takimi argumentami bardzo łatwo uciszyć niepewnych i niezdecydowanych. Jednocześnie milcząca większość – patrząc codziennie na młodych ludzi, którzy w izolacji, jak zaklęci, gapią się na wyświetlacz swojego telefonu, a już na pewno słysząc o aferach podsłuchowych, cyberatakach i coraz dalej idącej utracie prywatności – czuje, że coś tu jednak nie gra.

Z takiej całościowej perspektywy ważna jest znajomość szczegółów, badań i jednoznacznych faktów. Tylko wtedy nie damy się zbić z pantałyku i będziemy odporni na ataki lobbystów. Do tego służy uświadamianie. I dlatego napisałem tę książkę.

Co zatem należy robić? Jak podejść do cyfrowej technologii informacyjnej w sferze prywatnej, zawodowej i publicznej? Codziennie w domach dyskutuje się na ten temat z dziećmi i nastolatkami, o czym wiem od setek odpowiedzialnych rodziców. W firmach szefowie martwią się pracownikami, którzy nie wyłączają telefonów i nieustannie korzystają z internetu na komputerze, by robić zakupy albo czatować. W placówkach edukacyjnych – od przedszkoli, przez szkoły aż po uniwersytety – na wszystkich frontach trwa walka z najrozmaitszymi cyfrowymi „rozpraszaczami". A jednocześnie gdzieś w tle decydenci planują zakupy dodatkowego hardware'u. Absurd w czystej postaci!

W szkołach dobrze widać, że to dziś codzienność. Demontuje się tam tablice, w zamian wieszając na ścianach tablice interaktywne – często w wakacje, wbrew woli nauczycieli. Nauczyciele niechętni „mądrym tablicom" dostają łatkę wrogów postępu, czasami nawet słyszą groźby („Jeżeli nie chce pan postępu, nie widzimy w naszej szkole miejsca dla pana"), są zastraszani („Jeżeli nie stosuje pani innowacyjnych metod nauczania, odbije się to na pani ocenie"), aż po mobbing ze strony dyrektorów placówek[4].

Oto szczególnie jaskrawy przykład ze Stanów Zjednoczonych, pokazujący, jak się problemu *nie* rozwiązuje. Z inicjatywy okręgu szkolnego w Los Angeles pod kierownictwem kuratora Johna Deasy'ego z czerwca 2013 roku zamierzano wydać 1,3 miliarda dolarów na zakup około 650 000 iPadów dla szkół. Kiedy wyszło na jaw, że mają na to pójść m.in. pieniądze przeznaczone na remont rozpadających się szkolnych budynków, doszło do gwałtownych protestów nauczycieli[5]. Tylko jedna trzecia pedagogów opowiedziała się za projektem, który zaraz po starcie – po rozdaniu zaledwie 25 000 iPadów – opóźnił się, ponieważ niektórzy uczniowie nauczyli się pokonywać wbudowane oprogramowanie blokujące strony pedagogicznie niepożądane (przemoc, pornografia). W reakcji na to w okręgu szkolnym zadecydowano, że urządzenia nie mogą być zabierane do domu (ponieważ wielu rodziców odmówiło kontrolowania sposobu korzystania z nich). A zatem planowane wykorzystywanie iPadów do prac domowych i samodzielnego dokształcania przestało być możliwe, odpadła też kolejna teoretyczna zaleta – lekki plecak. Dlatego po upływie czasu niektóre szkoły ponownie zgodziły się na zabieranie urządzeń do domów. Kiedy jednak w sierpniu 2014 roku okazało się, że kurator Deasy ma bardzo ścisłe powiązania z kierownictwem firmy Apple i firmy oferującej oprogramowanie, został on w październiku 2014 roku zmuszony do odejścia z pełnionej funkcji. Prokuratura zajęła całe kartony dokumentów w związku z poważnym podejrzeniem o korupcję[6].

Przeciw uzależnieniom: ochrona czy techniczne przechytrzanie samego siebie?

Niektórzy uważają, że nadmierna konsumpcja mediów nie może zostać uznana za uzależnienie, lecz tylko za „zły nawyk". Wszystko jednak, co wiemy o uzależnieniach behawioralnych, zdecydowanie przeczy takiemu potraktowaniu tematu (patrz rozdz. 3). Branża gier komputerowych włączyła rozwój uzależnienia w swój model biznesowy. Z każdą minutą poświęconą walce ludzie bezwiednie wydają pieniądze, i właśnie za sprawą tej nieświadomości my zarabiamy krocie. Potem wymyśla się jakieś wydarzenie, za którego sprawą ludzie jeszcze intensywniej ze sobą walczą. I są przy tym szczęśliwi, ponieważ w grze coś się dzieje. My zaś mamy z tyłu głowy myśl:»Ha! Kasa płynie szerokim strumieniem!«. Sprawiamy, że ludzie wydają coraz więcej pieniędzy i czerpią z tego przyjemność! Nawet nie zauważają, jak ich oskubujemy. Mają z tego frajdę"[7].

Dzieci nie potrafią przeciwstawiać się takiej zmasowanej, moralnie wątpliwej żądzy pieniądza twórców gier. Ci, którzy mówią, że dzieci powinny jak najwcześniej nauczyć się odpowiedzialnego korzystania z mediów elektronicznych, działają równie nieodpowiedzialnie jak ktoś chcący jak najwcześniej zaznajomić dzieci z alkoholem i narkotykami, żeby w ten sposób umożliwić im właściwe obchodzenie się z nimi. Finansowane środkami publicznymi centra medialne (Landesmedienzentrum) jednak dokładnie to robią. Skandal? Tak! W Landesmedienzentrum Badenii-Wirtembergii dochodzą do tego jeszcze środki specjalne z funduszu stworzonego po ataku szaleńca w Winnenden[8]. Jednocześnie centrum promuje gry komputerowe i w swojej pracy powołuje się na zdecydowanych zwolenników gier na PC. Przypomina to sytuację, w której przyznawalibyśmy straży pożarnej środki na zakup fajerwerków i substancji łatwopalnych! Jeszcze większy skandal? Tak! Czy w związku z tym podjęto jakieś działania? Nie!

Wiemy również, że dzieci i nastolatkowie są szczególnie podatni na uzależnienia. Wynika to z jednej strony z tego, że ich zdolność uczenia się jest większa niż u dorosłych, a zatem plastyczność połączeń synaptycznych podczas korzystania z nich jest znaczniejsza. Jaś uczy się dużo szybciej od Jana. Do tego dochodzi jeszcze to, że obszary mózgowe odpowiadające za samokontrolę – a więc zdolność niezrobienia czegoś, co właśnie chciałoby się zrobić, ponieważ wiadomo, że to jest szkodliwe – rozwijają się wolniej niż struktury odpowiadające za zachowania impulsywne[9]. W trakcie rozwoju dochodzi więc do nierównowagi między tym, czego się chce, a zdolnością opanowania się, jeżeli nasze pragnienie jest szkodliwe. Do tej nierównowagi media cyfrowe dolewają się niczym oliwa do ognia: wzmacniają ją – i właśnie dlatego niekorzystnie oddziałują na rozwój osobowości. Jak już początkowo wspominałem, dawka czyni truciznę, a 7,5 godziny codziennego używania urządzeń cyfrowych jest zdecydowanym przedawkowaniem!

Samokontrola konieczna do stawienia czoła pokusie nie wykształca się podczas ulegania tej pokusie. Wręcz przeciwnie: tylko wtedy, kiedy ćwiczymy samokontrolę, możemy ją krok po kroku budować. Wśród młodzieży projekty dobrowolnej rezygnacji mogłyby wyzwolić refleksję i przygotować grunt pod sensowne korzystanie z mediów.

Inne metody, które przychodzą na myśl i na pierwszy rzut oka wydają się sensowne, okazują się niestosowne po bliższym rozpatrzeniu. Jeżeli na przykład rodzice wprowadzają e-dyscyplinę – nowe słowo określające nagradzanie i karanie za pomocą pozwolenia lub zakazu korzystania z mediów cyfrowych – by ograniczyć konsumpcję mediów, to – jak pokazano w niedawnym badaniu[10] – wcale tego nie chcąc, prowadzą do jeszcze *intensywniejszego* korzystania z nich.

Istnieje już cały przemysł wytwarzający hard- i software służące opanowaniu problemu nadmiernego korzystania z cyfrowej technologii informacyjnej. Jak już wspominałem, można się samemu przechytrzyć za pomocą aplikacji wyłączającej smartfon. Istnieją filtry stosowane przez rodziców do blokowania dostępu do określonych treści. Wcześniej chodziło o kontrolę rodzicielską w telewizorze, dziś przede wszystkim o blokady strony internetowej. Ale wciąż pojawiają się nowe triki obejścia wszelkich ograniczeń i zakazów. W wyścigu zająca i jeża te małe kochane kłujące dzieciątka są dawno u celu, co z rezygnacją stwierdza wielu sfrustrowanych rodziców-szaraków.

Co ciekawe, firma Apple zrozumiała już, że – być może długofalowo – kopie własny grób iPhonami, które za bardzo oddalają ludzi od rzeczywistego życia. Może na to wskazywać nowy produkt – iWatch – mający „odciążyć" użytkowników iPhonów od zakłócania prawdziwego życia. „Wszyscy ci, którzy nieustannie odczuwali przymus dotykania smartfona, sprawdzania e-maili i dostarczania sobie w ten sposób kolejnej dawki dopaminy, którzy odkładali na bok książkę, przerywali rozmowę, żeby po raz 721 zwrócić dłonie i wzrok ku telefonowi – im wszystkim iWatch rzeczywiście może pomóc w cyfrowym odwyku" – czytamy na łamach „Süddeutsche Zeitung"[11]. Druga zabawka, mająca przeciwdziałać niepożądanym efektom tej pierwszej, opakowana w hasło postępu. Genialny marketing!

Rozdawać?

Pytanie o to, jak powinny obchodzić się z cyfrową technologią informacyjną rodziny, szkoły, internaty, uniwersytety i firmy jako społeczności ludzi razem żyjących, uczących się czy pracujących, pada dziś podczas wielu intensywnych i często burzliwych dyskusji. Zakres możliwości sięga od darmowej oferty po jasny zakaz, z groźbą sankcji za niestosowanie się włącznie. Szerzej się już nie da, a i argumenty oraz przytaczane powody są skrajnie różne, co można pokazać na przykładzie korzystania z telefonu komórkowego – najnowszej odsłony omawianego tu problemu: internat Salem (w Bodensee) zakazał korzystania z telefonów komórkowych (żeby dzieci się *więcej* uczyły)[12], koncern WV wyłącza serwery po zakończeniu dnia pracy (by ludzie *mniej* pracowali)[13]. Zupełnie odwrotnie postąpił burmistrz Nowego Jorku, znosząc w marcu 2015 roku, po 10 latach obowiązywania, zakaz korzystania z telefonów w tamtejszych szkołach (w celu zmniejszenia domniemanych nierówności)[14].

W jednych szkołach podczas lekcji telefony komórkowe wykorzystywane są jako pomoce dydaktyczne, w innych trzeba je przy wejściu oddawać w depozyt. W Szwecji dla uczniów jest rzeczą całkowicie naturalną, by podczas zajęć odbierać dzwoniące telefony[15], uczniom niemieckim zdecydowanie takie zachowanie odradzam. „Musimy zintegrować nową technologię z zajęciami" – mówią jedni. „Musimy chronić nasze dzieci przed tymi pożeraczami czasu"[16] – ripostują inni. Niepewność jest ogromna, ponieważ w zasadzie panuje całkowity brak wiedzy. Dlatego też do dziś w żadnym państwie Unii Europejskiej nie ma jasnych wytycznych, jak radzić sobie z problemem. (Na ideologiach i „odczuciach" nie należy opierać takich decyzji – a już na pewno nie na zdaniu firm żądnych zysku!).

Stanowisko naszego obecnego [niemieckiego – przyp. tłum.] rządu jest jasne: najchętniej zafundowałby każdemu piętnastolatkowi mobilne urządzenie cyfrowe (PC, laptop, tablet lub smartfon); do tej pory pomysłu nie zrealizowano ze względu na koszty (szacunkowo 4,6 miliarda euro). Na całe szczęście – należałoby dodać, jeżeli wiemy, co na ten temat mówi nauka. Dziś nie dysponujemy już tylko mnóstwem badań poświęconych ewidentnemu ryzyku i działaniom niepożądanym smartfonów, ale znamy również dane na temat skutków obdarowywania uczniów telefonami komórkowymi.

Chcąc zgłębić temat, Robert Fryer, ekonomista z Harwardu, wybrał nietypową drogę: we współpracy z największym amerykańskim dostawcą telefonów na kartę, operatorem działającym w obszarze prepaid – TracFone i znaną na świecie firmą reklamową Droga5 rozdał uczniom klas 6 i 7 z 22 szkół w Oklahoma City prawie 1500 telefonów komórkowych[17]. Dzięki temu codziennie (także w dni wolne) około godziny 18.00 uczniowie dostawali SMS-y na temat korzyści, jakie daje wykształcenie – albo w kontekście późniejszego wyższego wynagrodzenia, albo innych profitów, np. zwiększonej oczekiwanej długości życia, mniejszego prawdopodobieństwa bezrobocia czy wchodzenia w konflikty z prawem[18].

A konkretniej: losowo przydzielano uczniów do 1 z 4 grup:

1. Grupa „tylko informacja": 490 uczniów dostawało telefon z 300 minutami, codzienne SMS-y o pozytywnych skutkach wykształcenia i stały przydział kolejnych 200 minut każdego miesiąca.
2. Grupa „informacja i nagroda": 490 uczniów dostawało telefon z 300 minutami, codzienne SMS-y o pozytywnych skutkach wykształcenia i możliwość „zarobienia" kolejnych darmowych minut za czytanie książek i udzielanie odpowiedzi na temat lektur.
3. Grupa „tylko nagroda": 490 uczniów dostawało telefon z 300 minutami i możliwość „zarobienia" kolejnych darmowych minut za czytanie książek i udzielanie odpowiedzi na temat lektur. Ci uczniowie nie otrzymywali jednak codziennych SMS-ów o pozytywnych skutkach wykształcenia.
4. Grupa kontrolna: 437 uczniów z tej grupy nie dostało ani telefonu, ani SMS-ów; nie mogli też zbierać żadnych punktów.

Uczniowie, którzy mogli sobie „dorabiać", wybierali książki w szkolnej bibliotece i na szkolnym komputerze rozwiązywali test zrozumienia lektury. Za to dostawali kolejne minuty, którymi co 2 tygodnie – w „dniu wypłaty" doładowywano ich konto. Jeżeli „zarobek" przekraczał 200 minut w 2 tygodnie, nadwyżkę przesuwano na kolejną „wypłatę"[19].

Jak się okazało, informacje w SMS-ach rzeczywiście prowadziły do (wprawdzie małego) przyrostu wiedzy. Mniej więcej 15% uczniów oceniło, że dzięki programowi stali się uważniejsi, a około 7% podało, że teraz silniej nad sobą pracuje. Niestety nie przełożyło się to ani na wyniki testów, ani na nieobecności w szkole, ani też na zachowanie podczas zajęć: między grupami nie stwierdzono żadnych statystycznie istotnych różnic.

Autor tak to podsumował: „Wyniki eksperymentu pokazały nam 3 rzeczy. Po pierwsze, informacje przekazywane uczniom za pomocą wiadomości tekstowych prowadzą do zmiany przekonań o korzyściach wykształcenia we »właściwym« kierunku. Po drugie, uczniowie podają, że prowadzi to do zwiększonego wysiłku i uwagi. Po trzecie, wszystko to nie prowadzi do mierzalnej poprawy uczniowskich osiągnięć"[20].

Wciąż nie wiemy, dlaczego tak się dzieje. Możliwe, że 1) uczniowie mylą się co do własnych wysiłków i w rzeczywistości wcale nie starają się bardziej. Ale możliwe jest też, że 2) nie wiedzą, w jaki sposób w sferze edukacji przekształcić „wysiłek" w „sukces", czyli co należy zrobić, by uczyć się efektywnie i osiągać zamierzone rezultaty. Prawdopodobnie w grę wchodzą obydwa mechanizmy.

Jeszcze do mechanizmu pierwszego: dane z Wietnamu i Korei Południowej wyraźnie pokazują, że przekonanie o skuteczności własnego wysiłku prowadzi bezpośrednio do wzmożonej pracy. „Ćwiczenie czyni mistrza" – w wymienionych krajach uczniowie wierzą, że to przysłowie sprawdza się na matematyce. Dlatego dużo ćwiczą i są dobrzy z tego przedmiotu. „Do matematyki potrzebne są szczególne zdolności" – o tym przekonani są niemieccy uczniowie; dlatego nawet nie podejmują próby i są słabi z tej dziedziny.

I uwaga do mechanizmu drugiego: w niemieckich szkołach najwyraźniej w niewielkim stopniu uczniowie dowiadują się, *jak* się uczyć. „Jak często mam powtarzać słówka? A może wcale nie muszę powtarzać i wystarczy tylko ćwiczenie na komputerze?"; „Nie musimy nic wiedzieć, to się wszystko i tak ciągle zmienia. Musimy tylko wiedzieć, skąd wiedzę pozyskać". To tylko 2 przykłady niewiedzy o uczeniu się z niemieckich placówek edukacyjnych. Chyba tylko placówki dziennej opieki nad dziećmi jeszcze wiedzą, jak naprawdę dzieci się uczą.

W obliczu faktu, że problem korzystania z telefonów komórkowych w sferze edukacji od lat istnieje na całym świecie, aż dziw bierze, że negatywne skutki w zasadzie nie są publicznie omawiane. O tym, że telefony rozpraszają, że korzystanie z nich w ruchu drogowym może prowadzić do wypadków, że są zagrożeniem dla zdrowia zarówno fizycznego, jak i psychicznego, pisałem w poprzednich rozdziałach w oparciu o opublikowane prace naukowe. Dziś udało się nawet bezpośrednio udowodnić, że telefony rozdane studentom przeszkadzają w nauce. Naukowcy z Rice University w Houston w Teksasie rozdali 24 studentom, którzy wcześniej nie mieli smartfona, po iPhonie, żeby zbadać jego wpływ na uczenie się. Studenci mogli przez rok za darmo dowolnie korzystać z iPhona; dodatkowo zainstalowane oprogramowanie rejestrowało sposób korzystania z urządzenia. Okazało się, że studenci faktycznie próbowali wykorzystać urządzenie do poradzenia sobie z materiałem. Na początku badania i po upływie roku studentom zadano te same pytania o sukcesy akademickie dzięki smartfonom, na które odpowiadali za pomocą skali od 1 (wcale nie dotyczy) do 5 (zdecydowanie dotyczy). Najważniejszy wynik badania polega na wykazaniu, że korzystanie ze smartfona do nauki początkowo oceniano znacznie optymistyczniej niż po roku faktycznego używania (patrz ryc. 13.1). Jeżeli początkowo

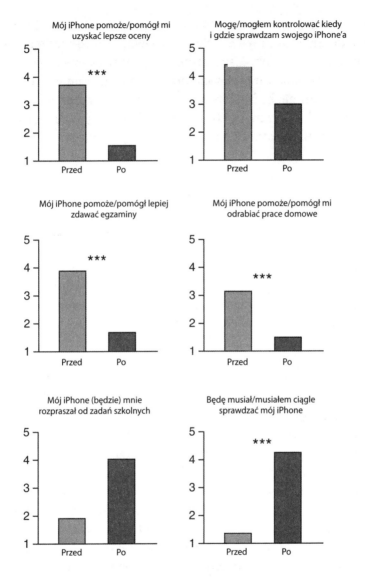

Ryc. 13.1. Wyniki badania nad rozdawaniem iPhonów studentom. Na początku byli optymistyczni, po roku użytkowania – pesymistyczni. Wszystkie różnice są bardzo istotne statystycznie, prawdopodobieństwo błędu wynosi mniej niż 0,1% (na co wskazują 3 gwiazdki)[21].

ujawniono optymizm, że urządzenie pomoże w nauce, to doświadczenia po upływie roku rozwiewały złudzenia: smartfon nie wspiera procesu uczenia się ani w zakresie uzyskiwanych stopni, ani podczas odrabiania prac domowych czy przy egzaminach, i ostatecznie po prostu rozprasza – klarowny wniosek samych studentów. A ich oceny w ciągu roku statystycznie istotnie się pogorszyły.

Zrezygnować?

Jako alternatywa dla rozdawania lub zabraniania telefonów komórkowych pojawia się dobrowolne rezygnowanie z nich. Łagodniejszą formą jest „telefoniczny post", a więc dobrowolna rezygnacja z telefonu na pewien czas. Dawniej było to czymś normalnym w szkołach i na uniwersytetach – na ten temat istnieje mnóstwo opowieści. Dobrowolna rezygnacja z telefonu wyszła ostatnimi laty z mody, ponieważ studenci już tego nie praktykują.

Tym większe zdziwienie budzą wyniki modelowego projektu w bawarskiej szkole ponadpodstawowej, prowadzonego w kwietniu/maju 2015 roku. Grupa 29 uczniów klasy 8 odwiedziła specjalistyczną klinikę uzależnień i psychosomatyki, a 3 dni później obejrzało film, w którym nastolatki opowiadają o problemach z uzależnieniem od telewizji, komputera i smartfona. Po wnikliwej dyskusji wszyscy uczniowie postanowili dobrowolnie zrezygnować z wszelkich elektronicznych mediów na 1 miesiąc. W tym okresie wszyscy poczuli ogromną różnicę w przebiegu codziennego życia. Byli bardziej rozluźnieni, u wielu nastąpiła poprawa nastroju, zdecydowanie lepiej też pamiętali marzenia senne.

Uczniowie biorący udział w projekcie spędzali czas wolny na większej liczbie aktywności i mieli więcej (realnych) kontaktów społecznych. Konieczny okazał się też udział rodziców, żeby na przykład zawieźć dziecko do przyjaciół, by realne kontakty stały się możliwe. Rodzice bardzo pozytywnie ocenili projekt i zauważyli zmiany w zachowaniach dzieci, co korzystnie wpłynęło na życie rodzinne: „Wielu nastolatków częściej komunikowało się z rodzicami i częściej bawiło się z rodzeństwem. Oprócz tego dzieci częściej pomagały w domu i bardziej się angażowały" – można przeczytać w raporcie dotyczącym projektu[22].

Prowadzone w ramach projektu dzienniczki pokazują, jak trudne było dla niektórych wytrwanie w cyfrowej abstynencji (patrz ryc. 13.2). Inni byli natomiast wręcz zaskoczeni pozytywnymi skutkami rezygnacji z mediów: „Dzień 8: 23.04.2015 o 22.15. Pierwszy tydzień za nami. Szybko minął! Na razie nic w projekcie nie wydaje mi się złe! Myślałam, że będzie mi trudniej! Mam teraz dużo więcej czasu, częściej bawię się z młodszą siostrą i nie jestem tak często zestresowana.

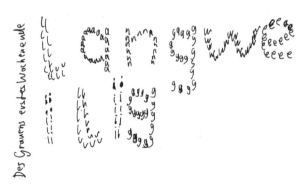

Ryc. 13.2. Strona z dziennika jednego z uczniów na początku miesięcznej rezygnacji z cyfrowej technologii informacyjnej. Pismo w pionie: „Pierwszy weekend koszmaru". Pismo w poziomie: „Ale nuda".

Totalnie cieszę się na jutrzejszy dzień!". Dalsza część wpisu dziewczynki została pokazana na rycinie 13.3.

Ta sama uczennica w dalszym przebiegu projektu napisała w dzienniczku: „Po prostu poszłam wcześniej spać... to jest dość komiczne... Dzisiaj nawet nigdzie nie dzwoniłam! Moim nowym zajęciem jest skakanie na trampolinie! Aha, WCIĄŻ JESZCZE nie mam żadnych objawów odstawienia. [Tu pojawia się szeroki uśmieszek, po czym dziewczynka dodaje] PS: teraz już zawsze, kiedy będę chciała coś napisać w telefonie, będę pisała list i go wysyłała".

Inna uczennica rankiem pierwszego dnia napisała w dzienniku: „Już podczas wstawania czułam się bardzo niepewnie. Ekscytacja, co się dziś wydarzy. Przed śniadaniem mam całkowicie wyłączyć telefon". A oto wpisy tej samej dziewczynki po 3 tygodniach i przedostatniego dnia projektu (ryc. 13.3).

U niektórych uczniów doszło do „nawrotu choroby"; wszystko zostało omówione i ostatecznie ustalono, że z tego

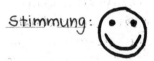

Ryc. 13.3. Wpis do dziennika jednej z uczennic, 8. dzień projektu.
Tłumaczenie: „Dużo wychodzić na dwór, jeździć na waveboardzie, bawić się z siostrzyczką, UCZYĆ SIĘ i wykorzystać dużo wolnego czasu, który mam dzięki rezygnacji z mediów!
Na razie nie mam JESZCZE żadnych objawów odstawienia!
Nastrój: :)".

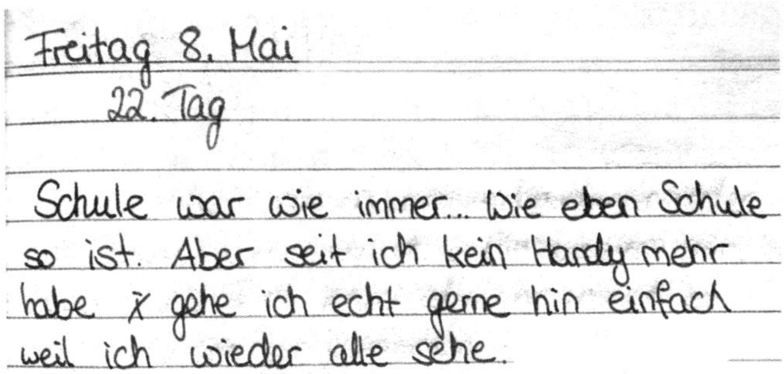

> Freitag 8. Mai
> 22. Tag
>
> Schule war wie immer.. Wie eben Schule
> so ist. Aber seit ich kein Handy mehr
> habe × gehe ich echt gerne hin einfach
> weil ich wieder alle sehe.

Ryc. 13.4. Wpis uczennicy, 22. dzień projektu. Tłumaczenie:
„Piątek, 8 maja, dzień 22.
Szkoła jak zawsze... jak to szkoła. Ale odkąd nie mam telefonu, naprawdę chętnie tam chodzę, po prostu żeby się ze wszystkimi znowu zobaczyć".

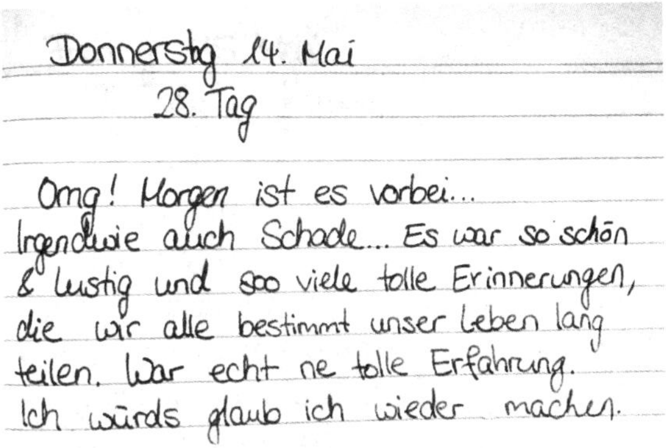

> Donnerstag 14. Mai
> 28. Tag
>
> Omg! Morgen ist es vorbei...
> Irgendwie auch Schade... Es war so schön
> & lustig und soo viele tolle Erinnerungen,
> die wir alle bestimmt unser leben lang
> teilen. War echt ne tolle Erfahrung.
> Ich würds glaub ich wieder machen.

Ryc. 13.5. Wpis tej samej uczennicy przedostatniego dnia projektu. Tłumaczenie: „Czwartek, 14 maja, dzień 28.
O rany! Jutro koniec...
Jakoś trochę szkoda... Było fajnie i wesoło, tyle wspaniałych wspomnień, które na pewno zostaną z nami do końca życia. Naprawdę niesamowite doświadczenie. Sądzę, że zrobiłabym to ponownie".

powodu ani dany uczeń, ani cała grupa nie muszą przerywać projektu. Z drugiej strony stało się jasne, jak korzystnie na codzienne życie wpłynęła rezygnacja z cyfrowych mediów. Podczas projektu poprawiły się też osiągnięcia szkolne. U niektórych uczniów oceny poprawiły się o 4 poziomy.

Zanim uczniowie dostali z powrotem swoje telefony, wielu z nich stwierdziło, że na razie nie będzie ich włączać. Co się naprawdę wydarzyło, opisała jedna z uczennic: „Dziwaczny dzień, totalny chaos [...] wszyscy rezerwowali sobie gniazdko, chociaż na początku tygodnia mówili o niewłączaniu telefonów. Akurat! Kiedy skrzynka [z oddanymi telefonami] została wniesiona, pierwsi od razu się na nią rzucili, a kiedy można było sobie wziąć swój telefon, dopiero się zaczęło! Jasne, ja zachowywałam się tak samo, przede wszystkim dlatego, że inni też tak się zachowywali".

Ogólnie wyraźnie widać, jak uczniowie zapatrywali się na swoją sytuację przed, podczas i po zakończeniu projektu. Jeden z nich napisał: „Przed projektem sądziłem, że to będzie trudny, ale fajny czas. Ani jedno, ani drugie. To było doświadczenie wyzwalające, nudne (chociaż słychać głosy, że nuda jest dobra) i trzymające w napięciu. Wyzwalające, ponieważ nie było przymusu ciągłego patrzenia na telefon, oglądania konkretnego programu w telewizji itd. Nudne, bo czasami się zdarzało, że wieczorem po prostu wszyscy czytali".

Notatki uwidaczniają, że rezygnacja z telefonu doświadczana była jako zdecydowanie największe wyzwanie z możliwych. Inny uczeń napisał: „Dni po projekcie – wnioski. Naprawdę próbuję ograniczyć korzystanie z mediów, ale wciąż odkrywam, że potencjał uzależniający rośnie. Telewizji w zasadzie już wcale nie potrzebuję, ale z komputera korzystam coraz częściej, nierzadko bez wyraźnego powodu (co mnie samego irytuje), ale za to nie za długo! Głównym problemem jest smartfon, całkowicie bez powodu cały czas czuję przymus patrzenia, czy nie ma tam czegoś nowego, i najczęściej nie potrafię się temu oprzeć. Szkoda".

Na marginesie: już na początku roku szkolnego wszystkie klasy 8 zdawały bawarski test z matematyki. Klasa „projektowa" osiągnęła zdecydowanie najgorszy wynik ze wszystkich trzech klas 8 uczących się w tej szkole (ze średnią 4,37 [skala ocen w Niemczech jest odwrotna niż w Polsce, 1 jest tam oceną najlepszą – przyp. tłum.]). Zrządzeniem losu klasy 8 zdawały kolejny, wewnętrzny test w 3. tygodniu trwania projektu. I w tym teście klasa projektowa osiągnęła najlepsze wyniki, ze średnią 2,79. Pozostaje mieć nadzieję, że sukces projektu, który udał się z pewnością ze względu na dobrowolność oraz bardzo rozsądne i godne naśladowania działania pedagogiczne wszystkich zaangażowanych – wychowawczyni także zrezygnowała z mediów – sprawi, że pojawią się dalsze podobne inicjatywy.

Z mojego punktu widzenia takie projekty są wartościowym wkładem w wychowanie medialne. Ważne jest, żeby się powiodły, o co należy zadbać, tworząc odpowiednie warunki brzegowe. Tylko wtedy bowiem zdobyte doświadczenia doprowadzą do wzmocnienia poczucia własnej skuteczności i pewności siebie oraz aktywnie przełożą się na zwiększoną autonomię i samokontrolę, a więc na rozwój właściwości osobowościowych o podstawowym znaczeniu dla szczęśliwego, zdrowego i pełnego sukcesów życia[23].

Zakazać?

Od dobrowolnej rezygnacji należy odróżnić rezygnację narzuconą, a więc ograniczenie dostępu czy zakaz korzystania. Samokontroli przy tym wprawdzie się nie nauczymy, z drugiej jednak strony kontrola zewnętrzna działa także wtedy, kiedy sam zainteresowany (jeszcze) nie jest zdolny do samokontroli.

Na przykład małe dzieci jeszcze tego nie potrafią, uzależnieni dorośli – już nie. Dlatego takie kroki – jak ograniczenia i zakazy mogą mieć sens.

W maju 2015 roku ukazało się pierwsze badanie mające na celu znalezienie odpowiedzi na pytanie o to, co się stanie, jeżeli szkoła ot tak, po prostu, zakaże korzystania z telefonów komórkowych na całym swoim terenie. Badanie zostało przeprowadzone przez naukowców w London School of Economics and Political Science. Wykorzystali oni fakt, że w Wielkiej Brytanii w roku 2013 w 91 szkołach ponadpodstawowych (High Schools) z łącznie 130 482 uczniami (!) w 4 lokalizacjach (Birmingham, Londyn, Leicester i Manchester) zebrano dane na temat korzystania z telefonów komórkowych. Zgromadzone dane zestawiono ze zbieranymi od 2001 roku wynikami obowiązkowych egzaminów końcowych. Analizowano losy poszczególnych uczniów od zakończenia szkoły podstawowej do ukończenia High School (od 11. do 16. roku życia). Ponieważ ponad 90% uczniów miała w okresie podlegającym badaniu telefon komórkowy, można było z danych wyliczyć wpływ zakazu korzystania z telefonów w szkole na osiągnięcia uczniów, i to zarówno w porównaniu z osiągnięciami tych samych uczniów z lat poprzedzających zakaz i tych późniejszych, jak i z osiągnięciami uczniów ze szkół bez takich obostrzeń.

Dodatkowo można było powiązać wyniki z końca szkoły podstawowej (11 lat), po 3 latach High School (14 lat) i po egzaminie końcowym (16 lat) z wpływem zakazu korzystania z telefonów komórkowych[24].

Autorzy wykazali, że zakaz korzystania z telefonów prowadzi do poprawy osiągnięć o 6,41% odchylenia standardowego. Ważne przy tym jest, że efekt dotyczy przede wszystkim uczniów słabszych: najsłabsze 20% uczniów wykazało poprawę o 14,23% odchylenia standardowego; na wyniki najlepszych 25% uczniów zakaz używania telefonów komórkowych w ogóle nie wpłynął (patrz ryc. 13.6).

Oto końcowy wniosek autorów: „Nasze wyniki sugerują, że słabi uczniowie mający do dyspozycji telefon będą się z większym prawdopodobieństwem rozpraszać, natomiast ci, którzy osiągają sukcesy, potrafią się podczas lekcji koncentrować, niezależnie od szkolnej polityki »komórkowej«.

Tabela 13.1. Liczba wdrożonych zakazów korzystania z telefonów komórkowych w 91 brytyjskich szkołach ponadpodstawowych (High Schools) w latach 2000–2012. Większość zakazów wprowadzono w latach 2005–2010. Tylko jedna z włączonych do badania 91 szkół nie wprowadziła w okresie 2000–2012 takiego zakazu[25]

Rok	Liczba szkół z zakazem korzystania z telefonów komórkowych
2000	0
2001	0
2002	3
2003	6
2004	9
2005	19
2006	29
2007	43
2008	58
2009	71
2010	85
2011	88
2012	90

[...] Szkoły mogłyby zatem wyraźnie ograniczyć zależność sukcesów edukacyjnych od warstwy społecznej, zakazując korzystania z telefonów komórkowych. I odwrotnie, zniesienie takiego zakazu w Nowym Jorku może doprowadzić do niezamierzonego wzrostu nierówności w sferze edukacji [która jest uzależniona od przynależności do określonej warstwy społecznej]"[26].

Jeżeli przyjrzymy się skutkom zakazu korzystania z telefonów komórkowych w czasie, zobaczymy, że efekt liczbowo

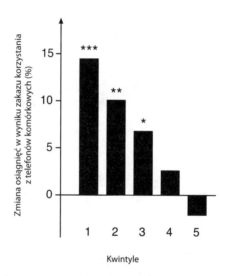

Ryc. 13.6. Oddziaływanie zakazu korzystania z telefonów na rezultaty egzaminu końcowego w High School w wieku 16 lat w zależności od wcześniejszych osiągnięć ucznia (mierzonych w wieku 11 lat, pod koniec szkoły podstawowej). Po podziale uczniów według kryterium osiągnięć na 5 grup – 1 (najsłabsi uczniowie) do 5 (najlepsi uczniowie), dla każdej z grup oddzielnie obliczono wartość średnią. Analizowano dane 130 482 uczniów, w każdej z grup znajdowało się więc niecałe 26 000 uczniów. Jak widać, w grupie uczniów najsłabszych efekty zakazu korzystania z telefonów są największe, wśród uczniów najlepszych natomiast nie występują. Liczba gwiazdek określa poziom istotności statystycznej (*** $p < 0,01$ – wysoki; ** $p < 0,05$; * $p < 0,1$ – trend)[27].

przybiera na sile i wciąż pozostaje statystycznie istotny (patrz ryc. 13.7). Im więcej czasu szkolnego uczniowie spędzają bez telefonu, tym więcej na tym korzystają. Obliczono również skutki zakazu korzystania z telefonów dla osiągnięć i wyników czternastolatków. Są one słabsze niż w grupie szesnastolatków, przede wszystkim dlatego, że między 14. a 16. rokiem życia obserwowany jest wyraźny skok w zakresie korzystania z telefonów komórkowych. Zakaz nie mógł więc tak silnie odbić się w grupie czternastolatków, co szesnastolatków. Pytano również dyrektorów placówek, jak bardzo uczniowie stosują się do zakazu. Ocen dokonywano na skali od 1 (wcale) do 7 (całkowicie). Dane wyraźnie pokazują, że efekt w szkołach, w których uczniowie zostali pod względem stosowania się do zakazu ocenieni

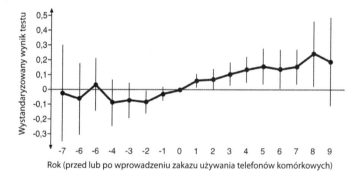

Ryc. 13.7. Skutki zakazu korzystania z telefonów komórkowych w 90 szkołach dla wyników testu końcowego szesnastolatków w zależności od czasu, jaki upłynął od wprowadzenia zakazu w roku „0". Dane wszystkich szkół odniesiono do punktu wprowadzenia zakazu i punktacji uzyskanej we wcześniejszym teście (także określonej jako „0"). Widać, że wyniki przed zakazem nie różniły się istotnie od wartości zerowej (linie określające błąd pomiaru nachodzą na linię zerową). Po zakazie jednak wyraźnie się poprawiają (linie wskazujące na błąd pomiaru są dłuższe po prawej stronie, ponieważ do analiz włączono mniej danych; jak widać w tabeli 13.1, nie ma wielu szkół, w których w czasie zbierania danych istniałby zakaz używania komórek trwający 8 lub 9 lat).

przez dyrektorów powyżej 4 (56 szkół), prowadził do wyraźniejszej poprawy wyników (o około 7%) niż wśród uczniów szkół (34 placówki), w których zakaz nie był traktowany zbyt poważnie (tylko około 2%). Wyniki nie zaskakują. Zakaz korzystania z komórek w sposób oczywisty poprawiał osiągnięcia uczniów, jeżeli ci go respektowali.

I w końcu obliczono także efekt zakazu komórek w podgrupie 83 211 uczniów, którzy zetknęli się z nim po 14. roku życia, na osiągane przez nich wyniki w wieku lat 16. Uczniów podzielono według wyników testów zdawanych w wieku lat 14, a więc osiągnięć bezpośrednio poprzedzających zakaz. Ponieważ skutki zakazu były mierzone 2 lata później (egzamin końcowy w wieku 16 lat), istnieje niewielkie prawdopodobieństwo, że zmierzone efekty mają inną (nieznaną) przyczynę. Podczas analiz ustalono efekt na poziomie 5,86% odchylenia standardowego – a więc nieznacznie tylko różniący się od opisanych wcześniej 6,41%. Jak widać na rycinie 13.8, wśród uczniów, którzy bezpośrednio przez zakazem osiągali różne wyniki szkolne (mierzone w wieku 14 lat), uzyskano praktycznie taki sam rezultat jak ten uwidoczniony na rycinie 13.6. Ten wynik, podobnie jak obszerne obliczenia kontrolne przedstawione przez autorów, sprawiają, że dane z tego badania są bardzo wiarygodne.

Badanie nad skutkami zakazu korzystania z komórek dla szkolnych osiągnięć pasuje do wniosków z innych dużych badań: dane PISA dotyczące ćwierć miliona piętnastolatków z 32 państw pokazują, że komputer w pokoju nastolatka pogarsza wyniki w nauce. Szeroko zakrojone badania nad wykorzystaniem komputerów w szkole (patrz rozdz. 9) nieustannie pokazują albo brak efektów, albo efekty niekorzystne. Jeżeli technologia cyfrowa przeszkadza podczas lekcji (przypomnijmy sobie opis sytuacji w Szwecji), to dlaczego nie można jej zakazać?

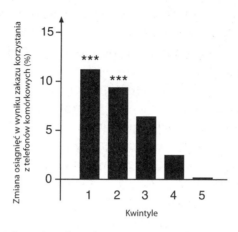

Ryc. 13.8. Oddziaływanie zakazu korzystania z telefonów komórkowych na rezultaty egzaminu końcowego w High School w wieku 16 lat w zależności od wcześniejszych osiągnięć ucznia mierzonych w wieku 14 lat, bezpośrednio po wprowadzeniu zakazu. Podział uczniów według kryterium osiągnięć na 5 grup – 1 (najsłabsi uczniowie) do 5 (najlepsi uczniowie) i wyliczenia były identyczne jak w wypadku ryciny 13.6. Analizowano dane 83 211 uczniów, w każdej z grup znajdowało się więc niecałe 16 600 uczniów. Ponownie w grupie uczniów najsłabszych efekty zakazu korzystania z telefonów są największe, wśród uczniów najlepszych natomiast nie występują. Liczba gwiazdek określa poziom istotności statystycznej (***: $p < 0{,}01$ – wysoki; **: $p < 0{,}05$; *: $p < 0{,}1$ – trend)[30].

Praktyczne znaczenie opisanego tu badania nie wymaga szczególnego podkreślania. Wyniki potwierdzają wszystkie indywidualne doniesienia i doświadczenia na temat „urlopu" czy „postu od komórki" oraz dane z innych badań nad oddziaływaniem ograniczenia korzystania z mediów: jeżeli wytłumaczy się rodzicom, by ograniczyli swoim maluchom czas poświęcany mediom, dzieci lepiej śpią. Wiemy to z badania z losowym przydziałem do grup i grupą kontrolną, obejmującego łącznie 565 dzieci w wieku od 3 do 5 lat, których rodziców zachęcono, by zwracali uwagę na treści zawierające przemoc i agresję oraz chronili dzieci przed oglądaniem takich niepożądanych obrazów[28]. Gdy w trakcie

18 godzin lekcyjnych przekonamy dzieci w wieku szkolnym, by oglądały mniej telewizji i filmów wideo oraz ograniczyły granie w gry komputerowe, odnotujemy zmniejszenie agresji i masy ciała[29].

Także wśród pedagogów medialnych, zazwyczaj bardzo przychylnych wobec mediów cyfrowych (żeby nie powiedzieć: bezkrytycznych), pojawiają się osoby dostrzegające zagrożenia cyfrowego życia, jasno i wyraźnie mówiące, że trzeba młodych ludzi przed owymi mediami chronić[31]. Projekt Media-Protect pedagog medialnej Pauli Bleckmann na przykład ma chronić dzieci przed cyfrową technologią informacyjną[32]. Rodzice w ramach programu prewencyjnego uczą się, dlaczego cyfrowe życie szkodzi ich pociechom, a lepszym sposobem uczenia dzieci kompetentnego obchodzenia się z mediami jest chronienie ich przed nimi. Rodzice najpierw dowiadują się o szkodliwych skutkach mediów, później pokazywane są im możliwości maksymalnego ograniczenia konsumpcji mediów.

Ale czy zakaz naprawdę jest rozwiązaniem? „Tego nie da się wyegzekwować!"; „Nie da się cofnąć czasu!"; „Technologia cyfrowa stała się już częścią naszego życia!" – pomyśli teraz wielu czytelników. W minionych latach miałem mnóstwo okazji dyskutowania z takimi zastrzeżeniami. Skrótowo przedstawię kilka argumentów i kontrargumentów.

Argumenty i kontrargumenty

1. „Nie da się cofnąć czasu!". Tego nikt z nas nie chce. Ale czy to nas powstrzymuje przed likwidowaniem, zakazywaniem czy reglamentowaniem tego, co

szkodliwe? Nie! Wyburzamy domy z azbestu! Minęło sporo czasu, zanim zdaliśmy sobie sprawę ze szkodliwości promieniowania rentgenowskiego czy palenia papierosów, potem jeszcze dziesięciolecia zajęło nam, by z tymi zagrożeniami zacząć coś robić. Dzisiaj ograniczamy i jedno, i drugie, to pierwsze dość zdecydowanie, to drugie przynajmniej coraz wyraźniej. Jak długo chcemy czekać z mediami cyfrowymi? Jakich danych jeszcze brakuje po lekturze poprzednich 12 rozdziałów? Kto nam – jako społeczeństwu – przeszkadza w edukowaniu, jak rozsądnie obchodzić się z technologią cyfrową, tak jak z innymi nowoczesnymi technologiami?

2. Zakazujemy czternastolatkom prowadzenia samochodu, ponieważ uważamy, że dzieci w tym wieku nie są jeszcze wystarczająco dojrzałe.
3. Media cyfrowe zakłócają rozwój mózgu i prowadzą do uzależnień. Tak jak alkohol. Dawniej uspokajano małe dzieci, dając im do ssania bawełnianą szmatkę zanurzoną w alkoholu lub maku. Dziś takie metody wywołują oburzenie. Ile jeszcze czasu upłynie, nim skomentujemy praktyki dzisiejszego pokolenia rodziców słowami: „Co robili? Sadzali dzieci przed ekranami? Przecież wszyscy wiedzieli, że to źle wpływa na rozwój mózgu i uzależnia! Jak mogli to robić?".
4. Jak już wielokrotnie podkreślałem, wszystko zależy od dawki, także – i przede wszystkim – dotyczy to mediów cyfrowych. Tak samo jak w wypadku farb zawierających ołów. Nikt nie pyta, czy może jednak pół ściany w dziecięcym pokoju wymalować taką farbą, bo to przecież chyba nie zaszkodzi! Jeżeli wiemy o szkodliwości jakiegoś produktu i chcemy dla

naszych dzieci jak najlepiej, nie zastanawiamy się, ile tej szkodliwości możemy im zaserwować.
5. „Tego nie da się wyegzekwować!". Z tym mamy do czynienia przy wszelkich zakazach. Czy powstrzymuje nas to przed zakazaniem pornografii z udziałem dzieci czy twardych narkotyków wszystkim, a alkoholu osobom niepełnoletnim?
6. Rodzice powinni wiedzieć, że korzystanie z mediów przez ich dzieci w ogromnej mierze kształtowane jest przez nich samych, ponieważ dzieci naśladują to, co robią rodzice[33].
7. Wszyscy powinniśmy zdawać sobie sprawę z pewnego faktu: „Jeżeli coś jest za darmo, to nie jesteś konsumentem, tylko sprzedawanym towarem". To ostrzeżenie eksperta od internetu dotyczy modelu biznesowego wielu firm internetowych – inwigilują nas i sprzedają pozyskane dane firmom reklamowym (albo państwu, albo komukolwiek). Z jednej strony wciąż gdzieś to słyszymy. Z drugiej strony nie robimy nic, by przeciwstawić się kwitnącemu procederowi. Publiczne pieniądze wydawane są na darmowy dostęp do internetu, który tak naprawdę dopiero umożliwia taki model biznesowy. I tak oto jesteśmy coraz gruntowniej podsłuchiwani i nadzorowani. Nasze myśli są czytane i prognozowane, nasze zachowania manipulowane. O tym, że w prawdziwym świecie nic nie jest za darmo, staramy się nie myśleć. Ten, kto (teoretycznie) coś nam daje w prezencie, ma w tym swój interes i ostatecznie na tym zarobi.

Offline: luksus czy nuda?

A może by tak na urlopie zrobić sobie też urlop od komórki? Rozkoszować się niczym niezakłóconym życiem i napływającymi doświadczeniami, więc najlepiej zostawić wszelkie cyfrowe media w domu. Nierealne? Bynajmniej! Do niedawna ludzkość doskonale radziła sobie bez medialnej rozrywki.

Coraz powszechniej wiadomo, że bezustanna dostępność (jak mówią Amerykanie „24/7" – a więc całą dobę przez 7 dni w tygodniu) oznacza dla człowieka przede wszystkim jedno: stres! A ten jest na długą metę skrajnie niezdrowy, o czym pisałem w rozdziale 5. Dlatego ważne jest, by mieć tę zależność na uwadze i bardzo świadomie wyciągnąć wnioski – przełączać się w tryb offline zawsze, kiedy istnieje taka możliwość.

Łatwiej powiedzieć, niż zrobić, na co wskazują nie tylko opisane wcześniej dane, ale i doświadczenia chyba każdego czytelnika. Tak szczerze: patrzysz na telefon, w skrzynkę e-mailową czy do internetu jedynie dlatego, że akurat nic się nie dzieje, z nudów? Jeżeli tak robisz, jedno musi być dla ciebie jasne: w rzeczywistości to „głupie przyzwyczajenie" jest oznaką uzależnienia. Tak samo zachowuje się hazardzista lub alkoholik: kiedy nic się nie dzieje, walczymy z nudą za pomocą zachowań nałogowych.

Według wyników amerykańskiego badania współczesny człowiek ma poważny problem, kiedy zostaje sam ze sobą i swoimi myślami (oraz fantazją). Uczestnikami badania byli studenci college'u, którzy w raczej smutnym pomieszczeniu, pozbawionym wszelkich ozdób (na uniwerku!), w zależności od warunku eksperymentalnego spędzali od 6 do 15 minut po tym, jak odłożyli swoje rzeczy do szafki – przede wszystkim telefony komórkowe i przybory do pisania. Powiedziano im, by zajęli się własnymi myślami, siedzieli na miejscu i nie zasypiali. Po tym „czasie na rozmyślania" pytano o doznania: 3 pytania o to, jak im się podobało (Jak przyjemnie? Jak ciekawie? Jak nudno?), 1 pytanie o zdolność koncentracji i 1 o odbieganie myślami[34]. W pierwszych 6 eksperymentach z łącznie 146 uczestnikami okazało się, że 57,5% studentów miało problemy z koncentracją, 89% dostrzegło, że myśli im uciekały, a niecała połowa (49,3%) opisała przeżycie jako raczej nieprzyjemne. Siódmy, bardzo podobny eksperyment, który jednak przeprowadzany był w domu, ujawnił te same negatywne skutki dla doświadczenia i koncentracji.

W eksperymencie 8., bardzo podobnym do poprzedniego (także przeprowadzonym w domu), porównywano radość z myślenia z przyjemnością towarzyszącą innemu działaniu, przykładowo czytaniu, słuchaniu muzyki czy serfowaniu w internecie u – każdorazowo – 15 badanych. Okazało się, że rozmyślanie było doświadczane jako istotnie mniej przyjemne niż wymienione czynności (patrz ryc. 13.9). Kolejny, 9. eksperyment przeprowadzono już nie z udziałem studentów, ale z osobami odwiedzającymi targ i lokalny kościół, w wieku od 18 do 77 lat – jego rezultaty były w zasadzie takie same.

W ostatnim eksperymencie w grupie 55 studentów okazało się nawet, że badani chętniej robili coś nieprzyjemnego, niż rozmyślali. W ciągu 15 minut narzuconej nudy mogli sobie sami aplikować lekkie, ale nieprzyjemne wstrząsy elektryczne – i większość właśnie to robiła. „Na uwagę zasługuje, że 15 minut sam na sam z własnymi myślami było dla wielu badanych tak nieprzyjemne, że sami aplikowali sobie wstrząsy elektryczne. Wcześniej mówili, że gotowi są zapłacić za możliwość ich uniknięcia"[36] – skomentowali badacze. Swoją pracę kończą uwagą, że wiele osób woli robić cokolwiek, nawet jeżeli jest to nieprzyjemne, niż nie robić nic.

„Niewyćwiczony umysł nie lubi przebywać sam na sam ze sobą"[37]. Może właśnie dlatego wykształcenie jest tak cennym dobrem i kluczem do szczęścia. A proces kształcenia jest wyraźnie zakłócany przez cyfrowe media, o czym pisałem w rozdziałach 8 i 9. Wykształcenie gwarantuje lepsze rozeznanie, daje więcej kontroli nad własnym życiem i pozwala na bardziej samodzielne myślenie. Na wartość powyższych wskazują doniesienia więźniów, rozbitków i ludzi, którzy na różne inne sposoby znaleźli się w trudnej sytuacji.

Nuda jest w rzeczywistości bardzo twórczym stanem umysłu! Dzieci powinny go doświadczyć (i nie szukać ciągle czegoś, co odwróci ich uwagę), by zrozumieć, ile radości może sprawić zadanie, które sami sobie wybraliśmy, czy osiągnięcie celu, który sami sobie wyznaczyliśmy – a więc działanie zamiast bezustannego reagowania na wymagania napływające ze świata zewnętrznego. Kto tego nie opanował,

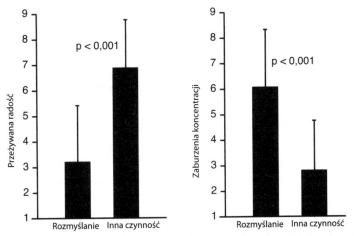

Ryc. 13.9. Zakres doświadczanej radości (po lewej stronie) i doznanych zakłóceń koncentracji (po prawej) podczas cichego rozmyślania w porównaniu z czytaniem, słuchaniem muzyki i serfowaniem po internecie. Zwracano uwagę, by osoby badane podczas danej czynności były same, a więc np. nie czatowały w internecie lub nie logowały się na Facebooku[35].

doświadcza własnego myślenia jako nieprzyjemnej konfrontacji z wewnętrzną pustką. Ten zaś, kto w środku pusty nie jest, odnajdzie radość w myśleniu. A do wypełnienia pustki potrzebne jest dobre wykształcenie.

Wnioski

Co tak naprawdę możemy zrobić, by zapobiec szkodom wyrządzanym przez cyfrowe życie, przypominającym te zadawane przez inne, znane już choroby cywilizacyjne, zabijające dziś więcej ludzi niż epidemie? 1) Możemy tego najgorszego zakazać (jak twardych narkotyków czy pornografii dziecięcej). 2) Możemy uświadamiać (o nadwadze, ogłupianiu, utracie empatii, bezsenności, samotności, depresji i otępieniu) i 3) możemy mieć nadzieję, że ludzie sami z siebie pójdą po rozum do głowy i zaczną postępować rozsądnie – w wypadku palenia papierosów sprawdziło się to całkiem nieźle.

Możemy też pokazywać alternatywę – wyraźnie wskazać, że można inaczej: 1) bez całodobowej dostępności, 2) bez tysiąca „znajomych", których nie znamy i których wiadomości docierają do nas tylko wtedy, kiedy chce tego komputer; 3) bez bycia kontrolowanym przez urządzenie, które wiele potrafi i które dzień i noc dyktuje nam, co powinniśmy robić, oraz inwigiluje nas lepiej, niż kiedykolwiek była w stanie zrobić to wschodnioniemiecka Stasi.

Każdy może zrobić to, co zrobiła grupa bawarskich uczniów: po prostu czasami dobrowolnie zrezygnować. Wystarczy raz pójść na wędrówkę, kajak czy rower albo nawet przenocować w namiocie bez cyfrowego towarzysza w jakiejkolwiek postaci. Od razu widać, jak inaczej oddziałuje na nas świat! A jeżeli wytrzymamy 3 dni, pojawią się całkiem nowe doznania. A po tygodniowej cyfrowej abstynencji nie możemy już zrozumieć, dlaczego „w normalnym życiu" robimy sobie taką krzywdę.

Takich doświadczeń potrzebują zwłaszcza nastolatkowie! Powinniśmy chronić dzieci przed uzależnieniem od cyfrowych mediów, dbając o to, by dorastały jak najdalej od nich. Dzieci i nastolatkowie potrzebują do rozwoju całego świata, a nie jego nudnej cyfrowej podróbki. Młodzi ludzie tak czy owak zetkną się z technologią cyfrową; łatwo u nich wzbudzić zachwyt, ale równie łatwo wykoleić z właściwych torów rozwoju. Dlatego potrzebują wsparcia przy każdej formie cyfrowej diety.

Warto rozważyć jeszcze jedno: cyfryzacja naszego życia jest zjawiskiem globalnym, tak samo jak jej skutki dla wykształcenia i zdrowia. Niewystarczająca edukacja wynikająca z bezsenności i nieuwagi, nadwaga z braku ruchu i złej diety, lęki i depresja z utraty empatii i izolacji, przewlekły stres przez nieustanną kontrolę (żeby wymienić tylko te najważniejsze zależności) – nie trzeba ogromnej fantazji, by wyobrazić sobie konsekwencje dla społeczeństwa. A społeczeństwa uczestniczą w globalnym wyścigu, który rozstrzygnie się na korzyść najmądrzejszych, najsprawiedliwszych i najzdrowszych – miejmy nadzieję, ponieważ alternatywą jest zwycięstwo najagresywniejszych. Dziś wszystkie społeczeństwa i kultury dotknięte są cyfryzacją, pędzącą z szybkością, jakiej nigdy wcześniej nie nabrała żadna globalna kulturowa zmiana. Siłą rzeczy więc wygrają ci, którzy się we właściwym momencie opamiętają i poważnie potraktują ryzyko i działania niepożądane. Kto to będzie?

Patrząc na światową mapę uzależnienia od internetu (patrz ryc. 3.5) i uświadamiając sobie, jak daleko sprawy już zaszły w poszczególnych regionach i gdzie zdolność do krytycznego spojrzenia jest najmniejsza (i dlatego szkody są największe), można zakładać, że w tym wyścigu pozycje Azji i Ameryki (Północnej i Południowej) nie są dobre. Dwie potęgi gospodarcze, USA i Chiny, mogą w najbliższym czasie kulturowo implodować, jak już tak wiele rozwiniętych kultur przed nimi. Jeżeli my, Europejczycy, bylibyśmy w stanie się opamiętać i nie składać rozwoju młodych ludzi w ofierze komercji, to w światowym wyścigu bieżącego stulecia mielibyśmy porównywalnie bardzo dobre karty. Ale pomogą nam one wyłącznie wtedy, kiedy Europa stanie się wzorem do naśladowania w kwestiach pokonywania agresji (jej historia była tego przeciwieństwem!); inaczej wspomniane implozje nie obejdą się bez konfliktów zbrojnych z możliwymi globalnymi stratami (cyfrowa utrata empatii nie wróży tu nic dobrego).

Kiedy rozejrzymy się po Europie, to i tu nie wszystkie kraje są w tym wyścigu na równie dobrej pozycji umożliwiającej wysunięcie się na pozycję lidera w kwestiach *zdrowego* korzystania z technologii, bez ulegania wpływom marketingu. Niemcom może tu przypaść wiodąca rola.

Podziękowania

Kilkoro życzliwych ludzi przeczytało cały manuskrypt lub pojedyncze rozdziały, przekazując mi cenne i pomocne poprawki i uwagi krytyczne. Osoby, którym za to dziękuję, to Georg Grön, Thomas Kammer, Manfred Neumann i Hannelore Breitsprecher. Julia Ferreau i Birgit Sommer nigdy nie miały dość nie zawsze komunikatywnego, ale za to wiecznie głodnego informacji szefa, i okazywały mi anielską cierpliwość.

Thomasowi Tilcherowi z wydawnictwa z Droemer Verlag dziękuję za to, że jak przy poprzedniej książce, tak i teraz samodzielnie i profesjonalnie opracował moje teksty. „Tak, dokładnie to chciałem wyrazić, ale w ferworze pisania nie do końca mi się to udało" – ta myśl świtała mi bardzo często podczas sprawdzania i autoryzacji jego propozycji. Nadal uważam, że *im więcej mózgów przejrzy tekst przed drukiem, tym łatwiej trafi on później do mózgów czytelników i tym łatwiej zostanie tam „przetrawiony"*! Nie muszę chyba dodawać, że za wszystkie błędy jestem odpowiedzialny osobiście.

Chcę podziękować za wsparcie kierującej wydawnictwem Margit Ketterle i wszystkim współpracownikom, którzy przyczynili się do powstania tej książki. Tak rodzi się zaufanie, które procentuje przy kolejnych projektach.

W życiu nie zawsze ma się szczęście i ostatnie 3 lata były dla mnie czasem niełatwym. Także dlatego nie byłem w stanie załatwić tak wielu rzeczy, o których myślałem 3 lata temu i które miałem nadzieję doprowadzić do końca. Moja fundacja *Mentale Stärke* (Siła Umysłu) wciąż nie powstała, praca nad książką o tym samym tytule także nie została ukończona. Czasami zostajemy przytłoczeni pracą. To nie byłoby takie złe, gdyby nie chodziło o pracę niepotrzebną, a nawet upokarzającą, o konieczność walki z administracją, zamiast otrzymania wsparcia z jej strony. Paraliżujące jest też wrażenie, że zawiodły nas instytucje publiczne lub ich przedstawiciele (choć przecież chcemy dla społeczności tego, co najlepsze) lub gdy prywatnie czujemy się osamotnieni.

Prawdziwe wsparcie jest rzadkim dobrem. Dlatego dziękuję moim współpracownikom, przyjaciołom i dzieciom za to, że byli przy mnie i pomagali także w trudnych chwilach.

Ilustracje

Fotografie:
2.1. Eric J. Smith;
3.1. Elsevier 1997;
3.8. Yonhap News Agency, Seoul;
4.3. Getty Images/Getty Images Europe/2013 The Guardian;
5.3. picture alliance;
8.3. Science;
8.9. Österreichisches Institut für angewandte Telekommunikation, Wien (ÖIAT);
9.6. IT works, Bonn;
11.1. picture alliance/ROPI;
2.5., 3.6., 4.5., 8.4., 8.5., 8.6., 8.7., 8.8., 9.7., 9.9 Manfred Spitzer;
Shutterstock: 2.2. Pressmaster,
2.3 baranq,
8.10. Africa Studio;
Wszystkie grafiki Manfred Spitzer, z wyjątkiem 3.5. Computerkartographie Carrle.

Przypisy

Przedmowa

[1] Der Spiegel, 10.09.2012.
[2] http://www.kreismedienzentrum.landkreis-waldshut.de/download-Dateien/Stellungnahme_zu_Thesen _Spitzers.pdf. (Kto chce doczytać, nie musi przepisywać pełnego adresu. Wystarczy wpisać w wyszukiwarkę *der Spitzer geht um* i kliknąć w pierwszy wynik. Wejście na stronę: 7.03.2015).
[3] W przeciwieństwie do ok. 400 prac naukowych, na które powołuję się w mojej książce, Landesmedienzentrum opiera się na oszałamiającej liczbie 13 źródeł, w których wypadku z całą pewnością nie chodzi o naukę, tylko o linki do artykułów prasowych i wpisów na blogach. Kiedy wejdziemy na zaproponowane strony, znajdziemy przykładowo wpis blogera, który ustosunkowuje się do mojej książki w następujący sposób: „Wprawdzie nie czytałem tej książki i nie zamierzam tego robić, ale wszystko, bez wyjątku wszystko, czego się na jej temat dowiedziałem, jest moim zdaniem bzdurą wynikającą z wrogiego nastawienia wobec technologii [...]". Bardzo dziwne rozumienie „rzeczowego ustosunkowania się do tematu" prezentowane przez Landesmedienzentrum jest najwyraźniej podzielane przez ministerstwo kultury, co wnioskuję z listu z października 2014 roku, w którym można znaleźć następujący tekst: „Odnośnie do możliwych zagrożeń ze strony cyfrowych mediów dla dzieci i młodzieży już latem 2012 roku na zlecenie ministerstwa kultury Landesmedienzentrum Baden-Württemberg ustosunkowało się do tez przedstawianych przez pana Spitzera i na tej podstawie wypracowało *odpowiedzialną dydaktykę medialną*" (podkreślenie autora).
[4] Zaledwie 3 z 10 Niemców zna numer komórki swojego partnera na pamięć, tylko co 6. pamięta numer telefonu najlepszego przyjaciela; patrz: myMarktforschung.de 2015.
[5] Opublikowałem też informację o perfidnych metodach stosowanych w telewizji publicznej, finansowanej ze środków publicznych (Spitzer 2012b), takich jak obalenie przedstawianej jako „naukowa" kompletnie nienaukowej krytyki ze strony dwóch pedagogów zajmujących się mediami (Spitzer 2015b).
[6] Patrz: Sascha Lobo: *Das Internet ist nicht das, wofür ich es gehalten habe*. FAZ.net. 11. Januar 2014, wejście na stronę: 10.03.2015.
[7] Kammer, 2015, s. 6.

Wprowadzenie

[1] Według danych Statistischer Bundesamt w 2013 roku w Niemczech istniało około 16 milionów jednoosobowych gospodarstw domowych (tendencja wzrostowa). Forma ta była najczęstsza w przypadku gospodarstw w Niemczech, których łączna liczba wynosi niecałe 40 milionów.
[2] Gausby, 2015, s. 7.
[3] Program komputerowy *Watson* opracowany przez IBM udziela odpowiedzi na zadawane pytania. Nazwano go imieniem jednego z pierwszych prezydentów IBM (Thomas J. Watson). W roku 2011 zasłynął na świecie zwycięstwem nad dwiema osobami w quizie telewizyjnym – podobnie jak program IBM *Deep Blue*, który już w 1997 roku pokonał szachowego światowego mistrza Garriego Kasparowa (McCain, 2011).
[4] Spitzer, 2015c.

Rozdział 1

[1] Stiftung Weltbevölkerung (http://www.weltbevoelkerung.de/).
[2] Wells, 2010.
[3] Angel, 1984.
[4] Dane za: Wells, 2010.
[5] Ołów negatywnie wpływa na proces mielinizacji włókien nerwowych i prowadzi do obumierania neuronów oraz zaburzeń układu dopaminergicznego (Lidsky i Schneider, 2003). Niewielkie stężenia również wpływają negatywnie na iloraz inteligencji (Canfield i in., 2003).
[6] Oreskes i Conway, 2010.
[7] Ludwig, 2005.
[8] Bornhäuser i in., 2006, s. 5 [fragment w języku niemieckim przetłumaczony z oryginału].
[9] W Instytucie Roberta Kocha od maja 2003 r. do maja 2006 r. przeprowadzono ogólnokrajowe badanie, w którym udział wzięło 14 836 dzieci i młodzieży w wieku od 3 do 17 lat ze 167 miast i gmin (Kurth i Rosario, 2007). Szczegóły na: www.kiggs.de.
[10] Moss i in., 2012.
[11] Connelly i Chatzitheochari, 2014.
[12] International Association for the Study of Obesity (IASO; 2009/2010).
[13] [Brak autora], Fettleibigkeit in Europa. Spiegel online 19.04.2007 (www.spiegel.de/wissenschaft/mensch/0,1518,478167,00. html; wejście na stronę: 13.06.2010), 2007.
[14] Geier, 2012.
[15] Grover i Lowensteyn, 2015.
[16] Dokładniej rzecz ujmując, dopiero przez ten proces oceny nasze doświadczenia zostają zakodowane jako pojedyncze zdarzenia.

17 Zdarzenia te w sensie psychologicznym można też rozumieć jako treści pamięci jawnej. Należy je odróżniać od wykreowanych wydarzeń typu mistrzostwa świata w piłce nożnej czy zdarzeń naturalnych. To są zdarzenia kolektywne, ponieważ dla wszystkich uczestników stanowią zdarzenie psychologiczne (coś szczególnego).
18 Patrz: Berns, 2005; Olds i Milner, 1954; Heath, 1972.
19 Wprowadzenie do tematu patrz: McGaugh, 2003; trzymające w napięciu nowe odkrycia patrz: Dunsmoor i in., 2015.
20 Rossato i in., 2009.
21 Small i in., 2001, 2003.
22 Obszerne przedstawienie tematyki wraz ze źródłami patrz: Spitzer, 2011.
23 Olds i Milner, 1954.
24 Johnson i Kenny, 2010.
25 Taki przyrost masy ciała odpowiada normie u szczurów w tym okresie.
26 Za: Johnson i Kenny, 2010, ryc. 1.
27 Za: Johnson i Kenny, 2010, ryc. 1.
28 Epstein i Shaham, 2010, s. 530.
29 Harrington i in., 2010; Hauner, 2004, Müller i in., 2004.
30 Freedman i in., 2001.
31 Institute of Medicine, 2006.
32 Gantz i in., 2007.
33 Cotugna, 1988.
34 Batada i in., 2008; Powell i in., 2007 a, b; Schwartz i in., 2008; Gamble i Cotugna, 1999; Harrison i Marske, 2005; Ross i in., 1981; Taras i Gage, 1995.
35 Dietz i Gortmaker, 1984, 1985.
36 Ludwig i Gortmaker, 2004.
37 Zimmerman i Bell, 2010.
38 Kalies, 2001.
39 Hancox i in., 2004.
40 Bjorge i in., 2008.
41 Borzekowski i Robinson, 2001; Dixon i in., 2007; Robinson i in., 2007.
42 Goldberg i in., 1978.
43 Zimmerman i in., 2007.
44 McNeal, 1992, Gunter i in., 2005; Schor, 2004.
45 DIVSI-U9 Studie, 2015; Kabali i in., 2015.
46 Pięknego przykładu dostarczają eksperymenty psychologiczne pokazujące, że jedzenie typu fast food prowadzi do pośpiechu i zniecierpliwienia: ktoś, kto przez chwilę, w sposób nieuświadomiony zobaczy znaki firmowe sieci typu McDonald's lub Subway, czyta później tekst około 20% szybciej. Ktoś, kto opowiadał przed chwilą o wizycie w takim lokalu (w porównaniu z kimś, kto opowiadał o robieniu zakupów

spożywczych), oceniał produkty, których użycie rzekomo prowadzi do oszczędności czasu (np. szampon z odżywką „2 w 1") istotnie lepiej. Przyglądanie się znakom firmowym restauracji fastfoodowych (w porównaniu z oglądaniem szyldów dwóch innych niedrogich restauracji, które jednak nie serwują tego rodzaju jedzenia) prowadziło w trzecim eksperymencie do nasilenia dyskontowania przyszłości z 11% do 17%, a więc do zmiany zachowań oszczędnościowych i przypisywaniu większej wartości natychmiastowemu zaspokojeniu potrzeb (Zhong i DeVoe, 2010).

[47] Spitzer, 2008; tam zawarto również dodatkowe źródła.
[48] [Brak autora], 2010.
[49] Cała seria prac opublikowanych niedawno w czasopiśmie medycznym „The Lancet" pokazuje to bardzo wyraźnie (Kleinert i Horton, 2015, Roberto i in., 2015, Hawkes i in., 2015, Huang i in., 2015).

Rozdział 2

[1] Geometria była dawniej działem matematyki zajmującym się przestrzeniami euklidesowymi. Pojęcie „przestrzeń" w matematyce uległo z czasem daleko idącym zmianom i dziś określa elementy matematyczne z dodatkową strukturą matematyczną (jak w przykładzie: liczby są elementami, podstawowe obliczenia stanowią strukturę).
[2] Informationszentrum Mobilfunk. Stan z sierpnia 2011 (http://www.izmf.de/de/content/90-prozent-der-weltbevölkerung-kann-mobiltelefonieren).
[3] Podane liczby pochodzą z: Ridder, 2002.
[4] Liczby dotyczące iPhone'a zaczerpnięto z Wikipedii (koniec lutego 2015).
[5] Smith i in., 2011.
[6] Anderson i Rainie, 2012.
[7] http://www.giga.de/extra/die-welt-der-infografiken/specials/smart-phone-nutzung-in-deutschland-die-neue-volksdroge/
[8] Medienpädagogischer Forschungsverbund Südwest 2013; 60% młodzieży miało abonament bez limitu, co zwiększyło intensywność korzystania ze smartfonów.
[9] Willemse i in., 2012.
[10] Źródło: http://de.statista.com/statistik/daten/studie/166150/umfrage/nutzung-von-smartphone-funktionen-in-deutschland/
[11] Źródło: http://de.statista.com/statistik/daten/studie/198959/umfrage/anzahl-der-smartphonenutzer-in-deutschland-seit-2010/
[12] *Cyfrowa demencja* ukazała się już w 13 językach.
[13] Stoet i in., 2013; Mäntylä i in., 2013.
[14] Rideout i in., 2006, 2010.

[15] Rubinstein i in., 2001.
[16] Rosen, 2008.
[17] Ophir i in., 2009.
[18] Za: Burak, 2012, tabele 1 i 2.
[19] Miało to miejsce w 2013 roku pod koniec posiedzenia rady wydziału medycyny w Ulm. Przedstawiciel studentów skarżył się na niewystarczające wyposażenie techniczne wielu sal wykładowych: wciąż podczas zajęć nie ma bezprzewodowego dostępu do internetu (WLAN), co w świetle dzisiejszych standardów jest dla uniwersytetu haniebne. Od dawna bowiem nieustanny i wszechogarniający dostęp do sieci jest podstawą uczelnianej infrastruktury. Jeśli uwierzyć szumowi, jaki wokół sprawy robią producenci/dostawcy i ich zrzeszenia (np. Bitcom), okazuje się, że student ma rację. Kiedy jednak przyjrzymy się danym empirycznym, student jest całkowicie w błędzie.
[20] Por. np. Barak i in., 2006; Mackinnom i Vibert, 2002; Mietra i Steffensmeier, 2000; Siegele i Foster, 2001; Trimmel i Bachmann, 2004.
[21] Fried, 2008.
[22] Carrier i in., 2009.
[23] Bowman i in., 2010.
[24] Ellis i in., 2010.
[25] Kraushaar i Novak, 2010.
[26] Za: Sana i in., 2013, s. 27–28.
[27] Wood i in., 2011.
[28] Sánchez-Martínez i Otero, 2009.
[29] Jacobsen i Forste, 2011.
[30] Ahonen, 2013.
[31] Hong i in., 2012; Junco i Cotton, 2011; Rosen i in., 2013; Yen i in., 2009.
[32] Lepp i in., 2014. Badanie wyróżnia się m.in. tym, że rzeczywiście nie opisuje zachowań studentów psychologii.
[33] Por. Pavot i Diener, 2008.
[34] Lepp i in., 2014, s. 348.
[35] Rosen i in., 2012, 2013a,c.
[36] Wyniki sondażu przeprowadzonego wśród 269 studentów (średnia wieku: 20 lat, w tym 153 kobiety, z 21 kierunków studiów) college'u przez Tindell i Bohlandera (2012) pokazały, że podczas wykładów czy seminariów 92% studentów wysyłało bądź odbierało SMS-y, 91% miało włączoną wibrację i jedynie 9% wyłączało telefon.
[37] Rosen i in., 2013b, s. 955.
[38] Zheng i in., 2014.
[39] Zheng i in., 2014, s. 5.
[40] Kahneman, 2011.
[41] Por. Frederick, 2005.

[42] Barr i in., 2015.
[43] Kto nie wierzy, niech sięgnie po oryginał oraz po następujące prace: Frederick (2005) oraz Campitelli i Gerrans (2014).
[44] *One potential consequence of the accessibility of Smartphone technology is that the general disinclination and/or inability to engage analytic thinking may now be applicable not only to reliance on intuitive and heuristic thinking, but also to no thinking at all.* (Barr i in., 2015, s. 474).
[45] Buhrmeister i in., 2011.
[46] Dane zaczerpnięte z: Barr i in., 2015.
[47] Jacobsen i Forste, 2011; Junco i Cotton, 2011, 2012; Lepp i in., 2014.
[48] Dane zaczerpnięte z: Barr i in., 2015.
[49] *That those less willing to think analytically are more prone to heavy Smartphone search engine use suggests that people may be prone to look up information that they actually know or could easily learn, but are unwilling to invest the cognitive cost associated with encoding and retrieval* (Barr i in., 2015, s. 478).
[50] *Although the tendency to seek knowledge and information is often equated with intelligence, cognitive ability was associated with less Smartphone use and less time spend using online search engines. This connection between cognitive ability and Smartphone use may be reflective of the possibility that more knowledgeable individuals are less likely to require online information search when confronted with a problem in everyday life.*
[51] NEA (National Education Association) liczy ok. 3 milionów członków i jest największym amerykańskim związkiem zawodowym, założonym w 1857 roku. Reprezentuje interesy nauczycieli szkolnych/akademickich i pozostały personel szkół publicznych, college'ów i uniwersytetów.
[52] *NEA – Using Smartphones in the Classroom [...] Smartphone Use in the Classroom: More Advantages than Risks [...] Spanish schools clamp down on smartphones in classrooms [...] Should We Allow Cell Phones in School? [...] Beware the risks of smartphones and tablets in schools [...] 50 Reasons It's Time For Smartphones In Every Classroom [...] 44 Smart Ways to Use Smartphones in Class [...] South Korean schools are remotely disabling students' smartphones [...] More schools allowing students to bring smart phones [...] 5 (good) ways smartphones are being used in high school* (http://www.google.de/ hasło kluczowe: „Smartphones in schools" z dn. 16.03.2015).
[53] *Engaging in violence against others is dehumanizing, and even engaging in harmless and gratuitous violence appears to be sufficient to make us feel we have lost elements of our own humanity* (Bastian i in., 2012, s. 490).

[54] Claus, 2013.
[55] Jeśli ktoś w tym miejscu odniósł wrażenie, że mówienie o „toksyczności" jest przesadą, niech przyjmie do wiadomości, że nawet w *Oxford English Dictionary* pojawia się hasło *digital detox* określające czas, w którym ktoś „rezygnuje z korzystania z urządzeń elektronicznych typu smartfon czy komputer w celu redukcji stresu" i pozostania w świecie realnym.
[56] Zyski firmy Apple w 4. kwartale 2014 r. osiągnęły 18 miliardów dolarów i są największym zyskiem kwartalnym kiedykolwiek odnotowanym przez jakąkolwiek firmę (Kuhn, 2015).
[57] I nie powinny nas tu zwieść liczne pozorne dowody przemawiające za czymś wręcz przeciwnym, jak *Handbook of Mobile Learning* (Berge i Muilenburg, 2013). W tej publikacji nigdzie nie można znaleźć danych (także pod hasłem „ewaluacja") z badań empirycznych na temat zastosowań i udowodnionych korzystnych efektów.

Rozdział 3

[1] Praca naukowa z tej publikacji została wydana przez psychiatrę niemieckiego pochodzenia, Hansa Breitera i wsp. (1997). Podsumowujący opis obwodów uzależnienia patrz: Volkow i in., 2012.
[2] Rycina została lekko zmodyfikowana, by przedstawić ją w wersji czarno--białej (za przyzwoleniem Cell-Press).
[3] W wypadku uzależnień od substancji główne kategorie uzależnienia można by ustanowić jedynie w odniesieniu do głównego działania substancji [MG], np. pobudzenia, halucynacji wzrokowych czy euforii. Niektóre substancje przejawiają jednak więcej działań (w zależności od dawki), tego rodzaju kategoryzacja nastręcza problemy. Uzależnienia można by podzielić również wg chemicznej klasyfikacji substancji uzależniających – nie ma to jednak większego sensu, ponieważ różne substancje chemiczne wywołują te same reakcje, i odwrotnie – całkiem podobne chemicznie substancje mogą oddziaływać w zupełnie inny sposób. Tak samo podział wg sposobu stosowania (np. połykanie czy iniekcje) może mieć poważne praktyczne konsekwencje i pod pewnymi względami ma on sens (np. w zakresie przenoszenia chorób).
[4] W Szwecji i Norwegii Snus – tak nazywa się tam tabakę do żucia – jest rozpowszechniony.
[5] Wynika to z tego, że alkohol jest źródłem energii i może częściowo pokryć zapotrzebowanie na nią. Jeżeli dostarczamy energię za pomocą napojów alkoholowych, które nie zawierają prawie nic poza alkoholem i wodą, pojawia się niedobór witamin. Przy spożywaniu piwa takie niedobory praktycznie nie występują, ponieważ jako produkt naturalny piwo zawiera względnie dużą dawkę witamin.

⁶ Behawioryzm jest nurtem psychologii zajmującym się wyłącznie zachowaniem (ang. *behavior*) ludzi i zwierząt, a nie ich wewnętrznymi stanami psychicznymi. Początkiem behawioryzmu była publikacja Johna B. Watsona pt. *Psychology As the Behaviorist Views It* (1913). Nurt ten, aż do tzw. przełomu poznawczego z początku lat 60. ubiegłego wieku, był przez 50 lat głównym nurtem amerykańskiej myśli psychologicznej.

⁷ Patologiczny hazard – określany też jako uzależnienie od hazardu czy gier losowych – ma ogromne znaczenie społeczne, ponieważ konsekwencjami tej choroby obarczona jest nie tylko dotknięta nią osoba, ale także jej partnerzy i dzieci. Częstość występowania patologicznego hazardu szacuje się w Niemczech od niecałych 0,2% do ponad 0,5% dorosłej populacji, a więc ok. 100–300 000 osób. Jeżeli doliczymy osoby zagrożone uzależnieniem, liczba ulegnie podwojeniu. Zastanawiające jest to, że właśnie w centrach niemieckich miast w ciągu ostatniej dekady liczba miejsc, w których można oddać się hazardowi, znacząco wzrosła. W związku z tym odsetek mężczyzn w wieku 18–20 lat, którzy spędzają sporo czasu przy automatach do gier, w latach 2007–2009 wzrósł z 5,9% do 15,3%, co wynika z raportu pełnomocnika ds. narkotyków rządu federalnego (Dyckmans, 2011; s. 75). O uzależnieniu od hazardu (jako odrębnym zaburzeniu psychiatrycznym) mówi się jedynie wtedy, gdy uprawianie hazardu nie daje się wyjaśnić objawami innej choroby psychicznej. Na przykład pacjenci z zaburzeniem dwubiegunowym potrafią w fazie manii przegrać cały swój dobytek, jednak w takim wypadku nie mówimy o uzależnieniu od hazardu.

⁸ Williams i in., 2005.
⁹ Riley i Oakes, 2015.
¹⁰ Han i in., 2010.
¹¹ Illek, 2013.
¹² Wymowa tego nazwiska nie jest wcale taka trudna, jeśli posłuchamy rady Jonathana Haidta (2006), który upublicznił praktyczną pomoc: brzmi jak angielskie *cheeks sent me high*.
¹³ Goldberg i in., 2006; Ulrich i in., 2014.
¹⁴ Cyt. za: Böttcher, 2005, s. 22.
¹⁵ Koepp i in., 1998.
¹⁶ Mathiak i in., 2011; Klasen i in., 2012.
¹⁷ Kätsyri i in., 2013 a,b.
¹⁸ Już pięciolatki mogą świetnie bawić się liczbami. A dobry nauczyciel matematyki potrafi sprawić, by ta radość utrzymała się przez całe życie.
¹⁹ W ten sposób uczylibyśmy „posłuszeństwa" lub wręcz „ślepego posłuszeństwa" – a to nie są cele dobrego wychowania!
²⁰ Bleckmann i Eckert, 2012.
²¹ Bleckmann i Fenner, 2014.
²² Durlach i in., 2002.

23 Tu substancja uzależniająca nie musi wcale dotrzeć do mózgu; jej oddziaływanie na organizm może się ujawnić bezpośrednio po przyjęciu (czasami wystarczy samo doświadczenie zażycia).
24 APA 2013, s. 795; dowolne tłumaczenie podstawowych kryteriów dokonane przez autora.
25 Green i Bavelier 2012, s. R197.
26 Bavelier i in., 2010, 2011; Green i Bavelier, 2003; Latham i in., 2013.
27 Unsworth i in., 2015.
28 Szczegółowo przedstawiłem to w mojej monografii *Cyfrowa demencja* [s. 218 i kolejne (w wersji niemieckiej 251 i kolejne)]. Patrz też Swing i in., 2010.
29 Irvine i in., 2013.
30 Abler i in., 2005, 2006.
31 Hahn i in., 2014.
32 Tsitsika i in., 2012, EU NET ADB Consortium.
33 Gentile, 2009.
34 Gentile i in., 2011.
35 Király i in., 2014.
36 Mössle i in., 2007.
37 Rehbein i in., 2009.
38 Wang i in., 2014.
39 Wölfling i in., 2011.
40 Ream i in., 2013.
41 Wang i in., 2014.
42 Weis i Cerankosky 2010; patrz też moje wyjaśnienia w *Cyfrowej demencji* s. 166 i kolejne [w oryginale 190 i kolejne].
43 Drummond i Sauer, 2014.
44 Kühn i in., 2014.
45 Giedd i in., 1999, 2006.
46 Mortler, 2015, s. 62f.
47 W Niemczech, zgodnie z raportem pełnomocnika ds. narkotyków z roku 2010, liczba uzależnionych od alkoholu wynosiła 1,3 miliona, osób uzależnionych od heroiny było mniej niż 200 000 (Dyckmans, 2011).
48 Király i in., 2014.
49 Király i in., 2014, s. 753.
50 Dane za: Király i in., 2014, s. 751.
51 Dane za: Király i in., 2014, s. 752.
52 Kim i in., 2014.
53 Banaji i Buckingham, 2010; Rumpf i in., 2014.
54 Dane za: Cheng i in., 2014a.
55 Komisja rzeczywiście opowiada się za nauczaniem o mediach w przedszkolu i mówi w tym kontekście o wspieraniu zdolności krytycznego myślenia. Członkowie tej komisji – którzy już zdecydowanie przekroczyli

wiek przedszkolny – nie są najwyraźniej zdolni do rodzaju wnioskowania, którego sami oczekują od przedszkolaków – przygotowany przez nich 50-stronicowy raport jest bowiem całkowicie bezkrytyczny, podobnie jak późniejsze publikacje (2013).
[56] Bleckmann i Mößle, 2014.
[57] Miller i in., 2014.
[58] Ryan i in., 2014.
[59] Andreassen i in., 2012.
[60] Turel i in., 2014, s. 687.
[61] Takie optymistyczne zniekształcenie (*optimistic bias*) zostało opisane w: Kim i Hancock, 2015.
[62] Dane za: Turel i in., 2014, s. 685.
[63] Ha i in., 2008.
[64] Źródła: (1) http://de.statista.com/statistik/daten/studie/ 374638/umfrage/prognose-zur-anzahl-der-smartphonenutzer-in-suedkorea/ oraz (2) http://de.statista.com/statistik/daten/studie/19306/umfrage/gesamtbevoelkerung-in-suedkorea/
[65] Chang-sup, 2012.
[66] Koreańskie Ministerstwo Nauki; cyt. za: Baek i Park, 2013.
[67] Anon. 2013.
[68] Toda i in., 2006; Hong i in., 2012; Lu i in., 2011; Sánchez-Martínez i Otero, 2009.

Rozdział 4

[1] Umowa koalicyjna między CDU, CSU i SPD. 18. s. 138–143.
[2] „Rozbudujemy doradztwo w zakresie cyfryzacji istniejących łańcuchów wartości w przemyśle i klasie średniej w zakresie m.in. Cloud-Computing i Big Data. [...] Ustanowimy wsparcie w zakresie badań i innowacji obszaru »Big Data« nakierowane na rozwój metod i narzędzi analizy danych, utworzymy centra kompetencji i powołamy do życia interdyscyplinarne strategiczne projekty zastosowań. Chcemy nadal umacniać wiodącą rolę Niemiec w obszarze obliczeń wysokiej wydajności we współpracy z państwami i partnerami z Europy" (umowa koalicyjna, s. 140 i kolejne).
[3] http://www.bigbrotherawards.org/
[4] Boie, J., 2015.
[5] Patrz: Rosenbach i Stark, 2014, s. 184.
[6] Dane za: http://www.bigbrotherawards.org/
[7] Enserink i Chin, 2015.
[8] Lohr, 2012.
[9] Duhigg, 2012.
[10] Duhigg, 2012.

[11] Keen, 2012, s. 18.
[12] Angwin, 2014.
[13] Bohannon, 2015b, s. 496.
[14] Bohannon, 2015b, s. 497.
[15] Greenwald, 2014; Harding, 2014; Rosenbach i Stark, 2014.
[16] Harding, 2014.
[17] Clery, 2015.
[18] Bohannon, 2015a, s. 492.
[19] Shultz, 2015.
[20] Eichstaedt i in., 2015.
[21] Doré i in., 2015.
[22] Kramer i in., 2014.
[23] Verma, 2014.
[24] Green, 2011; Pariser, 2012.
[25] Symantec, 2012.
[26] Deutsche Gesellschaft für Kriminalistik (Niemieckie Towarzystwo Kryminalistyczne), 2012.
[27] Wagner, 2012.
[28] Hill, 2012.
[29] Acquisti i in., 2015, s. 513.
[30] Tamir i Mitchell, 2012.
[31] Mehl i in., 2007.
[32] Dunbar i in., 1997; Dunbar, 2004.
[33] Naaman i in., 2010.
[34] Tomasello, 1999; Csibra i Gergely, 2011.
[35] Dane za: Tamir i Mitchell, 2012, s. 8039.
[36] Tamir i Mitchell, 2012.

Rozdział 5

[1] Sondaż realizowany na zlecenie Techniker Krankenkasse przez instytut badania opinii publicznej Forsa w dn. 5–17 września 2013 r. za pomocą metody CATI (Computer Assisted Telephone Interviewing). Badani są reprezentatywną próbą pełnoletnich mieszkańców Niemiec (Meusch i in., 2013).
[2] Za: Meusch i in., 2013; patrz też: Meusch, 2014.
[3] Schoenfeld i Gould, 2011.
[4] Sapolsky, 1992; McEven, 2007. Polski czytelnik może znaleźć szczegółowe i przystępne omówienie psychofizjologii stresu w: R. Sapolsky, Dlaczego zebry nie mają wrzodów, PWN.
[5] Spitzer, 2014d.
[6] Podczas wielu moich wykładów zadawałem to pytanie słuchaczom, zawsze z tym samym rezultatem: przynajmniej dwie trzecie osób uważa, że

zwierzę numer 1 przeżywa stres. Mniej niż jedna trzecia jest natomiast zdania, że zestresowany jest szczur numer 2.

[7] Brod, 1984.
[8] Ragu-Nathan i in., 2008; Booker i in., 2014.
[9] Morgenroth, 2014.
[10] Praca nosi wiele mówiący tytuł *The Dark Side of Smartphone Usage: Psychological Traits, Compulsive Behavior and Technostress* (Lee i in., 2014).
[11] Oryginalny tytuł brzmi: *The Extended iSelf: The Impact of iPhone Separation on Cognition, Emotion, and Physiology* (Clayton i in., 2015).
[12] Clayton i in., 2015, s. 8.
[13] Clayton i in., 2015, s. 9.
[14] Dane za: Clayton i in., 2015, s. 11–13.
[15] Dane za: Clayton i in., 2015, s. 12–13.
[16] Gonzales i Mark, 2004.
[17] Wilson, 2010.
[18] Clayton i in., 2015, s. 15.
[19] Clayton i in., 2015, s. 15.
[20] Fox i Moreland, 2015.
[21] Lange, 2014.
[22] http://www.polizei-beratung.de/themen-und-tipps/gefahren-im-internet/cybermobbing.html
[23] Schneider i in., 2013.
[24] Schneider i in., 2013, s. 9.
[25] Patrz np. Jelenko, M. (2011) Zu Tode gemobbt: Facebook-Link hat Joel ins Grab gebracht. Auf Facebook bloßgestellt – jetzt ist Joel tot. Seine Mutter erzählt. OE 24.at, 29.01.2011 (http://www.oe24.at/oesterreich/chronik/Facebook-Link-hat-Joel-ins-Grab-gebracht/16404706?commentError=noUsername; wejście na stronę 26.06.2014).
[26] Schneider i in., 2013, s. 8.
[27] W języku angielskim sprawca mobbingu bywa też określany jako *bully* (tyran, huligan), dlatego zamiast pojęcia mobbing pojawia się często *bullying* (szykanowanie, terroryzowanie).
[28] Za: Selkie i in., 2015, s. 83.
[29] Selkie i in., 2015, s. 84.
[30] Van der Aa, 2010.
[31] Goode, 1995.
[32] Mullen i in., 2001.
[33] Tjaden i Thoennes, 1998.
[34] Basile i in., 2003.
[35] Baum i in., 2009; Catalano, 2012.
[36] Dressing i in., 2005.
[37] Stieger i in., 2008.

[38] Van der Aa, 2010.
[39] Mullen i in., 1999.

Rozdział 6

[1] Spośród użytkowników smartfona 75% przyznaje się do korzystania z niego także w toalecie.
[2] Źródło: http://de.statista.com (wejście na stronę 29.01.2015).
[3] Chan, 2014.
[4] Rauch i in., 2013. Tytuł w oryginale: Face to face versus Facebook: Does exposure to social networking web sites augment or attenuate physiological arousal among the socially anxious?
[5] Rauch i in., 2013, s. 3.
[6] Za: Rauch i in., 2013, ryc. 1.
[7] Huang, 2010.
[8] Lepp i in., 2014.
[9] Lam i Pen, 2010.
[10] Kross i in., 2013.
[11] Chan, 2014.
[12] Za: Kross i in., 2013.
[13] Kross i in., 2013.
[14] Rosen i in., 2012, 2013 a,b,c.
[15] Anon., 2008.
[16] Elmore, 2014.
[17] King i in., 2013.
[18] Dixit i in., 2010.
[19] Elmore, 2014.
[20] Cheever i in., 2014.
[21] Za: Cheever i in., 2014; ryc. 1.
[22] Za: Cheever i in., 2014; ryc. 1.
[23] *Out of sight is not out of mind.*
[24] Za: Cheever i in., 2014; ryc 2. Potrójna wzajemna zależność pomiędzy intensywnością korzystania, rodzajem „rozłąki" a poziomem lęku była istotna (p = 0,014).
[25] Za dowód niech posłuży następujące doniesienie: *Hilfe, ich habe FoMO* – w „BILD" z 22.12.2013 (Pickshaus, 2013).
[26] Mack i Vaughn, 2012, s. 3.
[27] Murphy-Kelly, 2013.
[28] Roberts i Pirog, 2013.
[29] Mack i Vaughn, 2012, s. 13.
[30] Sustainable Brands, 2011.
[31] Z perspektywy browarnika taka zagrywka budująca na lęku jest najwyraźniej lepsza niż utrata kontroli, ponieważ wspomniany w tekście

głównym cytat dalej brzmi: „Słowami Heinekena:»To podejście zrywa z wcześniejszymi wezwaniami do odpowiedzialnej konsumpcji, pokazując perspektywę progresywną, wedle której dzięki odpowiedzialnemu piciu można osiągać swoje cele. Chcemy pokazać, że umiarkowane spożycie piwa Heineken może być integralną częścią kontaktów i spotkań z przyjaciółmi, umożliwiającą zdobywanie nowych doświadczeń. [...] Film pokazuje, że granice nie istnieją, jeżeli zna się te własne. Kampania Sunrise wzmacnia znaczenie zachowania samokontroli i pokazuje, jak w sposób odpowiedzialny można wykorzystać okazję nadarzającą się pewnej nocy«" – po prostu przebłysk geniuszu copywritera!

[32] Mack i Vaughn, 2012, s. 14.
[33] Platzer i Petrovic, 2011.
[34] Dane za: Platzer i Petrovic 2011, s. 603, tab. 1.
[35] Morford, 2010; Pickshaus, 2013; Wotham, 2011.
[36] Przybylski i in., 2013, s. 1847.
[37] Przybylski i in., 2013, s. 1846.
[38] Nie udało mi się do tej pory znaleźć danych na temat Niemiec.
[39] Dane National Highway Traffic Safety Administration, NHTSH, 201; por. też: Beulens i in., 2011.
[40] Co pokazuje w robiący wrażenie sposób opisana już w rozdziale 4 kampania z Korei Południowej: 1-1-1.
[41] Patrz: Mogilner i in., 2012; podsumowanie w: Spitzer, 2013c.
[42] Kuhl i in., 2003; Zimmerman i in., 2007, s. 367. Przegląd w: Spitzer, 2010a, rozdz. 12.
[43] Richards i in., 2010; patrz też mój szczegółowy opis w: Spitzer, 2012.
[44] Facebook sam określa dolną granicę wieku użytkowników na lat 12 (w USA) lub 13 (w Niemczech)!
[45] Keim i Noju, 2011.
[46] Masedu i in., 2014.
[47] Masedu i in., 2014, s. 2.

Rozdział 7

[1] Eastin i Guinsler, 2006.
[2] Eichenberg i Brähler, 2013.
[3] Eichenberg i Wolters, 2013.
[4] Bleichhardt i Hiller, 2007.
[5] Dane za: Taylor 2010, tabela 1, s. 2.
[6] Eichenberg i Wolters, 2013, s. 79.
[7] White i Horvitz, 2009, s. 1.
[8] Za: White i Horvitz, 2009.
[9] White i Horvitz 2009, s. 10.

[10] „Definiujemy eskalację jako obserwowany wzrost powagi wątpliwości, wyrażanej w pojęciach wpisywanych do wyszukiwarki podczas jednej sesji internetowych poszukiwań"; (White i Horvitz, 2009, s. 12).

[11] „Sesję internetowych poszukiwań definiujemy jako uporządkowaną w czasie sekwencję przeglądanych stron, zapoczątkowaną przez wpisanie szukanego hasła w komercyjną wyszukiwarkę, zakończoną 30-minutowym brakiem aktywności w sieci" (White i Horvitz, 2009, s. 12).

[12] Pięć lat temu czasy były inne: podczas gdy dzisiejsi użytkownicy Facebooka są dziś bez swojej zgody nie tylko rutynowo szpiegowani, ale także już manipulowani (w zakresie emocji) (patrz: Kramer i in., 2014), White i Horvitz spieszą rozwiewać wszelkie wątpliwości: „Chcemy raz jeszcze podkreślić, że prywatność i poufność danych użytkowników bardzo leżą nam na sercu. Nie zbieraliśmy informacji spersonalizowanych, nie próbowaliśmy także identyfikować czy analizować poszczególnych osób. Dane były analizowane zbiorczo, w sposób oderwany od pojedynczych ludzi"; s. 13).

[13] White i Horvitz, 2009, s. 26.

[14] White i Horvitz, 2009, s. 27.

[15] Kto przestaje zmieniać swój „całościowy obraz", pozyskując nowe przekonania, ten tak naprawdę na poziomie umysłowym przestaje żyć.

[16] Wildemuth, 2004.

[17] Kiedy faktycznie pojawia się takie stwierdzenie, chodzi o deficyty przez ekrany: oczy zaczynają boleć, uwaga cierpi zarówno przez e-booki, jak i przez szybkie sekwencje wideo, a pamięć jest upośledzana przez stosowanie cyfrowych pomocy przy pisaniu czy robieniu zdjęć.

Rozdział 8

[1] Szczegółowy przegląd patrz: Spitzer, 2014a [Brockhaus].

[2] Szczegóły na temat powstawania map w mózgu patrz: Spitzer, 1996.

[3] Kuhl i Meltzoff, 1982.

[4] McGurk i Macdonald, 1976.

[5] Można to łatwo osiągnąć, odpowiednio przycinając ścieżkę dźwiękową filmu. Jeśli ktoś nigdy nie widział tego efektu, na YouTube pod hasłem »McGurk-Effekt« można znaleźć liczne filmy do samodzielnego wypróbowania.

[6] Por.: Marques i in., 2014.

[7] Rosenblum i in., 1995.

[8] Białystok, 2009; Białystok i Craik, 2009; Białystok i Viswanathan, 2009; Białystok i in., 2007, 2009; Carlson i Meltzoff, 2008; Graik i in., 2010; Dijkstra, 2005; Green i Abutalebi, 2013; Kroll i Gollan, 2014; Pons i in., 2015.

[9] Kuhl i in., 2003.

[10] Zimmerman i in., 2007.
[11] Zimmerman i in., 2009.
[12] Za: Winterstein i Jungwirth, 2006.
[13] Hancox i in., 2005.
[14] Christakis i in., 2012.
[15] Varian, 2010.
[16] Wcale nie zaprzeczam, że książka elektroniczna (podobnie jak audiobook, szczególnie często słuchany przez osoby z biznesu podczas długich podróży samochodem) znalazła swoją niszę: mole książkowe, które w celach odprężenia na urlopie muszą dziennie „połknąć przynajmniej jedną cegłę", targały ciężkie walizki. Dziś czytnik książek elektronicznych czyni ich podróż dosłownie lżejszą. Dzięki temu małemu urządzeniu pół walizki zostaje puste, można też wziąć mniejszą.
[17] Robinson, 2015.
[18] Robb, 2015.
[19] Baron, 2015.
[20] Konnikova, 2014.
[21] Baron, 2015.
[22] Chen i in., 2014; Mangen i in., 2013; Schugar i Schugar, 2014.
[23] Paul, 2014.
[24] Hood i in., 2008.
[25] Parish-Morris i in., 2013.
[26] Parish-Morris i in., 2013, s. 205.
[27] Parish-Morris i in., 2013, s. 206.
28 Parish-Morris i in., 2013, s. 207.
29 Chiong i in., 2012.
30 Chiong i in., 2012, s. 1.
31 Chiong i in., 2012, s. 1.
32 W wolnym tłumaczeniu: „Cyfrowe czytanie zapewne niczym nie różni się od czasu spędzanego przed innymi ekranami".
33 Tak jest niemal zawsze, kiedy media – nieważne, czy chodzi o telewizję, konsole do gier czy komputery – źle wypadają w obszarze edukacji. Praktycznie nigdy nie przeczytamy: „Dane medium ma zły wpływ". W zamian czytamy o „lepszym oglądaniu telewizji", „wspólnym graniu" lub „wspieraniu inteligentniejszego użytkowania". (Por. Komisja Badawcza, 2013).
34 Coldewey, 2014.
35 Paul, 2014.
36 Zmodyfikowano za: Holden, 2004.
37 Kiefer i in., 2007; Kiefer i Trumpp, 2012; Kontra i in., 2015.
38 Domahs i in., 2008, 2010; Dehaene i in., 2004; Krinzinger i in., 2011; Noël, 2005; Gracia-Bafalluy i Noël, 2008; Tschentscher i in., 2012; Moeller i in., 2012. Modulacja efektów przez kulturę, patrz: Bender i Beller, 2012.

39 Johann Amos Comenius (1592–1670) jako pierwszy zwrócił na to uwagę. Autorem dziś często cytowanej frazy o uczeniu się *sercem, mózgiem i ręką* jest Johann Heinrich Pestalozzi (1746–1827).
40 Spitzer, 2013; dziękuję mojej córce Annie (wtedy czteroletniej) za współpracę podczas sesji zdjęciowej dłoni.
41 Paton, 2014.
42 Käser, 2012.
43 Kabali i in., 2015.
44 Wagner, 2004.
45 KIM-Studie 2012, s. 63 (Medienpädagogischer Forschungsverbund Südwest 2012).
46 Buchegger, 2013.
47 Bleckmann i in., 2013.

Rozdział 9

[1] Za: Spitzer, 2012, ryc. 14.1.
[2] Christakis i in., 2004.
[3] Lillard i in., 2011.
[4] Lillard i in., 2015a,b.
[5] Nathanson i in., 2014; patrz też metaanaliza Nikkelen i in., 2014.
[6] Lin i in., 2015.
[7] Weiss i in., 2011, s. 327.
[8] Zheng i in., 2014.
[9] Gausby, 2015, s. 5,6.
[10] Gausby, 2015, s. 2.
[11] Gausby, 2015, s. 5.
[12] http://graphics.wsj.com/emoji/#/numbers. Patrz też: Emotikon w Wikipedii.
[13] W mniejszej grupie 112 badanych określano za pomocą EEG aktywację ośrodkowego układu nerwowego podczas korzystania z różnych mediów w różnym otoczeniu; jednocześnie filmowano zachowanie. Zastosowane metody i analiza danych niestety nie są przedstawione precyzyjnie, dlatego nie przytaczam tu wyników badania.
[14] »Multi-screening trains consumers to be less effective at filtering out distractions« (Gausby, 2015, s. 4).
[15] Dane za: Gausby, 2015.
[16] Gausby, 2015, s. 37.
[17] 77% osób w wieku 18-24 lata (w porównaniu: 10% osób w wieku 65+) zgadza się ze stwierdzeniem: „Jeżeli akurat nie jestem zajęty niczym innym, w pierwszej kolejności biorę do ręki telefon komórkowy". Pięćdziesiąt dwa procent sprawdza swój telefon przynajmniej co pół godziny (65+: 6%), 73% robi to jako ostatnią czynność przed zaśnięciem

(65+: 18%), a 79% młodych ludzi podczas oglądania telewizji korzysta też z innych urządzeń (komórki, laptopa, konsoli do gier, tabletu), w grupie osób starszych (65+) robi to 42% (Gausby, 2015, s. 7).

[18] Daniel i Willingham, 2012.
[19] Sparrow i in., 2011.
[20] Mueller i Oppenheimer, 2014.
[21] Tan i in., 2013.
[22] James i Engelhardt, 2012; Longcamp i in., 2005, 2008, 2011; Mueller i Oppenheimer, 2014.
[23] Bilton, 2014.
[24] Guldner i Schmidt, 2014.
[25] Kutter, 2014.
[26] ICILS 2013; por.: Bos i in., 2014.
[27] Cyt. za: Guldner i Schmidt, 2014, s. 3.
[28] „To ważne, żeby naukowcy zajmujący się edukacją bardziej szczegółowo zajęli się tym najważniejszym obszarem cyfryzacji. Życzę sobie, żeby badanie ICILS dostarczyło impulsów do wprowadzenia w szkołach pilnie potrzebnych zmian i ulepszeń" (Quennet-Thielen, 2014).
[29] Cyt. za: Kutter, 2014.
[30] Deutsche Telekom Stiftung, 2014, s. 59 – 62.
[31] Daniel i Willingham, 2012.
[32] Mizrachi, 2015; patrz też podsumowanie w: Spitzer, 2015.
[33] Schäfer, 2014.
[34] Rouse i in., 2004; Shapley i in., 2009; Spiel i Popper, 2003; Warschauer, 2006; Warschauer i in., 2012; Wenglinsky, 1998.
[35] Schaumburg i in., 2007, s. 120 i kolejne.
[36] Gottwald i Valendor, 2010, s. 118.
[37] Gottwald i Valendor, 2010, s. 117.
[38] Patrz: Spitzer, 2010.
[39] Gall, 2014.
[40] Bos i in., 2014, s. 20.
[41] Richtel, 2011.
[42] Patrz przegląd w: Spitzer, 2005.
[43] Braithwaite i in., 2013.
[44] Streb i in., 2015.
[45] Fotocredit, za zgodą matki badanego.
[46] Levine i in., 1999, 2005.
[47] Za: Streb i in., 2015, ryc. 1, przekład pierwszej autorki.
[48] Ma i in., 2002.
[49] Mo-suwan i in., 2014.
[50] Centrum otyłości INSULA, 83 483 Strub/Bischofswiesen.
[51] U dorosłych BMI oblicza się dzieląc masę ciała przez kwadrat wzrostu wyrażonego w metrach. BMI człowieka, który ma 1,8 m wzrostu i waży

80 kg wyniesie więc $80/1{,}8^2 = 80/3{,}24 = 24{,}7$ kg/m^2. BMI od 18,5 do 25 oznacza wagę prawidłową; BMI od 25 do 30 oznacza nadwagę, od BMI na poziomie 35 mówimy już o chorobliwej otyłości. Żeby przy wzroście 1,8m osiągnąć BMI = 100 trzeba ważyć 324 kg. W oznaczaniu BMI dzieci uwzględnia się ich wiek, do czego wykorzystuje się specjalne tabele.

[52] Siegfried i in., 2015a,b.
[53] Za: Siegfried i in., 2006, s. 150 oraz Siegfried i in., 2015a, s. 3 (za uprzejmą zgodą autora).
[54] Erhart i in., 2012.
[55] Fliers i in., 2013; także w Chinach stwierdzono zależność między ADHD i nadwagą (Yang i in., 2013).
[56] Siegfried i in., 2015b.
[57] Schmoll, 2011.
[58] Pomysł na epilog zawdzięczam mojemu szkolnemu koledze Horstowi Gerwigowi. Jego artykuł „Apropos Kleinschreibung" („À propos pisowni małymi literami") został opublikowany w 1977 roku w naszej gazetce maturalnej (niestety Impact Factor = 0) (Weißler i in., 1977, s. 10). Wtedy niewyobrażalne zmiany systemu kształcenia, jakie zaszły w ciągu ostatnich kilku lat, wymusiły drobną aktualizację artykułu. Horst, dziękuję za wspaniały pomysł!

Rozdział 10

[1] Briançon-Marjollet i in., 2015.
[2] Crowley i in., 2007.
[3] Cain i Gradisar, 2010.
[4] National Sleep Foundation, 2011.
[5] Metaanalizy wykorzystują inne badania jako źródło danych. Wyniki tych badań są w określony, metodologicznie bardzo skomplikowany sposób podsumowywane za pomocą złożonych procedur statystycznych. I to właśnie odróżnia metaanalizy od wcześniej powszechnych zwykłych przeglądów literatury.
[6] Cain i Gradisar, 2010.
[7] Pallesen i in., 2008.
[8] Hysing i in., 2013.
[9] Van den Bulck, 2007; Adam i in., 2007; Thorleifsdottir i in., 2002.
[10] Dorofaeff i Denny, 2006.
[11] Punamaki i in., 2007; Yen i in., 2008; Weaver i in., 2010.
[12] Hysing i in., 2015.
[13] Wnikliwy czytelnik dostrzeże brak kategorii „jedna do dwóch godzin". To celowy zabieg. W ten sposób chciano wyraźnie oddzielić osoby rzadko korzystające (do godziny) od osób intensywnie korzystających z mediów (od dwóch do trzech godzin). (Por. Hysing i in., 2015, s. 3).

[14] Za: Hysing i in., 2015, s. 3.
[15] Za: Hysing i in., 2015, s. 4.
[16] Dane za: Hysing i in., 2015, s. 4.
[17] Dane za: Hysing i in., 2015, s. 4.
[18] Van den Bulck, 2007.
[19] Dane za: Van den Bulck, 2007.
[20] Munezawa i in., 2011.
[21] Dane za: Munezawa i in., 2011, s. 1016.
[22] Dane za: Munezawa i in., 2011, s. 1017.
[23] Oshima i in., 2012.
[24] Oshima i in., 2012, s. 1027.
[25] Falbe i in., 2015.
[26] Falbe i in., 2015, s. e721.
[27] Gradisar i in., 2013.
[28] Lemola i in., 2015.
[29] Lanaj i in., 2014.
[30] Khalsa i in., 2003.
[31] Hauri i Fischer, 1986.
[32] W obszarze badań nad „zegarem wewnętrznym" słowo to pojawia się jako termin specjalistyczny na określenie zjawiska „przestawiania" zegara wewnętrznego przez zewnętrzne bodźce, a więc synchronizujące zegar wewnętrzny z czasem zewnętrznym.
[33] Brainard i in., 1988; Czeisler, 2013; Zeitzer i in., 2000.
[34] Keis i in., 2014.
[35] Khalsa i in., 2003.
[36] Wood i in., 2013.
[37] Chang i in., 2015.
[38] Chang i in., 2015, s. 1233.
[39] Lund i in., 2010.
[40] Diekelmann i Born, 2010; Maquet, 2001; Rasch i Born, 2013; Stickgold, 2005.
[41] Fenn i in., 2003; Grön i in., 2011; Hu i in., 2015; Huber i Born, 2014; Marshall i Born, 2007; Racsmány i in., 2010; Robertson i in., 2004; Smith; 2001; Wilhelm i in., 2011.
[42] Yang i in., 2014.
[43] Kurdziel i in., 2013; Lemos i in., 2014; Potkin i Bunney, 2012; Seehagen i in., 2015; Tamminen i in., 2010, 2013; Wong i in., 2013.
[44] Wagner i in., 2004.
[45] Djonlagic i in., 2009; Lewis i Durrant, 2011.
[46] Friedrich i in., 2015.
[47] Briançon-Marjollet i in., 2015; Liu i in., 2013; Mesarwi i in., 2013; Nedeltcheva i in., 2012.
[48] Buxton i in., 2012.

[49] Knutson i in., 2011.
[50] Teza ta, leżąca u podstaw mojej książki pt. *Cyfrowa demencja* (Spitzer, 2013), nie została w ciągu minionych trzech lat odrzucona, wręcz przeciwnie, przemawiają za nią coraz silniejsze dowody.

Rozdział 11

[1] Deaner i in., 2005.
[2] Wolak i in., 2012; Agustina i Gómez-Durán, 2012.
[3] Także w Peru stwierdzono istotnie wyższe wartości dla chłopców (35%) w porównaniu z dziewczętami (13%) (West i in., 2014). Zazwyczaj jednak stosunek płci był odwrotny. Czynniki kulturowe kształtujące rozmaite motywacje zdają się tu odgrywać ważną rolę.
[4] Mitchell i in., 2012.
[5] Döring, 2011; Drouin i Landgraff, 2012; Gordon-Messer i in., 2013; Weisskirch i Delevi, 2011.
[6] Klettke i in., 2014.
[7] Brennan i Shaver, 1995. Chodzi o to, że organizmy reagują na stres (a ludzie szczególnie na utratę ważnych kontaktów społecznych i powiązany z tym stres) za pomocą reakcji walki – ucieczki (ang. *fight or flight*), a więc atakiem (lękowa *aktywacja*) albo reakcją unikową (wycofanie i *dezaktywacja*). W ten sposób obie wymienione postacie reakcji na niepewność relacyjną wpisują się w ogólne ramy teoretyczne (Birnbaum, 2007).
[8] Drouin i Tobin, 2014.
[9] Drouin i Landgraff, 2012.
[10] Temple i in., 2014.
[11] Benotsch i in., 2013; brak zależności w: Gordon-Messer i in., 2013.
[12] Monto i Carey 2014; patrz też: Lingstone i Smith, 2014.
[13] Dane zaczerpnąłem z: Young, 2008. Badanie pokazuje rząd wielkości, chociaż zebrane dane są zapewne już nieaktualne. Najwięcej nie zyskuje wcale „Playboy" i jemu podobne pisma, ale stare firmy znane na Wall Streeet, jak AT&T, General Motors, MCI, Time-Warner, Comcast, Echo Star Communications, Hilton, Marriott, Sheraton, Radisson, VISA, MasterCard i American Express (patrz Egan, 2000).
[14] Definicję można znaleźć m.in. na stronie Bundeskriminalamt (BKA).
[15] Woldin, 2014.
[16] Rupp i Wahlen, 2008.
[17] Drey i in., 2008.
[18] Döring, 2011.
[19] Malamuth i in., 2000.
[20] Drey i in., 2008.

[21] Malamuth i in., 2000.
[22] Hald i in., 2010.
[23] Faubert i in., 2011.
[24] Faubert 2011, s. 225.
[25] Eberstadt i Layden, 2010; Jensen, 2007a,b; Malerek, 2009; Bridges i in., 2010; Anon., 2014.
[26] Niektórzy wynalazcy-technofile zapewne chcieliby tu uzupełnić: „JESZCZE nie!". Na całym świecie trwają prace nad hard- i softwarem umożliwiającym cyberseks.
[27] Backhaus, 2014.
[28] Bilton, 2014.
[29] Bhattacharya, 2015; Demling, 2015.
[30] Beymer i in., 2014.
[31] Dane amerykańskiego Center for Disease Control, CDC, za: Bhattacharya, 2015.
[32] Dane Centrum Zwalczania i Zapobiegania Chorób, za: Kirby Institute, 2014, s. 18, Fig. 19.
[33] Adams, 2015.
[34] *You don't have to be a genius to work out that these sorts of apps make having casual sex a damn sight easier. You can find, down to a metre or two, the nearest available person who is interested. This is something that just hasn't been available before.*
[35] Adam i in., 2011, s. 506. Autorzy badania dodają: „Nasze wyniki pokazują, że ryzykowne zachowania seksualne z osobami poznanymi przez internet pojawiają się również u tych mężczyzn, którzy nie ujawniają silnych preferencji w zakresie niezabezpieczonego seksu analnego i którzy właściwie planują użycie prezerwatyw podczas przygodnego seksu. Przemawia to za hipotezą, że zachowania ryzykowne podlegają wpływom fantazji online o seksie bez zabezpieczeń. A to z kolei przemawia przeciwko założeniu przedstawianemu na niektórych forach internetowych, że internetowe fascynacje nie mają nic wspólnego z rzeczywistymi zachowaniami i nie mają konsekwencji w prawdziwym życiu". (Adam i in., 2011, s. 513).
[36] Por. też Guinn, 2006.

Rozdział 12

[1] Reinsch, 2015.
[2] Niedawno opublikowane badanie przeprowadzone wśród 1786 studentów college'u wskazało u osób z nadwagą wyraźnie podwyższone ryzyko depresji, patrz: Odlaug i in., 2015.
[3] Cheng i in., 2014.

[4] Bessiere, 2010; Campbell i in., 2006; Morrison i Gore, 2010; Young i Rogers, 1998; Lam i Peng, 2010; Kotikalapudi i in., 2012.
[5] Nakazawa i in., 2002.
[6] Costigan i in., 2013.
[7] Hellström i in., 2015.
[8] Bickham i in., 2015.
[9] Heo i in., 2015.
[10] Cotten i in., 2013.
[11] Sum i in., 2008.
[12] Erickson i Johnson, 2011.
[13] Pea i in., 2012.
[14] Richards i in., 2010.
[15] Anon., 2015a.
[16] Anon., 2015b.
[17] Lepp i in., 2013, s. 2.
[18] Thomée i in., 2011.
[19] Thomee i in., 2011, s. 7.
[20] Lepp i in., 2013.
[21] Za: Lepp i in., 2013.
[22] Thomée i in., 2011.
[23] Norton i in., 2014.
[24] Kuiper i in., 2015.
[25] Holt-Lunstad i in., 2010.
[26] Holt-Lunstad i in., 2010, s. 9.
[27] Holt-Lunstad i in., 2010, s. 14.

Rozdział 13

[1] DIVSI 2015, Kabali i in., 2015, Rehbein i in., 2009.
[2] Przykładem godnym naśladowania są tu jasne wytyczne amerykańskich pediatrów (patrz American Academy of Pediatrics, 1999, 2001; Bushman i Anderson, 2009; Vandewater i in., 2005).
[3] Oreskes i Conway, 2010.
[4] Mam już pokaźny zbiór przypadków przesyłanych mi przede wszystkim per e-mail przez zrozpaczonych nauczycieli. Zamiast przekonywać, „z góry" wywierana jest potężna presja, którą można jedynie określić mianem niegodnej, jeżeli uwzględnimy, że mamy do czynienia z wykształconymi ludźmi, którzy teoretycznie powinni umieć ze sobą rozmawiać i wymieniać się rzeczową argumentacją.
[5] Hein, 2014; Romero, 2014.
[6] Blume, 2014; Dobuzinskis, 2013; Clough, 2015.

[7] Cytat twórcy gier z: Pfeiffer, 2015, s. 170, tłumaczenie autora.
[8] Ataki szaleńców w szkołach, jak ten wspomniany, bywają określane jako „amok", co jest jednak niewłaściwe, ponieważ chodzi tu o planowane (czasami przez lata), świadome działania. Zdarzenie, o którym tu wspominam, miało miejsce przed południem 11 marca 2009 roku w Albertville-Realschule i okolicach w Winnenden i Wendlingen (niedaleko Stuttgartu). Siedemnastoletni Tim Kretschmer zabił 15 osób, później, po wielogodzinnej ucieczce przed policją, popełnił samobójstwo. Ponadto 11 osób zostało rannych, część z nich ciężko.
[9] Casey i in., 2000, 2005, 2006, 2010; Steinberg i in., 2009.
[10] Hawi i Rupert, 2015.
[11] Hänzschel, 2015.
[12] Greiner, 2014.
[13] Doniesienie rozpowszechniane przez wiele agencji informacyjnych brzmiało: „W przyszłości, pół godziny po zakończeniu dnia pracy, WV będzie wyłączał przekazywanie poczty elektronicznej z serwerów firmy na Blackberry pracowników. Funkcje dzwonienia będą nadal dostępne. Takie uregulowanie zostało ustanowione przez radę zakładową. Według danych, którymi dysponujemy, dotyczy ono około 1100 pracowników podlegających zbiorowemu układowi pracy – ale nie menedżerów. Zablokowanie e-maili ma zatrzymać niekończącą się dostępność i ułatwić odpoczynek po zakończeniu pracy" (automotiveIT, 2011).
[14] Sandoval i in., 2015.
[15] Patrz rozdział 3, *od s. 117*
[16] Pojęcia używa na przykład rzecznik internatu Salem, Hartmut Ferenschild (cyt. za: Greiner, 2014).
[17] On rozpoczął kampanię „Million", w której ramach uczniowie byli informowani o znaczeniu wykształcenia dla całego życia i życiowego sukcesu. Podobne kampanie istniały już wcześniej, np. od 1972 roku pt. „A Mind Is a Terrible Thing to Waste" skierowana do młodych Afroamerykanów albo od 2000 roku „Operation Graduation" sponsorowana przez armię amerykańską.
[18] Oto kilka przykładów wiadomości, które w 75% zawierały informacje (przykłady 1 i 2), w 25% miały przekonywać na zasadach reklamy (przykłady 3 i 4):
1: „Osoby, które porzuciły szkołę, zarabiają rocznie 21 023 dolarów, absolwenci college'u 58 613 dolarów. Policz sobie, co to znaczy".
2: „Osoby, które porzuciły szkołę trzykrotnie częściej są bezrobotne niż absolwenci college'u".
3: „Ludzie nie patrzą na ciebie z góry, bo jesteś za dobrze wykształcony".
4: „Ludzie, którzy ukończyli szkołę, nigdy tego nie żałują. Natomiast ci, którzy ją porzucili, żałują często".

19 Ósmego października 2010 roku 1470 uczniów z grup 1–3 dostało komórkę. Badanie trwało rok i kosztowało około 370 000 dolarów, a więc około 250 dolarów na ucznia.
20 Fryer, 2013, s. 19.
21 Dane za: Tossel i in., 2015, tabela 4.
22 Patrz Kaczmarek (2015). Dziękuję pani doktor Hannelore Goertzen i pani Katharinie Kaczmarek za ich zaangażowanie, ustne informacje i możliwość wglądu w dzienniczki 19 uczniów. Projekty szkolne są formą nauki, dzięki której uczniowie mogą wykazać się zdolnością współpracy i samodzielnością. Uczniowie opracowali pomysł projektu w ramach tematu „rezygnacja z mediów", określili punkty ciężkości (w zakresie mediów, czasu trwania i organizacji) i z własnej woli, odpowiedzialnie przyczynili się do sukcesu projektu trwającego od 16.04. do 15.05.2015.
23 Moffit i in., 2011.
24 Wyniki wszystkich uczniów danego rocznika wystandaryzowano do wartości średniej równej 0, z wartością odchylenia standardowego na poziomie 1, żeby możliwe stały się porównania wielu roczników. Ponadto określano płeć uczniów, ich przynależność etniczną (mniejszości), korzystanie z dotowanych przez państwo posiłków (jako wskaźnik przynależności do niższej klasy społecznej) oraz fakt, czy zostali zakwalifikowani jako wymagający szczególnego wsparcia.
25 Badacze zgłosili się do wszystkich szkół w wymienionych miastach, jednak tylko 21% szkół zareagowało pozytywnie. Zdaniem autorów jest to normalny odsetek szkół wyrażających zgodę na udział w prywatnych projektach badawczych. Porównanie najważniejszych charakterystyk 91 szkół włączonych do badania z krajową średnią nie wykazało żadnych istotnych różnic, dlatego można założyć, że badanie przeprowadzono na reprezentatywnej próbie.
26 Beland i Murphy, 2015, s. 3.
27 Dane za: Beland i Murphy, 2015, s. 29, tabela 6, kolumna 3.
28 Garrison i Christakis, 2012.
29 Robinson, 1999; Robinson i in., 2001.
30 Dane za: Beland i Murphy, 2015, s. 37, tabela A2, kolumna 3.
31 Patrz książka Lembke i Leipner, 2015.
32 Bleckmann, 2012; Bleckmann i in., 2014; Bleckmann i Mößle, 2014.
33 Badania jasno to pokazują (patrz Bleakley i in., 2013).
34 Wilson i in., 2014. Na wszystkie pytania można było odpowiadać za pomocą skali od 1 (wcale/bardzo źle) do 9 (często/dobrze).
35 Dane za: Wilson i in., 2014.
36 Wilson i in., 2014, s. 76.
37 Wilson i in., 2014, s. 77.

Bibliografia

Aamodt S, Wang A (2007) Exercise on the brain. New York Times (http://www.nytimes. com/2007/11/08/opinion/08aamodt.html?_r=2; abgerufen am 20.6.2010)

Abler B, Hahlbrock R, Unrath A, Grön G, KassubekJ (2009a) At-risk for pathological gambling: imaging neural reward processing under chronic dopamine agonists. Brain 132: 2396-2402

Abler B, Herrnberger B, Grön G, Spitzer M (2009b) From uncertainty to reward: BOLD characteristics differentiate signaling pathways. BMC Neuroscience 10: 154 1-12 (doi:10.1186/1471-2202-10-154)

Abler B, Walter H, Erk S, Kammerer H, Spitzer M (2006) Prediction error as a linear function of reward probability is coded in human nucleus accumbens. Neuroimage 31: 790-795

Abler B, Walter H, Erk S. (2005) Neural correlates of frustration. NeuroReport 16: 669-672

Acquisti A, Brandimarte L, Loewenstein G (2015) Privacy and human behavior in the age of information. Science 347: 509-514

Adam P, Murphy DA, de Wit JBF (2011) When do online sexual fantasies become reality? The contribution of erotic chatting via the Internet to sexual risk-taking in gay and other men who have sex with men. Health Education Research 26: 506-515

Adams S (2015) Dating apps that pinpoint interested people down to the nearest metre blamed for soaring sex infections. The Mail on Sunday (3.1.2015) (http://www.dailymail. co.uk/health/article-2895639/)

Agustina JR, Gómez-Durán EL (2012) Sexting: Research criteria of a globalized social phenomenon. Archives of Sexual Behavior 41: 1325-1328

Ahonen T (2013) Average person looks at his phone 150 times per day. Zit. nach www. phonearena.com/news/Average-person-looks-at-his-phone-150-times-per-day_id26636 (abgerufen am 14.8.2013)

Ahrberg K, Dresler M, Niedermaier S, Steiger A, Genzel L (2012) The interaction between sleep quality and academic performance. Journal of Psychiatric Research 46: 1618- 1622

American Academy of Pediatrics (2001) Children, adolescents, and television. Pediatrics 107: 423-426

American Academy of Pediatrics (2011) Media Use by Children Younger Than 2 Years. Council on Communications and Media Pediatrics

American Academy of Pediatrics, American Public Health Association, National Resource Center for Health and Safety in Child Care and Early Education (2011). Caring for our children: National health and safety performance standards; Guidelines for early care and education programs (3rd ed.). American Academy of Pediatrics; Elk Grove Village, IL Washington, DC: American Public Health Association.

Anderson J, Rainie L (2012) Millennials will benefit and suffer due to their hyperconnected lives, The Pew Research Center's Internet and American Life Project. [http://www.pewinternet. org/Reports/2012/Hyperconnectedlives/Overview.aspx]

Anderson JR (1998) Social stimuli and social rewards in primate learning and cognition. Behav. Proc. 42: 159-175

Andreassen CS, Torsheim T, Brunborg GS, Pallesen S (2012) Development of a Facebook addiction scale. Psychological Reports 110: 501-517

Angel L (1984) Health as a crucial factor in the changes from hunting to developed farming in the Eastern Mediterranean. In: Cohen MN, Armelagos GJ (HG) Paleopathology at the Origins of Agriculture, S. 51-73. Academic Press, Orlando, FL

Angwin J (2014) Has privacy become a luxury good? New York Times, 3.3.2014 (http:// www.nytimes.com/2014/03/04/opinion/has-privacy-become-a-luxury-good.html; abgerufen am 1.6.2015)

Anonymus (2007) Fettleibigkeit in Europa. Spiegel online 19.4.2007 (http://www.spiegel.de/wissenschaft/mensch/0,1518,478167,00. html; abgerufen am 13.6.2010)

Anonymus (2008) Nomophobia ist the fear of being out of mobile phone contact – and it's the plague of our 24/7 age. Evening Standard, 1.4.2008 (http://web.archive.org/ web/20080706204512/http://www.thisislondon.co.uk/news/article-23468919 details/No mophobia+is+the+fear+of+being+out+of+mobile+ phone+contact+-+and+it%2527s+ the+plague+of+our+247+age/article.do; abgerufen am 26.1.2015)

Anonymus (2010) Childhood obesity: affecting choices (Editorial). The Lancet 375 (20.2.2010): 611

Anonymus (2013) Aus der koreanischen Zeitung »Han Kyoreh« am 24. Juni 2013 (http:// www.hani.co.kr/arti/economy/economy_general/592943.html)

Anonymus (2014) Sexuelle Gewalt gegen Frauen: Indischer Minister nennt Vergewaltigungen richtig. SPIEGEL ONLINE 6.6.2014 (http://www.spiegel.de/panorama/justiz/ vergewaltigungen-in-indien-minister-verteidigt-sexuelle-gewalt-a-973711-druck.html; abgerufen am 16.5.2015)

Anonymus (2015a) Todesursache: Exzessives Computerspielen. Kurier, 17. 1. 2015 (http:// www.msn.com/de-de/nachrichten/

panorama/ todesursache-exzessives-computerspielen/ar- AA8gZ8t?ocid=mailsignoutmd; zugegriffen: 13. 4. 2015)

Anonymus (2015b) Autofahrer lassen Unfallopfer auf A2 liegen – WDR Radio, 1. 2. 1015 (http://www1.wdr.de/radio/nachrichten/wdr345/radiohomepage225470. html; zugegriffen am 13. 4. 2015)

APA: American Psychiatric Association (2013) Diagnostic an Statistical Manual of Mental Disorders: DSM-5. Fifth Edition. Arlington, VA, American Psychiatric Association

Backhaus A (2014) Sex-Dating mit Tinder: Bitte einmal willig lächeln. SPIEGEL online 7.12.2014 (http://www.spiegel.de/kultur/gesellschaft/dating-app-tinder-sex-per-chat- a-1007073.html; abgerufen am 11.2.2015)

Baek I-H, Park E-J (2013) ›Digital dementia‹ is on the rise. Teens addicted to net, mobile devices now get cognitive disorders. Korea Joongang Daily (24.6.2013). http://koreajoongangdaily. joins.com/news/article/option/article_print.aspx (abgerufen am 2.12.2013)

Banaji S, David Buckingham D (2010) Young People, the Internet, and Civic Participation: An Overview of Key Findings from the CivicWeb Project. International Journal of Learning and Media 2(1): 15-24

Barak M, Lipson A, Lerman S (2006) Wireless laptops as means for promoting active learning in large lecture halls. Journal of Research on Technology in Education 38: 245-226

Barlett CP, Anderson CA, Swing EL (2009) Video Game Effects – Confirmed, Suspected, and Speculative: A Review of the Evidence. Simulation Gaming 40: 377-403

Baron NS (2015) Words Onscreen: The Fate of Reading in a Digital World. University Press, Oxford

Barr N, Pennycook G, Stolz JA, Fugelsang JA (2015) The brain in your pocket: Evidence that Smartphones are used to supplant thinking. Computers in Human Behavior 48: 473- 480

Basile K, Swahn M, Chen J, Saltzman L (2003) Stalking in the United States, Recent National Prevalence Estimates. American Journal of Medicine 31: 172-175

Bastian B, Jetten J, Radke HRM (2012) Cyber-dehumanization: Violent video game play diminishes our humanity. Journal of Experimental Social Psychology 48: 486-491

Batada A, Seitz MD, Wootan MG, Story M (2008) Nine out of 10 food advertisements shown during saturday morning children's television programming are for foods high in fat, sodium, or added sugars, or low in nutrients. J Am Diet Assoc 108: 673-678

Baum K, Catalano S, Rand M (2009) Stalking Victimization in the United States. Washington, D.C.: Bureau of Justice Statistics, National Institute of Justice (NCJ 224527)

Baum S, Titone D (2014) Moving toward a neuroplasticity view of bilingualism, executive control, and aging. Applied Psycholinguistics 35: 857-894

Bavelier D, Green CS, Dye MWG (2010) Children, wired: For better and for worse. Neuron 67: 692–701

Bavelier D, Green CS, Han DH, Renshaw PF, Merzenich MM, Gentile DA (2011) Brains on videogames. Nat Rev Neurosci 12: 763-768 (doi:10.1038/nrn3135)

Beland L-P, Murphy R (2015) Ill Communication: Technology, Distraction & Student Performance. Centre for Economic Performance (CEP) Discussion Paper No 1350 (May 2015). London School of Economics and Political Science, Houghton Street, London WC2A 2AE

Bender A, Beller S (2012) Nature and culture of finger counting. Diversity and representational effects of an embodied cognitive tool. Cognition 124: 156-182

Benotsch EG, Snipes DJ, Martin AM, Bull SS (2013) Sexting, substance use, and sexual risk behavior in young adults. Journal of Adolescent Health 52: 307-313

Beranuy M, Oberst U, Carbonell X, Chamarro A (2009) Problematic internet and mobile phone use and clinical symptoms in college students: The role of emotional intelligence. Comput Hum Behav 25: 1182-1187

Berge ZL, Muilenburg LY (201 Handbook of Mobile Learning. Routledge, New York

Berns G (2005) Satisfaction. Holt, New York

Bessiere K (2010) Effects of Internet Use on Health and Depression: A Longitudinal Study. Journal of Med Internet Research 12:e6

Beullens K, Roe K, Van den Bulck J (2011) The Impact of Adolescents' News and Action Movie Viewing on Risky Driving Behavior: A Longitudinal Study. Human Communication Research 37: 488-508

Beymer MR, Weiss RE, Bolan RK, Rudy ET, Bourque LB, Rodriguez JP, Morisky DE (2014) Sex on demand: geosocial networking phone apps and risk of sexually transmitted infections among a cross-sectional sample of men who have sex with men in Los Angeles county. Sex Transm Infect doi:10.1136/sextrans-2013-051494

Bhattacharya S (2015) A date with disease: Get the app, risk the clap? New Scientist 3.1.2015 (Issue 3002)

Bialystok E (2009) Bilingualism: The good, the bad, and the indifferent. Bilingualism: Language and Cognition 12: 3-11

Bialystok E, Craik FIM (2009) Cognitive and linguistic processing in the bilingual mind. Current Directions in Psychological Science 19: 19-23

Bialystok E, Craik FIM, Freedman M (2007) Bilingualism as a protection against the onset of symptoms of dementia. Neuropsychologia 45: 459-464

Bialystok E, Craik FIM, Green DW, Gollan TH (2009) Bilingual minds. Psychological Science in the Public Interest 10: 89-129

Bialystok E, Viswanathan M (2009) Components of executive control with advantages for bilingual children in two cultures. Cognition 112: 494-500

Bianchi A, Phillips JG (2005) Psychological Predictors of Problem Mobile Phone Use. CyberPsychology & Behavior 8: 39-51 (doi:10.1089/cpb.2005.8.39)

Bickham DS, Hswen Y, Rich M (2015) Media use and depression: exposure, household rules, and symptoms among young adolescents in the USA. Int J Public Health 60: 147- 155

Bilton N (2014) Tinder, the Fast-Growing Dating App, Taps an Age-Old Truth. New York Times (29.10.2014) (http://www.nytimes.com/2014/10/30/fashion/tinder-the-fast- growing-dating-app-taps-an-age-old-truth.html?_r=2; abgerufen am 4.2.2015)

Birnbaum GE (2007) Attachment orientations, sexual functioning, and relationship satisfaction in a community sample of women. Journal of Social and Personal Relationships 24: 21-35

Bjorge T, Engeland A, Tverdal A, Smith GD (2008) Body Mass Index in Adolescence in Relation to Cause-specific Mortality: A Follow-up of 230.000 Norwegian Adolescents. American Journal of Epidemiology 168: 30-37

Bleakley A, Jordan AB, Hennessy M (2013) The relationship between parents' screen time and children's television viewing. Pediatrics 132: e364-e371

Bleckmann P (2012) Medienmündig – wie unsere Kinder selbstbestimmt mit dem Bildschirm umgehen lernen. Klett-Cotta, Stuttgart

Bleckmann P, Eckert J (2012) Jedem realen Topf seinen virtuellen Deckel? Virtuelles Re- Enactment als Erklärungsmöglichkeit für ungewöhnliche Spieler-Spiel-Passungen bei Computerspielabhängigen. BIOS – Zeitschrift für Biographieforschung, Oral History und Lebensverlaufanalysen 25: 175-203

Bleckmann P, Seidel M, Pfeiffer C, Mößle (2013) T Media Protect. Medienpädagogische Elternberatung in der Grundschule. Konzeptbeschreibung und formative Evaluation. Kriminologisches Forschungsinstitut Niedersachen; Forschungsbericht Nr. 121

Bleckmann P, Fenner I (2014) Verankerung und Vertreibung in realen und virtuellen Welten. Biographische Längsschnittinterviews zu Bewältigung bei Computerspielsucht. BIOS – Zeitschrift für Biographieforschung, Oral History und Lebensverlaufanalysen 26: 1-33

Bleckmann P, Mößle T (2014) Position zu Problemdimensionen und Präventionsstrategien der Bildschirmnutzung. Sucht 60: 1-13

Bleichhardt G, Hiller W (2007) Hypochondriasis and health anxiety in the German population. British Journal of Health Psychology 12: 511–523

Blume H (2014) Federal grand jury subpoenaed documents from L.A. Unified. LA Times, 3.12.2014 (http://touch.latimes.com/#section/-1/article/p2p-82155107/; abgerufen am 6.4.2015)

Böttcher RA (2005) Flow in Computerspielen. Diplomarbeit zur Erlangung des akademischen Grades Diplomingenieur (Dipl.-Ing.). Fakultät fu¨r Informatik der Otto-von-Guericke- Universität Magdeburg

Bohannon J (2015a) Unmasked. Facial recognition software could soon ID you in any photo. Science 347: 492-493

Bohannon J (2015b) Breach of trust. After the Snowden revelations, US mathematicians are questioning their long-standing ties with the secretive National Security Agency. Science 347: 495-497

Boie J (2015) Aus Zorn. Lauschangriff im Kinderzimmer. Süddeutsche Zeitung, 18./19. April 2015, S. 4

Bonetti L, Campbell MA, Gilmore L (2010) The relationship of loneliness and social anxiety with children's and adolescents' online communication. CyberPsychology, Behavior, and Social Networking 13: 279-285

Booker QE, Rebman CM Jr, Kitchens FL (2014) A model for testing technostress in the online education environment: An exploratory study. Issues in Information Systems 15: 214-222

Born J, Rasch B, Gais S (2006) Sleep to remember. Neuroscientist 12: 410-424

Bornhäuser A, McCarthy J, Glantz SA (2006) German tobacco industry's successful efforts to maintain scientific and political respectability to prevent regulation of secondhand smoke. Center for Tobacco Control Research and Education. UC San Francisco (http:// escholarship.org/uc/item/5ds4w4f5)

Borzekowski DL, Robinson TN (2001) The 30-second effect: an experiment revealing the impact of television commercials on food preferences of preschoolers. J Am Diet Assoc 101: 42-46

Bos W, Eickelmann B, Gerick J, Goldhammer F, Schaumburg H, Schwippert K, Senkbeil M, Schulz-Zander R, Wendt H (2014) Computer- und informationsbezogene Kompetenzen von Schu¨lerinnen und Schu¨lern in der 8. Jahrgangsstufe im internationalen Vergleich (ICILS 2013). Waxmann, Münster

Bowman LL, Levine LE, Waite BM, Gendron M (2010) Can students really multitask? An experimental study of instant messaging while reading. Computers & Education 54: 927- 931

Brainard GC, Lewy AL, Menaker M, Fredrickson RH, Miller LS, Weleber RG, Cassone V, Hudson D(1988) Dose-response relationship between light irradiance and the suppression of plasma melatonin in human volunteers. Brain Res 454: 212-218

Braithwaite I, Stewart AW, Hancox RJ, Beasley R, Murphy R, et al. (2013) The worldwide association between television viewing and obesity in children and adolescents: Cross sectional study. PLoS ONE 8(9): e74263. (doi:10.1371/journal.pone.0074263)

Bramble DM, Lieberman DE (2004) Endurance running and the evolution of Homo. Nature 432: 345-352

Brand M, Laier C Pawlikowski M, Schächtle U, Schöler T, Altstötter-Gleich C (2010) Watching pornographic pictures on the internet: Role of sexual arousal ratings and psychological–psychiatric symptoms for using internet sex sites excessively. Cyberpsychology, Behavior, and Social Networking 14: 371-377

Breiter HC, Gollub RL, Weisskoff RM, Kennedy DN, Makris N, Berke JD, Goodman JM, Kantor HL, Gastfriend DR, Riorden JP et al (1997) Acute effects of cocaine on human brain activity and emotion. Neuron 19: 591-611

Brennan KA, Shaver PR (1995) Dimensions of adult attachment, affect regulation, and romantic relationship functioning. Personality and Social Psychology Bulletin 21: 267 bis 283

Briançon-Marjollet A, Weiszenstein M, Henri M, Thomas A, Godin-Ribuot D, Polak J (2015) The impact of sleep disorders on glucose metabolism: endocrine and molecular mechanisms. Diabetology & Metabolic Syndrome 7:25 (doi:10.1186/s13098-015-0018-3)

Brod C (1984) Technostress: The Human Cost of the Computer Revolution. Addison- Wesley Publishing Company, Reading, MA

Brookmeyer R, Gray S, Kawas C (1998) Projections of Alzheimer's disease in the United States and the public health impact of delaying disease onset. American Journal of Public Health 88: 1337-1342

Brown JD, L'Engle KL, Pardun CJ, Guo G, Kenneavy K, Jackson C (2006) Sexy Media Matter: Exposure to Sexual Content in Music, Movies, Television, and Magazines Predicts Black and White Adolescents' Sexual Behavior. Pediatrics 117: 1018-1027

Buchegger B (2013) Unterrichtsmaterial Safer Internet im Kindergarten. ÖIAT Österreichisches Institut für angewandte Telekommunikation 2013 (www.saferinternet.at).

Buhrmester M, Kwang T, Gosling SD (2011) Amazon's mechanical turk: A new source of inexpensive, yet high-quality, data? Perspectives on Psychological Science 6: 305-307

Burak L (2012) Multitasking in the university classroom. International Journal for the Scholarship of Teaching and Learning 6(2): 1-12

Bushman BJ, Anderson, CA (2009) Comfortably numb: desensitizing effects of violent media on helping others. Psychological Science 21: 273-277

Buxton OM, Cain SW, O'Conner SW, Porter JH, Duffy JF, Wang W, Czeisler CA, Shea SA (2012) Adverse Metabolic Consequences in Humans of Prolonged Sleep Restriction Combined with Circadian Disruption. Sci Transl Med (4) 129ra43 (DOI: 10.1126/scitranslmed.3003200)

Cain N, Gradisar M (2010) Electronic media use and sleep in school-aged children and adolescents: A review. Sleep Medicine 11: 735-742

Calamaro CJ, Mason TB, Ratcliffe SJ (2009) Adolescents living the 24/7 lifestyle: Effects of caffeine and technology on sleep duration and daytime functioning. Pediatrics 123: e1005-e1010

Campbell AJ, Cumming SR, Hughes I (2006) Internet use by the socially fearful: Addiction or therapy? CyberPsychology & Behavior 9: 69-81

Campitelli G, Gerrans P (2014) Does the cognitive reflection test measure cognitive reflection? A mathematical modeling approach. Memory & Cognition 42: 434-447

Canfield RL, CR Henderson Jr, DA Cory-Slechta, C Cox, TA Jusko, BP Lanphear (2003) Intellectual impairment in children with blood lead concentrations below 10 microg per deciliter. New England Journal of Medicine 348 :1517-1526

Cardoso-Leite P, Bavelier D (2014) Video game play, attention, and learning: how to shape the development of attention and influence learning? Curr Opin Neurol 27: 185-191

Carlson SM, Meltzoff AN (2008) Bilingual experience and executive functioning in young children. Developmental Science 11: 282-298

Carrier LM, Cheever NA, Rosen LD, Benitez S, Chang J (2009) Multitasking across generations: Multitasking choices and difficulty ratings in three generations of Americans. Computers in Human Behavior 25: 483-489

Carskadon MA (2011) Sleep's effects on cognition and learning in adolescence. Prog Brain Res 190: 137–143

Casey BJ, Giedd JN, Thomas KM (2000) Structural and functional brain development and its relation to cognitive development. Biological Psychology 54: 241-257

Casey BJ, Tottenham N, Liston C, Durston S (2005) Imaging the developing brain: what have we learned about cognitive development? TICS 9: 104-110

Casey BJ, Durston S (2006) From behavior to cognition to the brain and back: what have we learned from functional imaging studies of attention deficit hyperactivity disorder? Am J Psychiatry 163: 957-960

Casey BJ, Jones RM, Hare T (2008) The adolescent brain. Annals of the New York Academy of Sciences 1124: 111-126

Casey BJ, Soliman F, Bath KG, Glatt CE (2010) Imaging genetics and development: Possibilities and challenges. Human Brain Mapping 31: 838-851

Catalano S (2012) Stalking Victims in the United States – Revised. Washington, D.C.: Bureau of Justice Statistics, National Institute of Justice (NCJ 224527)

Chang A-M Daniel Aeschbach D, Duffy JF, Czeisler CA (2015) Evening use of light-emitting eReaders negatively affects sleep, circadian timing, and next-morning alertness. PNAS 112: 1232-1237

Chang-sup L (2012) Obsessive smartphone disorder. The Korea Times, 26.1.2012 (http:// www.koreatimes.co.kr/www/news/opinon/2012/01/298_103506.html; abgerufen am 25.10.2012)

Cheever NA, Rosen LD, Carrier LM, Chavez A (2014) Out of sight is not out of mind: The impact of restricting wireless mobile device use on anxiety levels among low, moderate and high users. Computers in Human Behavior 37: 290-297 (doi.org/10.1016/j. chb.2014.05.002)

Chen G, Cheng W, Chang TW, Zheng X, Huang R (2014) A comparison of reading comprehension across paper, computer screens, and tablets: does tablet familiarity matter? Journal of Computer Education 1: 213-225

Cheng C, Li AY (2014a) Internet addiction prevalence and quality of (real) life: A meta- analysis of 31 nations across seven world regions. Cyberpsychology, Behavior, and Social Networking 17: 755-760

Cheng Y, Li X, Lou C, Sonenstein FL, Kalamar A, Jejeebhoy S, Delany-Moretlwe S, Brahmbhatt H, Olumide AO, Ojengbede O (2014b) The association between social support and mental health among vulnerable adolescents in five cities: findings from the study of the well-being of adolescents in vulnerable environments. J Adolesc Health 55(6 Suppl): S31-38 (doi: 10.1016/j.jadohealth.2014.08.020)

Chiong C, Ree J, Takeuchi L, Erickson I (2012) Print books vs E-books. Comparing parent- child co-reading on print, basic, and enhanced e-book platforms. Joan Ganz Cooney Center, New York (www.joanganzcooneyc enter.org)

Christakis D, Zimmerman F, DiGuiseppe DL, McCarthy C (2004) Early television exposure and subsequent attentional problems in children. Pediatrics 113: 708-713

Christakis DA (2010) Internet addiction: a 21(st) century epidemic? Bmc Medicine 8: 3

Christakis DA, Ramirez JSB, Ramirez JM (2012) Overstimulation of newborn mice leads to behavioral differences and deficits in cognitive performance. Scientific Reports 2: 546–551

Claus U (2013) »Digitale Agenda« – Große Koalition will jedem Schüler Handy schenken. Die Welt (http://m.welt.de/article.do?id=politik/deutschland/article122016145/)

Clayton RB, Leshner G, Almond A (2015) The extended iSelf: The impact of iPhone separation on cognition, emotion, and physiology. Journal of Computer-Mediated Communication (doi:10.1111/jcc4.12109)

Clery D (2015) Could your pacemaker be hackable? Science 347: 499

Clough C (2015) District: So far, so good with students taking iPads home. LA School Report, 23.1.2015 (http://laschoolreport.com/tag/ipads/; abgerufen am 6.4.2015)

Coldewey D (2014) Are E-books better or worse than print for kids? Both. NBC-News, 11.4.2014 (www.nbcnews.com/tech/tech-news/are-e-books-betteror-worse-print-kids- both-n78291)

Connelly R, Chatzitheochari S (2014) Physical development. In: Platt L (Hg) Millennium Cohort Study Age 11 Survey Initial Findings. Centre for Longitudinal Studies, London

Costa G, Haus E, Stevens R (2010) Shift work and cancer - considerations on rationale, mechanisms, and epidemiology. Scand J Work Environ Health 36: 163-179

Costigan SA, Barnett L, Plotnikoff RC, Lubans DR (2013) The health indicators associated with screen-based sedentary behavior among adolescent girls: a systematic review. J Adolesc Health 52: 382-392

Cotton SR, Anderson WA, McCullough BM (2013) Impact of Internet Use on Loneliness and Contact with Others Among Older Adults: Cross-Sectional Analysis. Journal of Medical Internet Research 15: e39 (doi:10.2196/jmir.2306)

Cotugna N (1988) TV ads on Saturday morning children's programming – what's new? J Nutr Educ 20: 125-127

Craik FIM, Bialstok E, Freedman (2010) Delaying the onset of Alzheimer disease. Bilingualism as a from of cognitive reserve. Neurology 75: 1726-1729

Crowley SJ, Acebo C, Carskadon MA (2007) Sleep, circadian rhythms, and delayed phase in adolescence. Sleep Medicine 8: 602-612

Csibra G, Gergely G (2011) Natural pedagogy as evolutionary adaptation. Phil. Trans. R. Soc. B 366: 1149-1157

Czeisler CA (2013) Casting light on sleep deficiency (Perspective). Nature 497: 13

Daniel DB, Willingham DT (2012) Electronic Textbooks: Why the rush? Science 335: 1570-1571

Danner DD, Snowdon DA, Friesen WV (2001) Positive emotions in early life and longevity: Findings from the Nun study. Journal of Personality and Social Psychology, 80: 804-813

Deaner RO, Khera AV, Platt ML (2005) Monkeys pay per view: adaptive valuation of social images by rhesus macaques. Curr Biol 15: 543-548

Dehaene S, Molko N, Cohen L, Wilson AJ (2004) Arithmetic and the brain. Current Opinion in Neurobiology 14: 218-224

Demling A (2015) Liebe auf den ersten Wisch. Der SPIEGEL 6 (31.1.2015), S. 124-125

Derégnaucourt S, Mitra PP, Fehér O, Pytte C, Tchernichovski O (2005) How sleep affects the developmental learning of bird song. Nature 433: 710-716

Deutsche Gesellschaft für Kriminalistik (2012) Internetkriminalität. 9. Jahrestagung der DGfK, 25.–26.September 2012. Villingen-Schwenningen: Hochschule für Polizei 2012.

Deutsches Institut für Vertrauen und Sicherheit im Internet (2015) DIVSI U9-Studie. Kinder in der digitalen Welt. Eine Grundlagenstudie des SINUS-Instituts Heidelberg im Auftrag des Deutschen Instituts für Vertrauen und Sicherheit im Internet (DIVSI), Mittelweg 110B, 20149 Hamburg (Direktor: Matthias Kammer); SINUS Markt- und Sozialforschung GmbH, Heidelberg (Projektleitung: Dr. Silke Borgstedt)

Diekelmann S, Born J (2010) The memory function of sleep. Nature Reviews Neuroscience 11: 114-126

Diekelmann S, Büchel C, Born J, Rasch B (2011) Labile or stable: opposing consequences for memory when reactivated during waking and sleep. Nature Neuroscience 14: 381- 386

Dietz WH, Gortmaker SL (1984) Factors within the physical environment associated with childhood obesity. Am J Clin Nutr 39: 619-624

Dietz WH, Gortmaker SL (1985) Do we fatten our children at the television set? Obesity and television viewing in children and adolescents. Pediatrics 75: 807-812

Dijkstra T (2005). Bilingual visual word recognition and lexical access. In: Kroll JF, De Groot AMB (Hg.) Handbook of bilingualism: Psycholinguistic approaches, S. 179-201. Oxford University Press, New York, NY

Dillon A (1992) Reading from paper versus screens: a critical review oft he empirical literature. Ergonomics 35: 1297-1326

Dixit S, Shukla H, Bhagwat AK, Bindal A, Goyal A, Alia K Zaidi, Shrivastava A (2010) A study to evaluate mobile phone dependence among students of a medical college and associated hospital of central India. Indian J Community Med 35: 339-341 (doi: 10.4103/0970-0218.66878)

Dixon HG, Scully ML, Wakefield MA, White VM, Crawford DA (2007) The effects of television advertisements for junk food versus nutritious food on children's food attitudes and preferences. Soc Sci Med 65: 1311–1323

Djonlagic I, Rosenfeld A, Shohamy D, Myers C, Gluck M, Stickgold R (2009) Sleep enhances category learning. Learning & Memory 16:751-755

Dobuzinskis A (2013) Los Angeles schools slow rollout of iPads amid security concerns. Reuters, 12.11.2013 (http://www.reuters.com/article/2013/11/10/us-usa-ipads-schools- idUSBRE9A908320131110)

Domahs F, Krinzinger H, Willmes K (2008) Mind the gap between both hands: Evidence for internal finger-based number representations in children's mental calculation. Cortex 44: 359-367

Domahs F, Moeller K, Huber S, Klaus Willmes K, Nuerk H-C (2010) Embodied numerosity: Implicit hand-based representations influence symbolic number processing across cultures. Cognition (doi:10.1016/j.cognition.2010.05.007)

Doré B et al. (2015) Sadness shifts to anxiety over time and distance from the national tragedy in Newtown, Connecticut. Psychological Science (DOI: 10.1177/ 0956797614562218

Dorofaeff TF, Denny S (2006) Sleep and adolescence. Do New Zealand teenagers get enough? J Paediatr Child Health 42: 515-520

Döring N (2011) Pornographie-Kompetenz: Definition und Förderung. Z. Sexualforsch. 24: 228-255

Dressing H, Kuehner C, Gass P (2005) Lifetime prevalence and impact of stalking in a European population: Epidemiological data from a middle-sized German city. Br J Psychiatry 187: 168-172

Drey N, Pasto¨tter J, Pryce A (2008): Sex-Studie 2008 – Sexualverhalten in Deutschland. Deutsche Gesellschaft für Sozialwissenschaftliche Sexualforschung (DGSS) und City University London in Zusammenarbeit mit ProSieben. Du¨sseldorf, London

Drouin M, Landgraff C (2012) Texting, sexting, and attachment in college students' romantic relationships. Computers in Human Behavior 28: 444-449

Drouin M, Tobin E (2014) Unwanted but consensual sexting among young adults: Relations with attachment and sexual motivations. Computers in Human Behavior 31: 412- 418

Drummond A, Sauer JD (2014) Video-Games Do Not Negatively Impact Adolescent Academic Performance in Science, Mathematics or Reading. PLoS ONE 9(4): e87943. doi:10.1371/journal.pone.0087943

Duhigg C (2012) How companies learn your secrets. New York Times Magazine, 16.2.2012 (http://www.nytimes.com/2012/02/19/magazine/shopping-habits.html?_r=0; abgerufen am 8.3.2015)

Dunbar RIM (2004) Gossip in evolutionary perspective. Review of General Psychology 8: 100-110

Dunbar RIM, Marriott A, Duncan NDC (1997) Human conversational behavior. Hum Nat 8: 231-246

Dunsmoor JE, Murty VP, Davachi L, Phelps EA (2015) Emotional learning selectively and retroactively strengthens memories for related events. Nature (doi:10.1038/nature14106)

Dunstan DW, Barr ELM, Healy GN, Salmon J, Shaw JE, Balkau B, Magliano DJ, Cameron AJ, Zimmet PZ, Owen N (2010) Television Viewing Time and Mortality: The Australian Diabetes, Obesity and Lifestyle Study (AusDiab). Circulation 121: 384-391

DuRant RH, Baranowski T, Johnson M, Thompson WO (1994) The relationship among television watching, physical activity, and body composition of young children. Pediatrics 94: 449-455

Durlach PJ, Edmunds R, Howard L, Tipper SP (2002) A rapid effect of caffeinated beverages on two choice reaction time tasks. Nutritional Neuroscience 5: 433-442

Dyckmans M (2011) Drogen- und Suchtbericht. Die Drogenbeauftragte der Bundesregierung. Bundesministerium für Gesundheit. Berlin. (http://drogenbeauftragte.de/fileadmin/ dateien-dba/Service/Publikationen/Drogen_und_Suchtbericht_2011_110517_Drogenbeauftragte. pdf)

Eastin MS, Guinsler NM (2006) Worried and wired: Effects of health anxiety on information- seeking and health care utilization behaviors. CyberPsychology & Behavior 9: 494- 498

Eberstadt M, Layden MA (2010) The social costs of pornography: A statement of findings and recommendations. The Witherspoon Institute. Princeton, NJ

Echeburua E, De Corral P (2010) Addiction to new technologies and to online social networking in young people: a new challenge. Addicciones 22: 91-95

Egan (2000) Wall Street Meets Pornography. The New York Times, 23.10.2000 (http:// www.nytimes.com/2000/10/23/technology/23PORN.html?pagewanted=5&pagewanted=all; abgerufen am 18.5.2015)

Ehrenberg AL, Juckes SC, White KM, Walsh SP (2008) Personality and Self-Esteem as Predictors of Young People's Technology Use. Cyber-Psychology and Behavior 11: 739- 741

Eichenberg C, Brähler E (2013) Das Internet als Ratgeber bei psychischen Problemen: Eine bevölkerungsrepräsentative Befragung in Deutschland. Psychotherapeut 58: 63-72

Eichenberg C, Wolters C (2013) Phänomen »Cyberchondrie«. Deutsches Ärzteblatt 12: 78-79

Eichstaedt J (2015) Psychological language on twitter predicts county-level heart disease mortality. Psychological Science 2015; 26: 159–169

Ellis Y, Daniels W, Jauregui A (2010) The effect of multitasking on the grade performance of business students. Research in Higher Education Journal 8: 1-11

Elmore T (2014) Nomophobia: A Rising Trend in Students. Psychology Today, 18.9.2014 (http://www.psychologytoday.com/blog/artificial-maturity/201409/nomophobia-rising- trend-in-students; abgerufen am 16.1.2015)

Enquete-Kommission »Internet und digitale Gesellschaft« (2011) Zweiter Zwischenbericht: Medienkompetenz. Drucksache 17/7286, 21.10.2011

Enquete-Kommission »Internet und digitale Gesellschaft« (2013) Sechster Zwischenbericht: Bildung und Forschung. Drucksache 17/12029, 8.1.2013

Enserink M, Chin G (2015) The end of privacy. Science 347: 490-491

Epstein DH, Shaham Y (2010) Cheesecake-eating rats and the quesion of food addiction. Nature Neuroscience 13: 529-531

Erhart M, Herpertz-Dahlmann B, Wille N, Sawitzky-Rose B, Holling H, Ravens-Sieberer U (2012) Examining the relationship between attention-deficit/hyperactivity disorder and overweight in children and adolescents. Eur Child Adolesc Psychiatry 21: 39-49

Erickson J, Johnson GM (2011) Internet use and psychological wellness during late adulthood. Canadian Journal on Aging 30: 197-209

Ezoe S, Toda M, Yoshimura K, (2009) Relationships of personality and lifestyle with mobile phone dependence among female nursing students. Soc Behav Pers Int J 37: 231-238

Falbe J, Davison KK, Franckle RL, Ganter C, Gortmaker SL, Smith L, Land T, Taveras EM (2015) Sleep duration, restfulness, and screens in the sleep environment. Pediatrics 135: e367-e375

Fenn KM, Nusbaum HC, Margoliash D (2003) Consolidation during sleep of perceptual learning of spoken language. Nature 425: 614–616

Ferguson CJ (2013) Violent video games and the Supreme Court: lessons for the scientific community in the wake of Brown v. Entertainment Merchants Association. Am Psychol 68: 57-74

Fliers EA, Buitelaar JK, Maras A, Bul K, Höhle E, Faraone SV, Franke B, Rommelse NNJ
(2013) ADHD is a risk factor for overweight and obesity in children. J Dev Behav Pediatr 34: 1-15 (doi:10.1097/DBP.0b013e3182a50a67)

Ford E, Kohl H III, Mokdad A, Ajani U (2005) Sedentary behavior, physical activity, and the metabolic syndrome among U.S. adults. Obes Res 13: 608-614

Foubert JD, Brosi MW, Bannon RS (2011) Pornography viewing among fraternity men: Effects on bystander intervention, rape myth acceptance and behavioral intent to com- mit sexual assault. Sexual Addiction & Compulsivity 18: 212-231.

Fox J, Moreland JJ (2015) The dark side of social networking sites: An exploration of the relational and psychological stressors associated with Facebook use and affordances. Computers in Human Behavior 45: 168-176

Frederick S (2005) Cognitive reflection and decision making. The Journal of Economic Perspectives 19: 25-42

Freedman D, Kettel Kahn L, Dietz WH, Srinivasan SR, Berenson GS (2001) Relationship of childhood obesity to coronary heart disease risk factors in adulthood: the Bogalusa heart study. Pediatrics 108: 712-718

Fried Carrie B (2008) In-class laptop use and its effects on student learning. Computers & Education 50: 906-914

Friedrich M, Wilhelm I, Born J, Friederici AD (2015) Generalization of word meanings during infant sleep. Nature Communications 6: 6004 (doi:10.1038/ncomms7004)

Frimmer V (2011) Die E-Book-Lobby und ihre Forschung. FAZ 22.10.2011 (http://www. faz.net/-gro-6ui3a)

Fröhlich J, Lehmkuhl G (2012) Computer und Internet erobern die Kindheit. Vom normalen Spielverhalten bis zur Sucht und deren Behandlung. Schattauer, Stuttgart

Fryer R (2013) Information and student achievement: Evidence from a cellular phone experiment. NBER Working Paper 19113. National Bureau of Economic Research, 1050 Massachusetts Avenue, Cambridge, MA 02138 (http://www.nber.org/papers/w19113; abgerufen am 14.5.2015)

Gall I (2014) Schüler sollen eigene Computer im Unterricht benutzen. Hamburger Abendblatt, 28./29. Mai

Gamble M, Cotugna N (1999) A quarter century of TV food advertising targeted at children. Am J Health Behav 23: 261-267

Gangwisch JE, Malaspina D, Posner K, Babiss LA, Heymsfield SB, Turner JB, Zammit GK, Pickering TG (2009) Insomnia and Sleep Duration as Mediators of the Relationship between Depression and Hypertension Incidence. American Journal of Hypertension 23: 62-69

Gantz W, Schwartz N, Angelini JR, Rideout V (2007) Food for Thought: Television Food Advertising to Children in the United States. Kaiser Family Foundation, Menlo Park, CA

Garrison MM; Christakis DA (2012) The Impact of a Healthy Media Use Intervention on Sleep in Preschool Children. Pediatrics 130: 492-499

Gausby A (2015) Attentions Spans. Consumer Insights, Microsoft Canada

Geier K (2012) Shocker stat of the day: life expectancy decreases by 4 years among poor white people in the U.S. Washington Monthly September 22 (http://www.washingtonmonthly.com/political-animal-a/2012_09/shocker_stat_of_the_day_life_e040058.php; abgerufen am 2.3.2015)

Gentile D (2009) Pathological video-game use among youth ages 8 to 18: A National Study. Psychological Science 20: 594-602

Gentile DA, Choo H, Liau A, Sim T, Li D, Fung D, Khoo A (2011) Pathological video game use among youths: A two-year longitudinal study. Pediatrics 127: e319-329

Giedd JN, Blumenthal J, Jeffries NO, Castellanos FX, Liu H, Zijdenbos A, Paus T, Evans AC, Rapoport JL (1999) Brain development during childhood and adolescence: a longitudinal MRI study. Nat Neurosci 2: 861-863

Giedd JN, Clasen LS, Lenroot R, Greenstein D, Wallace GL, Ordaz S, Molloy EA, Blumenthal JD, Tossell JW, Stayer C, Samango-Sprouse CA, Shen D, Davatzikos C, Merke D, Chrousos GP (2006) Puberty-related influences on brain development. Mol Cell Endocrinol. 254-255: 154-162

Giedd JN, Lalonde FM, Celano MJ, White SL, Wallace GL, Lee NR, Lenroot RK (2009) Anatomical brain magnetic resonance imaging of typically developing children and adolescents. J Am Acad Child Adolesc Psychiatry 48: 465-470

Glasper ER, Morton JC, Gould E (2010) Environmental influences in adult neurogenesis. In: Koob GF, Moal MLE, Thompson RF (Hg.): Encyclopedia of Behavioral Neuroscience, Vol 1, S. 485-492. Academic Press, Amsterdam, Boston

Global Burdon of Disease Study Group, GBD (2015) Global, regional, and national age– sex specific all-cause and cause-specific mortality for 240 causes of death, 1990–2013: a systematic analysis for the Global Burden of Disease Study 2013. The Lancet 385: 117- 171

Goldberg ME, Gorn GJ, Gibson W (1978) TV messages for snack and breakfast foods: do they influence children's preferences? J Consum Res 5: 73-81

Goldberg II, Harel M, Malach R (2006) When the brain loses its self: Prefrontal inactivation during sensorimotor processing. Neuron 50: 329-339

González VM, Mark G (2004) Constant, constant, multi-tasking craziness: Managing multiple working spheres. In Proceedings of the SIGCHI conference on Human factors in computing systems, S. 113-120. ACM

Goode M (1995) Stalking: Crime oft he nineties? Criminal Law Journal 19: 21-31

Gordon-Messer D, Bauermeister JA, Grodzinski A, Zimmerman M (2013) Sexting among young adults. Journal of Adolescent Health 52: 301-306

Gortmaker SL, et al. (1996) Television viewing as a cause of increasing obesity among children in the United States, 1986-1990. Arch Pediatr Adolesc Med 150: 356-362

Gottwald A, Valendor M (2010) Hamburger Netbook-Projekt. Behörde fü"r Schule und Berufsbildung, Hamburg

Gracia-Bafalluy M, Noël MP (2008) Does finger training increase young children's numerical performance? Cortex 44: 368-375

Gradisar M, Wolfson AR, Harvey AG, Hale L, Rosenberg R, Czeisler CA (2013) The sleep and technology use of Americans: findings from the National Sleep Foundation's 2011 Sleep in America poll. J Clin Sleep Med 9: 1291-1299

Grandner MA, Hale L, Moore M, Patel NP (2010) Mortality associated with short sleep duration: The evidence, the possible mechanisms, and the future. Sleep Med Rev. 14: 191-203

Green CS, Bavelier D (2003) Action video game modifies visual selective attention. Nature 423: 534-537

Green CS, Bavelier D (2012) Learning, attentional control, and action video games. Current Biology 22: R197-R206

Green DW, Abutalebi J (2013) Language control in bilinguals: The adaptive control hypothesis. Journal of Cognitive Psychology 25: 515530

Green H (2011) Breaking out of your internet filter bubble. Forbes (http://www.forbes. com/sites/work-in-progress/2011/08/29/breaking-out-of-your-internet-fi lter-bubble/)

Greenwald G (2015) Die globale Überwachung: Der Fall Snowden, die amerikanischen Geheimdienste und die Folgen. Droemer, München

Greiner L (2014) Handyverbot im Internat Salem. Spiegel Online 13.12.2014 (http://www. spiegel.de/schulspiegel/leben/schloss-salem-handy-verbot-fuer-schueler-an-elite-internat-a-1007724-druck.html; abgerufen am 14.6.2015)

Greitemeyer T, Mügge DO (2014) Video games do affect social outcomes: a meta-analytic review of the effects of violent and prosocial video game play. Pers Soc Psychol Bull 40:578-589

Griffiths M, Wood RTA (2000) Risk factors in adolescence: The case of gambling, videogame playing, and the internet. Journal of Gambling Studies 16: 199-225

Groen G, Sokolov AN, Jonas C, Roebling R, Spitzer M (2011) Increased resting-state perfusion after repeated encoding is related to later retrieval of declarative associative memories. PLoS One 6: e19985

Grover SA, Kaouache M, Rempel P, Joseph L, Dawes M, DCW Lau, Lowensteyn I (2015) Years of life lost and healthy life-years lost from diabetes and cardiovascular disease in overweight and obese people: a modelling study. The Lancet Diabetes & Endocrinology 3: 114-122

Guinn DE (2006) Pornography: driving the demand in international sex trafficking. International Human Rights Law Institute (IHRLI) Working Paper. Available on the Legal Scholarship Research Network (http://ssrn.com/author=199608)

Guldner J, Schmidt M (2014) Stirbt das Schulbuch? DIE ZEIT Nr. 41 (http://www.zeit. de/2014/41/schulbuecher-medium-digitalisierung-unterricht-lernen/komplettansicht; abgerufen am 26.11.2014)

Gunter B, Oates C, Blades M (2005) Advertising to Children on TV: Content, Impact, and Regulation. Lawrence Erlbaum, Mahwah, NJ

Ha JH, Chin B, Park DH, Ryu SH, Yu J (2008) Characteristics of excessive cellular phone use in Korean adolescents. CyberPsychology & Behavior 11: 783-784

Hahn T, Notebaert KH, Dresler T, Kowarsch L, Reif A, Fallgatter AJ (2014) Linking online gaming and addictive behavior: converging evidence for a general reward deficiency in frequent online gamers. Frontiers in Behavioral Neuroscience 8: 385 1-6 (doi: 10.3389/fnbeh.2014.00385)

Hald GM, Malamuth NM, Yuen C (2010) Pornography and attitudes supporting violence against women: Revisiting the relationship in nonexperimental studies. Aggress Behav 36: 14-20

Hald GM, Malamuth NN (2015) Experimental effects of exposure to pornography: the moderating effect of personality and mediating effect of sexual arousal. Arch Sex Behav 44: 99-109

Hamilton MT, Hamilton DG, Zderic TW (2007) Role of low energy expenditure and sit
ting in obesity, metabolic syndrome, type 2 diabetes, and cardiovascular disease. Diabetes 56: 2655-67

Han DH, Hwang JW, Renshaw PF (2010) Bupropion sustained release treatment decreases craving for video games and cue-induced brain activity in patients with internet video game addiction. Exp Clin Psychopharmacol 18: 297-304

Hancox RJ, Milne BJ, Poulton R (2004) Association between child and adolescent television viewing and adult health: a longitudinal birth cohort study. Lancet 364: 257-262

Hanewinkel R, Sargent JD, Poelen EAP, Scholte R, Florek E, Sweeting H, Hunt K, Karlsdottir S, Jonsson SH, Mathis F, Faggiano F, Morgenstern M (2012) Alcohol Consumption in Movies and Adolescent Binge Drinking in 6 European Countries. Pediatrics 129: 709- 720

Hänzschel J (2015) Pock-pock, da-da, t-t und Br-r-r-R. Werkzeug für das Selfie das biometrischen Zeitalters: Wie neu es ist, mit der Apple Watch zu leben. Süddeutsche Zeitung 6.5.2015, Heft 2, S. 11

Harding L (2014) The Snowden Files. The inside story oft he world's most wanted man. Faber, UK

Harkness EL, Mullan BM, Blaszczynski A (2015) Association between pornography use and sexual risk behaviors in adult consumers: a systematic review. Cyberpsychol Behav Soc Netw 18: 59-71

Harrington JW, Nguyen VQ, Paulson JF, Garland R, Pasquinelli L, Lewis D (2010) Identifying the »Tipping Point« age for overweight pediatric patients. Clinical Pediatrics (published online 11.2.2010. doi:10.1177/0009922809359418)

Harrison K, Marske AL (2005) Nutritional content of foods advertised during the television programs children watch most. Am J Public Health 95: 1568-1574

Hauner H (2004) Transfer into adulthood. In: Kiess W, Marcus C, Waibitsch M (eds): Obesity in Childhood and Adolescence. Basel: Karger, 219-228

Hauri P, Fisher J (1986) Persistent psychophysiologic (learned) insomnia. Sleep 9: 38-53

Hawi NS, Rupert MS (2015) Impact of e-discipline on children's screen time. Cyberpsychology, Behavior, and Social Networking 18: 337-342

Hawkes C, Smith TG, Jewell J, Wardle J, Hammond RA, Friel S, Thow AM, Kain J (2015) Smart food policies for obesity prevention. Lancet 385: 2410-2421

Healy GN, Dunstan DW, Salmon J, et al (2008) Television time and continuous metabolic risk in physically active adults. Med Sci Sports Exerc 40: 639-645

Heath RG (1972) Pleasure and brain activity in man. Journal of Nervous and mental Disease 154: 3-18

Hebden LA, King L, Grunseit A, Kelly B, Chapman K (2011) Advertising of fast food to children on Australian television: the impact of industry self-regulation. Med J Aust 195: 20-24

Hein B (2014) LA teachers are angry – district spent $1 Billion on iPads instead of repairs. Cult of Mac, 19.3.2014 (http://www.cultofmac.com/270727/las-parents-creaming-repairs- ipads-blowing-1-billion/; abgerufen am 6.4.2015)

Hellström C, Nilsson KW, Leppert J, Aslund C (2015) Effects of adolescent online gaming time and motives on depressive, musculoskeletal, and psychosomatic symptoms. Ups J Med Sci 14: 1-13

Heo J, Chun S, Lee S, Lee KH, Kim J (2015) Internet use and well-being in older adults. Cyberpsychology, Behavior, and Social Networking 18: 268-272

Hervais-Adelman AG, Moser-Mercer B, Golestani N (2011) Executive control of language in the bilingual brain: Integrating the evidence from neuroimaging to neuropsychology. Frontiers in Psychology 2: 234

Hill K (2012) Max Schrems: The Austrian thorn in Facebook's side. Forbes 07.02.2012 (http://www.forbes.com/sites/kashmirhill/2012/02/07/the-austrian-thorn-in-facebooks- side/)

Hilton DL (2013) Pornography addiction – a supranormal stimulus considered in the context of neuroplasticity. Socioaffective Neuroscience & Psychology 3: 20767 (http://dx.doi. org/10.3402/snp.v3i0.20767)

Hilton DL, Watts C (2011) Pornography addiction: A neuroscience perspective. Surgical Neurology International, 2, 19.

Holden C (2004) The origin of speech. Science 303: 1316-1319

Hollingdale J, Greitemeyer T (2014) The Effect of Online Violent Video Games on Levels of Aggression. PLoS ONE 9: e111790 (doi:10.1371/journal. pone.0111790)

Holt-Lunstad J, Smith TB, Layton JB (2010) Social Relationships and Mortality Risk: A Meta-analytic Review. PLoS Med 7(7): e1000316. doi:10.1371/journal.pmed.1000316

Hong FY, Chiu SI, Hong DH (2012) A model of the relationship between psychological characteristics, mobile phone addiction and use of mobile phone by Taiwanese university female students. Computers in Human Behavior 28: 2152-2159

Hood M, Conlon E, Andrews G (2008) Preschool home literacy practices and children's literacy development: A longitudinal analysis. Journal of Educational Psychology 100: 252-271

House JS, Landis KR, Umberson D (1988) Social relationships and health. Science 241: 540-545

Hu X, Antony JW, Creery JD, Vargas IM, Bodenhausen GV, Paller KA (2015) Unlearning implicit social biases during sleep. Science 348: 1013-1015

Huang C (2010) Internet use and psychological well-being: a meta-analysis. Cyberpsychology, Behavior, and Social Networking 13: 241-249

Huang TTK, Cawley JH, Ashe M, Costa SA, Frerichs LM, Zwicker L, Rivera JA, Levy D, Hammond RA, Lambert EV, Kumanyika SK (2015) Mobilisation of public support for policy actions to prevent obesity. Lancet 385: 2422-2431

Huber R, Born J (2014) Sleep, synaptic connectivity, and hippocampal memory during early development. Trends Cogn Sci 18: 41-52

Huk T (2006) Who benefits from learning with 3D models? The case of spatial ability. Journal of Computer Assisted Learning 22: 392-404

Hysing M, Pallesen S, Stormark KM (2013) Sleep patterns and insomnia among adolescents: a population-based study. J Sleep Res 22: 549–545

Hysing M, Pallesen S, Stormark KM, Jacobsen R, Lundervold A, Sivertsen B. Sleep and use of electronic devices in adolescence: results from a large population-based study. BMJ Open 5: e006748

Illek CP (2013) Pressekonferenz »Gaming in Deutschland«. BITCOM, 13.8.2013, Berlin (http://www.bitkom.org/files/documents/BITKOM_Vortrag_PK_Gaming_130813.pdf; abgerufen am 3.5.2015)

Institute of Medicine (2006) Progress in preventing childhood obesity: How do we measure up? National Academies Press Washington, DC

International Association for the Study of Obesity (IASO; 2009/2010) Obesity: understanding and challenging the global epidemic. (www.iaso.org/documents/IASOAnnualReport2009_Final.pdf.)

Irvine MA, Worbe Y, Bolton S, Harrison NA, Bullmore ET, Voon V (2013) Impaired Decisional Impulsivity in Pathological Videogamers. PLoS ONE 8(10): e75914 (doi:10.1371/journal.pone.0075914)

Jackson LA, von Eye A, Fitzgerald HE, Witt EA, Zhao Y (2011) Internet use, videogame playing and cell phone use as predictors of children's body mass index (BMI), body weight, academic performance, and social and overall self-esteem. Computers in Human Behavior 27: 599-604

Jackson LA, von Eye A, Witt EA, Zhao Y, Fitzgerald HE (2011) A longitudinal study of the effects of internet use and videogame playing on academic performance and the roles of gender, race and income in these relationships. Computers in Human Behavior 27: 228-239

Jacobsen WC, Forste R (2011) The wired generation: Academic and social outcomes of electronic media use among university students. Cyberpsychology, Behavior, and Social Networking 14: 275-280

James KH, Engelhardt L (2012) The effects of handwriting experience on functional brain development in pre-literate children. Trends in Neuroscience and Education 1: 32–42

Jantke KP (2009) Faszinationskraft von Computerspielen auf Kinder und Jugendliche und die Einschätzung des Jugendschutzes. In: Europäisches Informationszentrum (Hg.): Europäisches Symposium »Spielewelten der Zukunft«. Druckmedienzentrum, Gotha

Jenaro C, Flores N, Gómez-Vela M, González-Gil F, Caballo C (2007) Problematic internet and cell-phone use: Psychological, behavioral, and health correlates. Addiction Research & Theory 15: 309-320

Jenn et al. 2008

Jensen R (2007a) Getting off: Pornography and the end of masculinity. South End Press, Cambridge, MA

Jensen R (2007b) The paradox of pornography. In: Guinn DE (Hg) Pornography: Driving the demand in international sex trafficking. Captive Daughters Media, Los Angeles, CA

Johnson PM, Kenny PJ (2010) Dopamine D2 receptors in addiction-like reward dysfunction and compulsive eating in obese rats. Nature Neuroscience 13: 635-641

Jones C (2011) Students, the net generation, and digital natives. In: Thomas M (Hg): Deconstructing digital natives, S. 30-45. Routledge, New York

Junco R (2012a) The relationship between frequency of Facebook use, participation in Facebook activities, and student engagement. Computers & Education 58: 162-171

Junco R, Cotton SR (2011) Perceived academic effects of instant messaging use. Computers & Education 56: 370-378

Junco, R., & Cotton, S. R. (2012). No A 4 U: The relationship between multitasking and academic performance. Computers & Education, 59, 505–514

Kabali H, Nunez-Davis R, Mohanty S, Budacki J, Leister K, Tan MT, Irigoyen M, Bonner R (2015) First Exposure and Use of Mobile Media in Young Children. Presentation at the

Pediatric Academic Societies (PAS) annual meeting in San Diego, San Diego Convention Center, April 25th, 2015 (http://www.abstracts2view.com/pas/view.php?nu=PAS15L1_ 1165.3; abgerufen am 30.5.2015)

Kahnemann D (2011) Thinking fast and slow. Farrar, Straus & Giroux, New York, NY

Kaczmarek K (2015) Vorbereitung, Durchfu¨hrung und Begleitung eines Projekts zum Thema Medienverzicht. Schriftliche Hausarbeit zur zweiten Staatspru¨fung fu¨r das Lehramt an Gymnasien aus dem Fach Psychologie, durchgefu¨hrt am Dominicus-von- Linprun-Gymnasium Viechtach, vorgelegt der Seminarlehrerin fu¨r Schulpsychologie, Frau StDin B. Übler am Dientzenhofer-Gymnasium Bamberg (27. Juli 2015)

Kalies H, Koletzko B, von Kries R (2001) Übergewicht bei Vorschulkindern. Kinderärztliche Praxis 4: 227-234

Kammer M (2015) Vorwort. In: Deutsches Institut für Vertrauen und Sicherheit im Internet: DIVSI U9-Studie. Kinder in der digitalen Welt. Eine Grundlagenstudie des SINUS- Instituts Heidelberg im Auftrag des Deutschen Instituts für Vertrauen und Sicherheit im Internet (DIVSI); SINUS Markt- und Sozialforschung GmbH, Heidelberg

Karaiskos D, Tzavellas E, Balta G, Paparrigopoulos T (2010) Social network addiction: a new clinical disorder? European Psychiatry 25 (Suppl. 1): 855

Karpinski AC, Kirschner PA, Ozer I, Mellott JA, Ochwo P (2013) An exploration of social networking site use, multitasking, and academic performance among United States and European university students. Computers in Human Behavior 29: 1182-1192

Kaeser E (2012) Intelligenz braucht Finger. Über die Haptik des Schreibens und das Schicksal des Körpers im digitalen Zeitalter. Neue Zürcher Zeitung 24.3.2012 (http:// www.nzz.ch/nachrichten/kultur/

literatur_und_kunst/intelligenz_braucht_finger_ 1.16040351.html, abgerufen am 28.3.2012)

Kätsyri J, Hari R, Ravaja N, Nummenmaa L (2013a) Just watching the game ain't enough: striatal fMRI reward responses to successes and failures in a video game during active and vicarious playing. Frontiers in Human Neuroscience 7: 278 (doi:10.3389/fnhum. 2013.00278)

Kätsyri J, Hari R, Ravaja N, Nummenmaa L (2013b) The opponent matters: elevated FMRI reward responses to winning against a human versus a computer opponent during interactive video game playing. Cereb Cortex 23: 2829-2839

Keen A (2012) Digital vertigo. How today's online social revolution is dividing, diminishing, and disorienting us. St. Martin's Press, New York

Keim ME, Noji E (2011) Emergent use of social media: a new age of opportunity for disaster resilience. Am J Disaster Med 6: 47-54

Keis O, Helbig H, Streb J, Hille K (2014) Influence of blue-enriched classroom lighting on students' cognitive performance. Trends in Neuroscience and Education 3: 86-92

Khalsa SBS, Jewett ME, Cajochen C, Czeisler CA (2003) A phase response curve to single bright light pulses in human subjects. J Physiol 549: 945-952

Kiefer M, Sim E-J, Liebich S, Hauk O, Tanaka JW. (2007) Experience-dependent plasticity of conceptual representations in human sensory-motor areas. Journal of Cognitive Neuroscience 19: 525-542

Kiefer M, Trumpp NM (2012) Embodiment theory and education: The foundations of cognition in perception and action. Trends in Neuroscience and Education 1: 15-20

Kim J, LaRose R, Peng W (2009) Loneliness as the cause and the effect of problematic internet use: The relationship between internet use and psychological well-being. CyberPsychology & Behavior 12: 451-455

Kim JE, Son JW, Choi WH, Kim YR, Oh JH, Lee S, Kim JK (2014) Neural responses to various rewards and feedback in the brains of adolescent internet addicts detected by functional magnetic resonance imaging. Psychiatry Clin Neurosci 68: 463-470

Kim SJ, Hancock JT (2015) Optimistic bias and facebook use: Self–other discrepancies about potential risks and benefits of facebook use. Cyberpsychology, Behavior, and Social Networking 18: 214-220

King AC, Goldberg JH, Salmon J, et al (2010) Correlates of prolonged television viewing time in U.S. adults to inform program development. Am J Prev Med 38: 17-26

King ALS, Valença AM, Silva ACO, Baczynski T, Carvalho MR, Nardi AE (2013) Nomophobia: Dependency on virtual environments or social phobia? Computers in Human Behavior 29: 140-144

Király O, Griffiths MD, Urbán R, Farkas J, Kökoönyei G, Elekes Z, Tamás D, Demetrovics Z (2014) Problematic internet use and problematic online gaming are not the same: Findings from a large nationally representative adolescent sample. Cyberpsychology, Behavior, and Social Networking 17: 749-754

Kirby Institute (2014) HIV, viral hepatitis and sexually transmissible infections in Australia Annual Surveillance. Report 2014. The Kirby Institute, UNSW, Sydney NSW 2052

Kirschner PA, Karpinski AC (2010) Facebook and academic performance. Computers in Human Behavior 26: 1237-1245

Klasen M, Weber R, Kircher TTJ, Mathiak KA, Mathiak K (2012) Neural contributions to flow experience during video game playing. SCAN 7: 485-495

Kleimann M (2009). Medienerziehung als Herausforderung zwischen Prävention und Dauerintervention. Kinderärztliche Praxis 80: 50-52

Klein A, Salomon A, Huntington N, Dubois J, Lang D (2009) A Statewide Study of Stalking and Its Criminal Justice Response (228354) (https://www.ncjrs.gov/pdffiles1/nij/ grants/228354.pdf)

Kleinert S, Horton R (2015) Rethinking and reframing obesity. Lancet 385: 2326-2328

Klettke B, Hallford BJ, David J. Mellor DJ (2014) Sexting prevalence and correlates: A systematic literature review. Clinical Psychology Review 34: 44-53

Knutson KL, Van Cauter E, Zee P, Liu K, Lauderdale DS (2011) Cross-Sectional Associations Between Measures of Sleep and Markers of Glucose Metabolism Among Subjects With and Without Diabetes. The Coronary Artery Risk Development in Young Adults (CARDIA) Sleep Study. Diabetes Care 34: 1171-1176

Koalitionsvertrag (2013) Deutschlands Zukunft gestalten. Koalitionsvertrag zwischen CDU, CSU und SPD. 18. Legislaturperiode, S. 138-143 (http://www.bundesregierung. de/Content/DE/_Anlagen/2013/2013-12-17-koalitionsvertrag.pdf;jsessionid=D1498091 5A5CB1213216C68AC9FDB8AD.s3t2?__blob=publicationFile&v=2; abgerufen am 26.12.2013)

Koepp MJ, Gunn RN, Lawrence AD, Cunningham VJ, Dagher A, Jones T, Brooks DJ, Bench CJ, Grasby PM (1998) Evidence for striatal dopamine release during a video game. Nature 393: 266-268

Konnikowa M (2014) Being a better online reader. The New Yorker, 16. Juli 2014 (www. newyorker.com/science/maria-konnikova/being-a-better-onlinereader)

Kotikalapudi R, Chellappan S, Montgomery F, Wunsch D, Lutzen K (2012) Associating depressive symptoms in college students with internet usage using real internet data (http://www.scribd.com/doc/93950152/12-Tech-soc-Kcmwl-1)

Kontra C, Lyons DJ, Fischer SM, Beilock SL (2015) Physical Experience Enhances Science Learning. Psychological Science 26: 737-749

Kotz K, Story M (1994) Food advertisements during children`s saturday morning television programming: Are they consistent with dietary recommendations? J Am Diet Assoc 94: 1296-1300

Kramer ADI, Guillory JE, Hancock JT (2014) Experimental evidence of massive-scale emotional contagion through social networks. PNAS 111: 8788-8790

Kraushaar JM, Novak DC (2010. Examining the affects of student multitasking with laptops during lecture. Journal of Information Systems Education 21: 241-251

Krill AL, Platek SM (2012) Working Together May Be Better: Activation of Reward Centers during a Cooperative Maze Task. PLoS ONE 7(2): e30613 (doi:10.1371/journal. pone.0030613)

Krinzinger H, Koten JW, Horoufchin H, Kohn N, Arndt D, Sahr K, Konrad K, Willmes K (2011) The role of finger representations and saccades for number processing: an fMRI study in children. Front Psychol. 2: 373

Kroll JF, Gollan TH (2014) Speech planning in two languages: What bilinguals tell us about language production. In V. Ferreira, M. Goldrick, & M. Miozzo (Eds.), The Oxford Handbook of Language Production, S. 165181. Oxford University Press, Oxford, UK

Kross E, Verduyn P, Demiralp E, Park J, Lee DS, et al. (2013) Facebook Use Predicts Declines in Subjective Well-Being in Young Adults. PLoS ONE 8(8): e69841 (doi:10.1371/ journal.pone.0069841)

Kuhl PK, Meltzoff AN (1982) The bimodal perception of speech in infancy. Science 218: 1138-1141

Kuhl PK, Tsao F-M, Liu H-M (2003) Foreign-language experience in infancy: Effects of short-term exposure and social interaction on phonetic learning. PNAS 100: 9096-9101

Kuhn J (2015) Apple erzielt Weltrekord-Gewinn. Süddeutsche Zeitung, 28.1.2015 (http:// www.sueddeutsche.de/wirtschaft/-dollar-gewinn-was-hinter-apples-weltrekord-quartal- steckt-1.2324431; abgerufen am 29.1.2015)

Kühn S, Gallinat J (2014) Amount of lifetime video gaming is positively associated with entorhinal, hippocampal and occipital volume. Molecular Psychiatry 19: 842-847

Kühn S, Lorenz R, Banaschewski T, Barker GJ, Büchel C, et al. (2014) Positive association of video game playing with left frontal cortical thickness in adolescents. PLoS ONE 9: e91506 (doi:10.1371/journal.pone.0091506)

Kuiper JS, Zuidersma M, Oude Voshaar RC, Zuidema SU, van den Heuvel ER, Stolk RP, Smidt N (2015) Social relationships and risk of dementia: A systematic review and meta- analysis of longitudinal cohort studies. Ageing Res Rev 22: 39-57

Kurdziel L, Duclos K, Spencer RMC (2013) Sleep spindles in midday naps enhance learning in preschool children. PNAS 110: 17267-17272

Kurth, B-M, Rosario AS (2007) Die Verbreitung von Übergewicht und Adipositas bei Kindern und Jugendlichen in Deutschland. Ergebnisse des bundesweiten Kinder- und Jugendgesundheitssurveys (KiGGS). Bundesgesundheitsbl – Gesundheitsforsch – Gesundheitsschutz 50: 736-743

Kuss DJ, Griffiths MD (2011) Online social networking and addiction – a review of the psychological literature. International Journal of Environmental Research and Public Health 8: 3528-3552

Kutter I (2014) Anschluss verschlafen. Die ZEIT 47, 13.11.2014 (http://www.zeit. de/2014/47/schule-computer-unterricht-neue-medien; abgerufen am 10.1.2015)

LaBrie RA, Shaffer HJ, LaPlante DA, Wechsler H (2003) Correlates of college student gambling in the United States. Journal of American College Health 52: 53-62

Lam LT, Peng Z-W (2010) Effect of pathological use of the internet on adolescent mental health. Arch Pediatr Adolesc Med. 164: 901-906

Lanaj K, Johnson RE, Barnes CM (2014) Beginning the workday yet already depleted? Consequences of late-night smartphone use and sleep. Organizational Behavior and Human Decision Processes 124: 11-23

Lane W, Manner C (2011) The Impact of Personality Traits on Smartphone Ownership and Use. International Journal of Business and Social Science 2(17): 22-28

Landau S (2015) Control use of data to protect privacy. Science 347: 504-506

Lange M (2014) 59 Percent of Tiny Children Use Social Media. New York Magazine (http://nymag.com/thecut/2014/02/over-half-kids-social-media-before-ageten; abgerufen am 9.2.2015)

Latham AJ, Patston LLM, Tippett LJ (2013) The virtual brain: 30 years of video-game play and cognitive abilities. Frontiers in Psychology 4: 629 (doi: 10.3389/fpsyg.2013.006299

Le Bouc R, Pessiglione M (2013) Imaging social motivation: Distinct brain mechanisms drive effort production during collaboration versus competition. J Neurosci 33:15894-15902

Lee Y-K, Chang C-T, Lin Y, Cheng Z-H (2014) The dark side of smartphone usage: Psychological traits, compulsive behavior and technostress. Computers in Human Behavior 31: 373-383

Lehmiller JJ, Ioerger M (2014) Social Networking Smartphone Applications and Sexual Health Outcomes among Men Who Have Sex with Men. PLoS ONE 9(1): e86603. doi:10.1371/journal.pone.0086603

Lembke G, Leipner I (2015) Die Lüge der digitalen Bildung: Warum unsere Kinder das Lernen verlernen. Redline Verlag, München

Lemola S, Perkinson-Gloor N, Brand S, Dewald-Kaufmann JF, Grob A (2015) Adolescents' electronic media use at night, sleep disturbance, and depressive symptoms in the smartphone age. J Youth Adolescence 44: 405-418

Lemos N, Weissheimer J, Ribeiro S (2014) Naps in school can enhance the duration of declarative memories learned by adolescents. Frontiers in Systems Neuroscience 8: 103 (doi:10.3389/fnsys.2014.00103)

Lenhard W, Lenhard A (2015). Calculation of Effect Sizes. Psychometrica, Bibergau, Germany (http://www.psychometrica.de/effect_size.html; abgerufen am 3.5.2015)

Lepp A, Barkley JE, Sanders GJ, Rebold M, Gates P (2013) The relationship between cell phone use, physical and sedentary activity, and cardiorespiratory fitness in a sample of US college students. International Journal of Behavioral Nutrition and Physical Activity, 10: 79. URL: http://www.ijbnpa.org/content/10/1/79

Lepp A, Barkley JE, Karpinski AC (2014) The relationship between cell phone use, academic performance, anxiety, and satisfaction with life in college students. Computers in Human Behavior 31: 343-350

Lepp A, Li J, Barkley JE, Salehi-Esfahani S (2015) Exploring the relationships between college students' cell phone use, personality and leisure. Computers in Human Behavior 43: 210-219

Leuner B, Shors TJ (2010) Synapse formation and memory. In: Koob GF, Moal MLE, Thompson RF (Hg.): Encyclopedia of Behavioral Neuroscience, Vol 3, S. 349-355. Academic Press, Amsterdam, Boston

Levine JA, Eberhardt NL, Jensen MD (1999) Role of nonexercise activity thermogenesis in resistance to fat gain in humans. Science 283: 212-214

Levine JA, Lanningham-Foster LM, McCrady SK, Krizan AC, Olson LR, Kane PH, Jensen MD, Clark MM (2005) Interindividual variation in posture allocation: Possible rote in human obesity. Science 307: 584-586

Lewis PA, Durrant SJ (2011) Overlapping memory replay during sleep builds cognitive schemata. Trends Cogn Sci 15: 343-351

Lidsky TI, Schneider JS (2003) Lead neurotoxicity in children: basic mechanisms and clinical correlates. Brain 126: 5-19

Lillard AS, Drell MB, Richey EM, Boguszewski K, Smith ED (2015a) Further examination of the immediate impact of television on children's executive function. Dev Psychol 2015 51: 792-805

Lillard AS, Erisir A (2011) Old Dogs Learning New Tricks: Neuroplasticity Beyond the Juvenile Period. Dev Rev 31: 207-239

Lillard AS, Li H, Boguszewski K (2015b) Television and children's executive function. Adv Child Dev Behav 48: 219-248

Lin J-H (2015) The Role of Attachment Style in Facebook Use and Social Capital: Evidence from University Students and a National Sample. Cyberpsychology, Behavior, and Social Networking 18: 173-180

Lin L-Y, Cherng R-J, Chen Y-J, Chen Y-J, Yang H-M (2015) Effects of television exposure on developmental skills among young children. Infant Behavior and Development 38: 20-26

Lindemann T (2012) Die Unionsfront gegen Ballerspiele bröckelt. Welt Online (http:// www.welt.de/106234571; abgerufen am 11.5.2012)

Liu A, Kushida CA, Reaven GM (2013) Habitual Shortened Sleep and Insulin Resistance: an Independent Relationship in Obese Individuals. Metabolism: clinical and experimental 62:003 (doi:10.1016/j.metabol.2013.06.003)

Livingstone S, Smith PK (2014) Annual Research Review: Harms experienced by child users of online and mobile technologies: the nature, prevalence and management of sexual and aggressive risks in the digital age. Journal of Child Psychology and Psychiatry 55: 635-654

Lobo S (2014) Die digitale Kränkung des Menschen. FAZ (Feuilleton), 11.1.2014 (FAZ.net, abgerufen am 10.3.2015)

Lobo S (2015) Zerstörtes Vertrauen. Spiegel Online 20.5.2015 (http:// www.spiegel.de/netzwelt/ web/angela-merkel-und-die-nsa-zerstoertes-vertrauen-lobo-kolumne-a- 1034637-druck.html)

Lohr S (2012) How Big Data became so big. The New York Times, 11.8.2012

Longcamp M, Zerbato-Poudou MT, Velay JL (2005) The influence of writing practice on letter recognition in preschool children: A comparison between handwriting and typing. Acta Psychologica 119: 67-79

Longcamp M, Boucard C, Gilhodes JC, Anton JL, Roth M, Nazarian B, Velay JL (2008) Learning through hand- or typewriting influences visual recognition of new graphic shapes: Behavioral and functional imaging evidence. Journal of Cognitive Neuroscience 20: 802-815

Longcamp M, Hlushchuk Y, Hari (2011) What differs in visual recognition of handwritten vs. printed letters? An fMRI study. Human Brain Mapping 32: 1250-1259

Lu X, Watanabe J, Liu Q, Uji M, Shono M, Kitamura T (2011) Internet and mobile phone text-messaging dependency: Factor structure and correlation with dysphoric mood among Japanese adults. Computers in Human Behavior 27: 1702-1709

Ludwig DS, Gortmaker SL (2004) Programming obesity in childhood. The Lancet 364: 226-227

Ludwig U (2005) Geheime Gesandte. Der Spiegel 23: 156-158

Lund HG, Reider BD, Whiting AB, J. Prichard R (2010) Sleep Patterns and Predictors of Disturbed Sleep in a Large Population of College Students. Journal of Adolescent Health 46: 124-132

Ma GS, Li YP, Hu XQ, Ma WJ, Wu J (2002) Effect of television viewing on pediatric obesity. Biomed Environ Sci 15: 291-297

Mack AM, Vaughn J (2012) Fear Of Missing Out (FOMO). J Walter Thompson Company (JWT), New York, NY

Mackinnon GR, Vibert C (2002) Judging the constructive impacts of communication technologies: a business education study. Education and Information Technology 7: 127-113

Malamuth NM, Addison T, Koss M (2000) Pornography and sexual aggression: Are there reliable effects and can we understand them? Annu Rev Sex Res 11: 26-91

Malarek V (2009) The Johns: Sex for sale and the men who buy it. Arcade, New York, NY

Mangen A, Walgermo BR, Bronnick K (2013) Reading linear texts on paper versus computer screen: Effects on reading comprehension. International Journal of Educational Research 58: 61-68

Mäntylä T (2013) Gender differences in multitasking reflect spatial ability. Psychological Science 24: 514-520

Maquet P (2001) The role of sleep in learning and memory. Science 294: 1048-1052

Marcus G (2013) Steamroling Big Data. The New Yorker, 29.3.2013

Marian V, Spivey M (2003) Competing activation in bilingual language processing: Within- and between-language competition. Bilingualism: Language and Cognition 6: 97-115

Marien H, Custers R, Hassin RR, Aarts H (2012) Unconscious goal activation and the hijacking of the executive function. Journal of Personality and Social Psychology 103: 399- 415

Markoff J (2011) Computer Wins on ›Jeopardy!‹: Trivial, It's Not. The New York Times 16.2.2011 (http://www.nytimes.com/2011/02/17/science/17jeopardy-watson.html?_r=0; abgerufen am 7.3.2015)

Marmot M (2010) Fair societies, healthy lives. The Marmot Review. (www.ucl.ac.uk(gheg/ marmotreview)

Marques LM, Lapenta OM, Merabet LB, Bolognini N, Boggio PS (2014) Tuning and disrupting the brain – modulating the McGurk illusion with electrical stimulation. Frontiers in Human Neuroscience (doi: 10.3389/fnhum.2014.00533)

Marshall L, Born J (2007) The contribution of sleep to hippocampus-dependent memory consolidation. Trends Cogn Sci 11: 442-450

Martin-Rhee MM, Bialystok E (2008). The development of two types of inhibitory control in monolingual and bilingual children. Bilingualism: Language and Cognition 11: 81-93

Masedu F, Mazza M, Di Giovanni C, Calvarese A, Tiberti S, Sconci V, Valenti M (2014) Facebook, quality of life, and mental health outcomes in post-disaster urban environments: the L'Aquila earthquake experience. Front Public Health. 2: 286 (doi: 10.3389/fpubh.2014.00286)

Math SB, Viswanath B, Maroky AS, Kumar NC, Cherian AV, Nirmala MC (2014) Sexual crime in India: Is it influenced by pornography? Indian Journal of Psychological Medicine 36: 147-152

Mathiak KA, Klasen M, Weber R, Ackermann H, Shergill SS, Mathiak K (2011) Reward system and temporal pole contributions to affective evaluation during a first person shooter video game. BMC Neurosci. 12: 66 (doi: 10.1186/1471- 2202-12-66)

Mayer G (2012) Präsident Schmitt scheidet unwürdig aus dem Amt. Stern.de (3.4.2012)

McClain DL (2011) First came the machine that defeated a chess champion. New York Times, 16.2.2011 (http://www.nytimes.com/2011/02/17/us/17deepblue.html?_r=0; abgerufen am 23.5.2015)

McEven BS (2007) Physiology and neurobiology of stress and adaptation: Central role of the brain. Physiol Rev 87: 873-904

McGaugh JL (2003) Memory and Emotion: The Making of Lasting Memories. Columbia University Press, New York, NY

McGurk H, Macdonald J (1976) Hearing lips and seeing voices. Nature 264: 746-748

McNeal JU (1992) Kids as Customers: A Handbook of Marketing to Children. Lexington Books, NY

Medienpädagogischer Forschungsverbund Süʺdwest (2012) KIM-Studie 2012. Kinder + Medien, Computer + Internet. Landesanstalt für kommunikation. Reinsburgstr. 27, 70178 Stuttgart

Meerkerk GJ, Van Den Eijnden R, Vermulst AA, Garretsen HFL (2009) The Compulsive Internet Use Scale (CIUS): Some Psychometric Properties. Cyberpsychology & Behavior 12: 1-6

Mehl MR, Vazire S, Ramírez-Esparza N, RB Slatcher, Pennebaker JW (2007) Are women really more talkative than men? Science 317: 82

Meltzoff AN, Moore MK (1977) Imitation of facial and manual gestures by human neonates. Science 198: 75-78

Merlo L (2008) Increased cell phone use may heighten symptoms of anxiety. Primary Psychiatry 15: 27-28

Mesarwi O, Polak J, Jun J, Polotsky VY (2013) Sleep disorders and the development of insulin resistance and obesity. Endocrinology and metabolism clinics of North America 42: 617-634

Meusch D (2013) Bleib locker, Deutschland! – TK-Studie zur Stresslage der Nation. Herausgegeben von der Techniker Krankenkasse. Pressestelle Hamburg. Redaktion: Laboga I, Baron G, Heinrichs C, Hombrecher M, Wohlers K. Druck: TK-Hausdruckerei. ISBN 978-3-9813762-5-8 (www.presse.tk.de)

Meusch D (2014) Jugend 3.0 – abgetaucht nach Digitalien? – TK-Studie zur Gesundheit und Mediennutzung von Jugendlichen, herausgegeben von der Techniker Krankenkasse, Pressestelle Hamburg. Redaktion: Hombrecher M, Baron G. Druck: TK-Hausdruckerei. ISBN 978-3-9813762-8-9 (www.presse.tk.de)

Michael MG, Michael K (2011) The Fall-Out from Emerging Technologies: on Matters of Surveillance, Social Networks and Suicide. IEEE Technology and Society Magazine 30: 15-18

Millennium Cohort Study (2015) Child overweight and obesity. Initial findings from the Millennium Cohort Study Age 11 survey

Miller G (2012) The Smartphone Psychology Manifesto. Perspectives on Psychological Science 7: 221-237

Miller J, Prichard I, Hutchinson A, Wilson C (2014) The relationship between exposure to alcohol-related content on Facebook and predictors of alcohol consumption among female emerging adults. Cyberpsychology, Behavior, and Social Networking 17: 735-741

Mitchell K, Finkelhor D, Jones LM, Wolak J (2012) Prevalence and characteristics of youth sexting: A national study. Pediatrics 129: 1-8

Mitra A, SteVensmeier T (2000) Changes in student attitudes and student computer use in a computer-enriched environment. Journal of Research on Computing in Education 32: 417-443

Mizrachi D (2015) Undergraduates' Academic Reading Format Preferences and Behaviors, The Journal of Academic Librarianship http://dx.doi.org/10.1016/j.acalib.2015.03. 009.

Mnih V et al (2015) Human-level control through deep reinforcement learning. Nature 518: 529-533

Mo-suwan L, Nontarak J, Aekplakorn W, Satheannoppakao W (2014) Computer game use and television viewing increased risk for overweight among low activity girls: Fourth Thai National Health Examination Survey 2008-2009. International Journal of Pediatrics 2014, Article ID 364702: 1-6 (http://dx.doi.org/10.1155/2014/364702)

Moeller K, Fischer U, Link T, Wasner M, Huber S, Cress U, Nuerk HC (2012) Learning and development of embodied numerosity. Cogn Process. 13 (1) Supplement: 271-274 (doi: 10.1007/s10339-012-0457-9)

Moffitt TE, Arsenault L, Belsky D, Dickson N, Hancox RJ, Harrington H, Houts R, Poulton R, Roberts BW, Ross S, Sears MR, Thomson WM, Caspi A (2011) A gradient of childhood self-control predicts health, wealth, and public safety. PNAS 108: 2693-2698

Mogilner C, Chance Z, Norton MI (2012) Giving time gives you time. Psychological Science 23: 1233-1238

Monto MA, Carey AG (2014) A new standard of sexual behavior? Are claims associated with the »hookup culture« supported by general social survey data? J Sex Res 51: 605-615

Moody AK (2010) Using Electronic Books in the Classroom to Enhance Emergent Literacy Skills in Young Children. Journal of Literacy and Technology 11: 22-52

Morahan-Martin J, Schumacher P (2003). Loneliness and social uses of the Internet. Computers in Human Behavior 19: 659-671

Moreno S, Bialystok E, Barac R, Schellenberg G, Cepeda N, Chau T (2011) Short-Term Music Training Enhances Verbal Intelligence and Executive Function. Psychological Science 22: 1425-1433

Morford M (2010) Oh my God you are so missing out. San Francisco Chronicle, 4.8.2010 (http://www.sfgate.com/entertainment/morford/article/Oh-my-God-you-are-so-missing- out-2536241.php, abgerufen am 26.1.2015)

Morgan C, Cotten SR (2003) The relationship between internet activities and depressive symptoms in a sample of college freshmen. Cyberpsychology & Behavior: The impact of the Internet, multimedia and virtual reality on behavior and society 6: 133

Morgenroth M (2014) Sie kennen dich! Sie haben dich! Sie steuern dich! Die wahre Macht der Datensammler. Droemer, München

Morrison CM, Gore H (2010) The relationship between excessive Internet use and depression: a questionnaire-based study of 1 319 young people and adults. Psychopathology 43:121-126

Mortler M (2015) Drogen- und Suchtbericht 2015 der Drogenbeauftragten der Bundesregierung (http://www.drogenbeauftragte.de/fileadmin/dateien-dba/Service/Publikationen/ 2015_Drogenbericht_web_010715.pdf)

Moss A, Klenk J, Simon K, Thaiss H, Reinehr T, Wabitsch M (2012) Declining prevalence rates for overweight and obesity in German children starting school. Eur J Pediatr. 171: 289-299

Mößle, Kleimann M, Rehbein F (2007) Bildschirmmedien im Alltag von Kindern und Jugendlichen: Problematische Mediennutzungsmuster und ihr Zusammenhang mit Schulleistungen und Aggressivität (1. Aufl. Bd. 33). Nomos, Baden-Baden

Mößle T, Kleimann M, Rehbein F, Pfeiffer C (2010) Media Use and School Achievement – Boys at Risk? British Journal of Developmental Psychology 28: 699-725

Mueller PA, Oppenheimer DM (2014) The pen is mightier than the keyboard: Advantages of longhand over laptop note taking. Psychological Science 25: 1159-1168

Mullen PE, Pathé M, Purcell R, Stuart GW (1999) Study of stalkers. Am J Psychiatry 156: 1244-1249

Mullen PE, Pathé M, Purcell R (2001) Stalking: new constructions of human behaviour. Australian and New Zealand Journal of Psychiatry 35: 9-16

Müller MJ, et al. (2004) Prevention of overweight and obesity. In: Kiess W, Marcus C, Waibitsch M (Hg). Obesity in Childhood and Adolescence. Basel: Karger, 243-263

Munezawa T, Kaneita Y, Osaki Y, Kanda H, Minowa M, Suzuki K, Higuchi S, Mori J, Yamamoto R, Ohida T (2011) The association between use of mobile phones after lights out and sleep disturbances among Japanese adolescents: A nationwide cross-sectional survey. Sleep 34: 1013-1020

Murdock KK (2013) Texting while stressed: Implications for students' burnout, sleep, and well-being. Psychology of Popular Media Culture 2: 207-221

Murphy-Kelly S (2013) Report: 56% of social media users suffer from FOMO. Mashable, 9. Juli2013. (http://mashable.com/2013/07/09/fear-of-missing-out/; abgerufen am 25.1. 2015)

Must A, Tybor DJ (2005) Physical activity and sedentary behavior: a review of longitudinal studies of weight and adiposity in youth. Int J Obes Relat Metab Disord 29: 84-96

Naaman M, Boase J, Lai C-H (2010) Is it really about me?: Message content in social awareness streams. Proceedings of the 2010 ACM Conference on Computer Supported Cooperative Work (Association for Computing Machinery), 6.-10.2.2010, Savannah GA, S. 189-192

Nakazawa T, Okubo Y, Suwazono Y, Kobayashi E, Komine S, Kato N, Koji N (2002) Association between duration of daily VDT use and subjective symptoms. Am J Ind Med 42: 421-426

Nathanson AI, Aladé F, Sharp ML, Rasmussen EE, Christy K (2014) The relation between television exposure and executive function among preschoolers. Dev Psychol 50: 1497-1506

National Sleep Foundation. (2006). Sleep in America poll. National Sleep Foundation. Washington DC

Nedeltcheva AV, Imperial JG, Penev PD (2012) Effects of sleep restriction on glucose control and insulin secretion during diet-induced weight loss. Obesity (Silver Spring, Md) 20:1379-1386

Neugebauer O (1969) The exact sciences in antiquity, 2. Aufl. Dover Publications, New York

Newman AI (2015) What the »right to be forgotten« means for privacy in a digital age. 347: 507-508

NHTSH (2014) Distracted Driving 2012. US Department of Transportation. National Highway Traffic Safety Administration, April 2014. NHTSA's National Center for Statistics and Analysis, 1200 New Jersey Avenue SE., Washington, DC 20590

Nikkelen SW, Valkenburg PM, Huizinga M, Bushman BJ (2014) Media use and ADHD- related behaviors in children and adolescents: A meta-analysis. Dev Psychol 50: 2228- 2241

Noël MP (2005) Finger gnosia: A predictor on numerical abilities in children? Child Neuropsychology 11: 413-430

Norton S, Matthews FE, Barnes DE, Yaffe K, Brayne C (2014) Potential for primary prevention of Alzheimer's disease: an analysis of population-based data. Lancet Neurol 13: 788-794

Odlaug BL, Lust K, Wimmelmann CL, Chamberlain SR, Mortensen EL, Derbyshire K, Christenson G, Grant JE (2015) Prevalence and correlates of being overweight or obese in college. Psychiatry Res 227: 58-64

Ofcom (2007) Communications Market Report: Converging Communications Markets, Ofcom, August 2007 (http://stakeholders.ofcom.org.uk/binaries/research/cmr/ccm.pdf)

Olds J, Milner P (1954) Positive reinforcement produced by electrical stimulation of septal area and other regions of rat brain. Journal of Comparative Physiology and Psychology 47: 419-427

On Campus Research Student Panel (2011) Update: Electronic book and eReader device report (März 2011) (www.nacs.org/LinkClick.aspx?fileticket=uIf2NoXApKQ%3D&ta bid=2471&mid=3210).

Ophir E, Nass C, Wagner AD (2009) Cognitive control in media multitaskers. PNAS 106: 15583-15587 (doi/10.1073/pnas.0903620106)

Oreskes N, Conway EM (2010) Merchants of doubt. How a handful of scientists obscured the truth on issues from tobacco smoke to global warming. Bloomsbury, London, New York

Oshima N, Nishida A, Shimodera S, Tochigi M, Ando S, Yamasaki S, Okazaki Y, Sasaki T (2012) The suicidal feelings, self-injury, and mobile phone use after lights out in adolescents. Journal of Pediatric Psychology 37: 1023-1030

Owen N, Healy GN, Matthews CE, Dunstan DW (2010) Too much sitting: the population health science of sedentary behavior. Exerc Sport Sci Rev 38: 105-113

Pallesen S, Hetland J, Sivertsen B et al. (2008) Time trends in sleep-onset difficulties among Norwegian adolescents: 1983–2005. Scand J Public Health 36: 889-895

Paridon H, Kaufmann M, Pa¨lchen A (2010) Multitasking in realita¨tsnahen Situationen: Wirkungen auf Leistung und physiologische Parameter. In: Trimpop R, Gericke G, Winterfeld U (Hrsg.): Psychologie der Arbeitssicherheit und Gesundheit (2010) Asanger, Kröning

Pariser E (2012) The filter bubble: What the internet is hiding from you. Penguin Press

Parish-Morris J, Mahajan N, Hirsh-Pasek K, Michnick Golinkoff R, Fuller Collins M (2013) Once upon a time: Parent–child dialogue and storybook reading in the electronic era. Mind, Brain, and Education 7: 200-211

Paton G (2014) Infants 'unable to use toy building blocks' due to iPad addiction. The Telegraph 15.4.2014 (http://www.telegraph.co.uk/education/educationnews/10767878/Infants- unable-to-use-toy-building-blocks-due-to-iPad-addiction.html)

Paul AM (2014) Students reading E-Books are losing out, study suggests. The New York Times, 10.4.2014 (http://parenting.blogs.nytimes.com/2014/04/10/students-reading-e-books-are-losingout-study-suggests/?_r=0)

Pavot W, Diener E (2008) The Satisfaction with Life Scale and the emerging construct of life satisfaction. The Journal of Positive Psychology 3: 137-152

Pea R, Nass C, Meheula L, Rance M, Kumar A, Bamford H, Nass M, Simha A, Stillerman B, Yang S, Zhou M (2012) Media use, face-to-face communication, media multitasking, and social well-being among 8- to 12-year-old girls. Developmental Psychology 48: 327-336

Penko A, Barkley JE (2010) Physiologic responses and motivation to play a physically interactive video game relative to a sedentary alternative in children. Ann Behav Med 39: 162-169

Peppet S (2011) Unraveling Privacy: The personal prospectus and the threat of a full-disclosure future. Northwestern University Law Review 105 (3): 1153-1203

Perkinson-Gloor N, Lemola S, Grob A (2013) Sleep duration, positive attitude toward life, and academic achievement: The role of daytime tiredness, behavioral persistence, and school start times. Journal of Adolescence 36: 311-318

Pew Research Center, PRC (2015) Mobile Technology Fact Sheet (http://www.pewinternet. org/fact-sheets/mobile-technology-fact-sheet/, abgerufen am 4.2.2015)

Pfeiffer M, Dünte T, Schneegass S, Alt F, Rohs M (2015) Cruise Control for Pedestrians: Controlling Walking Direction using Electrical Muscle

Stimulation. (https://www.medien. ifi.lmu.de/pubdb/publications/pub/pfeiffer2015chi/pfeiffer2015chi.pdf)

Phillips JG, Butt S, Blaszczynski A (2006) Personality and self-reported use of mobile phones for games. Cyberpsychology & Behavior 9: 753-758

Pickshaus A (2013) Hilfe, ich habe FOMO. »Fear of missing out«, zu Deutsch: »Die Angst, etwas zu verpassen«. BILD vom 22.12.2013 (http://www.bild.de/ratgeber/2013/ internet/hilfe-ich-habe-fomo-33936494.bild.html; abgerufen am 25.1.2015)

Pierce T (2009) Social anxiety and technology: Face-to-face communication versus technological communication among teens. Computers in Human Behavior 25: 1367-1372

Pilcher JJ, Ginter DR, Sadowsky B (1997) Sleep quality versus sleep quantity: Relationships between sleep and measures of health, well-being and sleepiness in college students. Journal of Psychosomatic Research 42: 583-596

Platzer E, Petrovic O (2011) An experimental deprivation study of mobile phones, internet and TV. Computer Technology and Application 2: 600-606

Plihal W, Born J (1997) Effects of early and late nocturnal sleep on declarative and procedural memory. Journal of Cognitive Neuroscience 9: 534-547

Pons F, Laura Bosch L, Lewkowicz DJ (2015) Bilingualism modulates infants' selective attention to the mouth of a talking face. Psychological Science (doi: 10.1177/ 09567976145683209)

Pontes HM, Király O, Demetrovics Z, Griffiths MD (2014) The Conceptualisation and Measurement of DSM-5 Internet Gaming Disorder: The Development of the IGD-20 Test. PLoS ONE 9: e110137

Potkin KT, Bunney WE Jr (2012) Sleep Improves Memory: The Effect of Sleep on Long Term Memory in Early Adolescence. PLoS ONE 7: e42191 (doi:10.1371/journal. pone.0042191)

Potvin Kent M, Wanless A (2014) The influence of the Children's Food and Beverage Advertising Initiative: change in children's exposure to food advertising on television in Canada between 2006-2009. Int J Obes (Lond) 38: 558-562

Powell LM, Schermbeck RM, Chaloupka FJ (2013) Nutritional Content of Food and Beverage Products in Television Advertisements Seen on Children's Programming. Childhood Obesity 9: 524-531

Powell LM, Szczypka G, Chaloupka FJ (2007a) Exposure to food advertising on television among US children. Arch Pediatr Adolesc Med 161: 553-560

Powell LM, Szczypka G, Chaloupka FJ, Braunschweig CL (2007b) Nutritional content of television food advertisements seen by children and adolescents in the United States. Pediatrics 120: 576-583

Prior A, MacWhinney B (2010) A bilingual advantage in task switching. Bilingualism: Language and Cognition 13: 253-262

Przybylski AK, Murayama K, DeHaan CR, Gladwell V (2013) Motivational, emotional, and behavioral correlates of fear of missing out. Computers in Human Behavior 29: 1841-1848

Przybylski AK, Scott C, Ryan RM (2010) A motivational model of video game engagement. Rev Gen Psychol 14: 154–166

Punamaki RL, Wallenius M, Nygard CH, et al (2007) Use of information and communication technology (ICT) and perceived health in adolescence: the role of sleeping habits and waking-time tiredness. J Adolesc 30: 569-585

Quennet-Thielen C (2014) Pressemitteilung 125/2014 des Bundesministeriums für Bildung und Forschung vom 20.11.2014

Racsmány M, Conway MA, Demeter G (2010) Consolidation of episodic memories during sleep: Long-term effects of retrieval practice. Psychological Science 21: 80-85

Ragu-Nathan TS, Tarafdar M, Ragu-Nathan BS, Tu Q (2008). The consequences of technostress for end users in organizations: Conceptual development and empirical validation. Information Systems Research, 19: 417-433

Rami´rez-Esparza, N., Garci´a-Sierra, A., & Kuhl, P. K. (2014). Look who's talking: Speech style and social context in language input to infants are linked to concurrent and future speech development. Developmental Science, 17(5), 1-12. doi: 10.1111/desc.12172

Rasch B, Born J (2013) About sleep's role in memory. Physiol Rev 93: 681-766

Rasch B, Büchel C, Gais S, Born J (2007) Odor cues during slow-wave sleep prompt declarative memory consolidation. Science 315: 1426-1429

Rauch SM, Strobel C, Bella M, Odachowski Z, Bloom C (2013) Face to Face Versus Facebook: Does Exposure to Social Networking Web Sites Augment or Attenuate Physiological Arousal Among the Socially Anxious? Cyberpsychology, Behavior, and Social Networking 10: 1-4

Ream GL, Elliott LC, Dunlap E (2013) Trends in video game play through childhood, adolescence, and emerging adulthood. Psychiatry Journal, Volume 2013, Article ID 301460, 1-7 (http://dx.doi.org/10.1155/2013/301460)

Rehbein F, Kleimann M, Mößle T (2009) Computerspielabhängigkeit im Kindes- und Jugendalter. Empirische Befunde zu Ursachen, Diagnostik und Komorbiditäten unter besonderer Berücksichtigung spielimmanenter Abhängigkeitsmerkmale. Kriminologisches Forschungsinstitut Niedersachsen (KFN) Schriftenreihe Bd 108

Rehbein F, Kliem S, Baier D, Mößle T, Petry NM (2015) Prevalence of internet gaming disorder in German adolescents: diagnostic contribution of the nine DSM-5 criteria in a state-wide representative sample. Addiction. doi: 10.1111/add.12849. [Epub ahead of print]

Reinsch M (2015) Depression und #NOTJUSTSAD. »Ich bin nicht einfach nur traurig« Berliner Zeitung 7.5.2015 (http://www.berliner-zeitung.de/digital/depressionen-und--notjustsad-- ich-bin-nicht-einfach-nur-traurig-,10808718,30641286.html; abgerufen am 15.6.2015)

Richards R, McGee R, Williams SM, Welch D, Hancox RJ (2010) Adolescent screen time and attachment to peers and parents. Archives of Pediatrics & Adolescent Medicine 164: 258-262

Richtel M (2011) A Silicon Valley school that doesn't compute. The New York Times, October 22, 2011 (http://www.nytimes.com/2011/10/23/technology/at-waldorf-school- i...y-technology-can-wait.html?pagewanted=all&_r=0&pagewanted=print; abgerufen am 7.1.2014)

Ridder C-M (2002) Onlinenutzung in Deutschland. Media Perspektiven 3/2002: 121-131

Ridout B, Campbell A, Ellis L (2012) "Off your Face(book)": alcohol in online social identity construction and its relation to problem drinking in university students. Drug & Alcohol Review 31: 20-26

Rideout V, Hamel E, The media family (2006): Electronic media in the lives of infants, toddlers, preschoolers and their parents. Kaiser Family Foundation, Menlo Park, CA

Rideout VJ, Foehr UG, Roberts DF (2010) Generation M2. Media in the lives of 8 – 18 year olds. Kaiser Family Foundation, Menlo Park, CA (www.kff.org)

Riley B, Oakes J (2015) Problem gambling among a group of male prisoners: Lifetime prevalence and association with incarceration. Australian & New Zealand Journal of Criminology 48: 73-81

Robb A (2015) 92 Percent of College Students Prefer Reading Print Books to E-Readers. The New Republic 14.1.2015 www.newrepublic.com/article/120765/naomi-barons-words-onscreen-fatereading-digital-world.

Roberts JA, Pirog SF (2013) A preliminary investigation of materialism and impulsiveness as predictors of technological addictions among young adults. Journal of Behavioral Addictions 2: 56-62 (doi: 10.1556/JBA.1.2012.011)

Roberto CA, Swinburn B, Hawkes C, Huang TTK, Costa SA, Ashe M, Zwicker L, Cawley JH, Brownell KD (2015) Patchy progress on obesity prevention: emerging examples, entrenched barriers, and new thinking. Lancet 385: 2400-2409

Robertson EM, Pascual-Leone A, Miall RC (2004) Current concepts in procedural consolidation. Nature Rev Neurosci 5: 576-582

Robinson R (2015) Kids & Family Reading Report, 5th Edition. (http://www.scholastic. com/readingreport/Scholastic-KidsAndFamilyReadingReport-5thEdition.pdf?v=100)

Robinson TN (1999) Reducing children's television viewing to prevent obesity: a randomized controlled trial. JAMA 282: 1561-1567

Robinson TN, Wilde ML, Navracruz LC, Haydel KF, Varady A (2001) Effects of reducing children's television and video game use on aggressive behavior: a randomized controlled trial. Arch Pediatr Adolesc Med 155:17-23

Robinson TN, Borzekowski DL, Matheson DM, Kraemer HC (2007) Effects of fast food branding on young children's taste preferences. Arch Pediatr Adolesc Med 161: 792-797

Romero D (2014) Photos of broken schools shame Los Angeles Unified School District's $1 Billion iPad Program. LA Weekly. 10.2.2014 (http://www.laweekly.com/news/photos-of- broken-schools-shame-lausds-1-billion-ipad-program-4424700; abgerufen am 6.4.2015)

Rosen C (2008) The myth of multitasking. The New Atlantis 20: 105-110

Rosen LD, Cheever NA, Carrier LM (2012) iDisorder: Understanding our obsession with technology and overcoming its hold on us. Palgrave Macmillan, New York, NY

Rosen LD, Whaling K, Carrier LM, Cheever NA, Rokkum J (2013a). The media/technology usage, attitudes and anxiety scale: An empirical investigation. Computers in Human Behavior 29: 2501-2511

Rosen LD, Carrier M, Cheever NA (2013b). Facebook and texting made me do it: Media- induced task-switching while studying. Computers in Human Behavior 29: 948-958

Rosen LD, Whaling K, Rab S, Carrier LM, Cheever NA (2013c) Is Facebook creating »iDisorders«? The link between clinical symptoms of psychiatric disorders and technology use, attitudes and anxiety. Computers in Human Behavior 29: 1243-1254

Rosenbach M, Stark H (2014) Der NSA Komplex. DVA, München

Rosenblum LD, Schmuckler MA, Johnson JA (1997) The McGurk effect in infants. Perception & Psychophysics 59: 347-357

Rosenzweig MR, Bennett EL (1996) Psychobiology of plasticity: Effects of training and experience on brain and behavior. Behavioural Brain Research 78: 57-65

Ross RP, Campbell T, Huston-Stein A, Wright JC (1981) Nutritional misinformation of children: A developmental and experimental analysis of the effects of televised food commercials. Journal of Applied developmental Psychology 1: 329-347

Rossato JI, Bevilaqua LR, Izquierdo I, Medina JH, Cammarota M (2009) Dopamine controls persistence of long-term memory storage. Science 325: 1017-1020

Rouse CE, Krueger AB, Markman M (2004) Putting computerized instruction tot he test: A randomized evaluation of a »scientifically-based« reading program. National Bureau of Economic Research Working Paper 10315, Cambridge, MA

Rowlands I, Nicholas D, Williams P, Huntington P, Fieldhouse M, Gunter B, Withey R, Jamali HR, Dobrowolski T, Tenopir C (2008) The Google generation: the information behaviour of the researcher of the future. Aslib Proceedings 60(4): 290-310

Rubinstein JS, Meyer DE, Evans JE (2001) Executive control of cognitive processes in task switching. Journal of Experimental Psychology: Human Perception and performance 27: 763-797

Rumpf H-J, Meyer C, Kreuzer A, John U (2011) Prävalenz der Internetabhängigkeit. Bericht an das Bundesministerium für Gesundheit. Universität Lübeck. Greifswald & Lübeck 31.5.2011

Rumpf HJ, Vermulst AA, Bischof A, Kastirke N, Gürtler D, Bischof G, Meerkerk GJ, John U, Meyer C (2014) Occurence of internet addiction in a general population sample: a latent class analysis. Eur Addict Res 20:159-166

Rupp HA, Wahlen K (2008) Sex differences in response to visual sexual stimuli: A review. Arch Sex Behav 37: 206-218

Ryan T, Chester A, Reece J, Xenos S (2014) The uses and abuses of Facebook: A review of Facebook addiction. J Behav Addict. 3:133-148

Sackett GP (1966) Monkeys reared in isolation with pictures as visual input: evidence for an innate releasing mechanism. Science 154: 1468-1473

Sana F, Weston T, Cepeda NJ (2013) Laptop multitasking hinders classroom learning for both users and nearby peers. Computers & Education 62: 24-31

Sánchez-Martínez M, Otero A (2009) Factors associated with cell phone use in adolescents in the community of Madrid (Spain). CyberPsychology & Behavior 12: 131-137

Sanders GJ, Santo AS, Peacock CA, Williamson ML, Von Carlowitz K-P, Barkley JE (2012) Physiologic responses, liking and motivation for playing the same video game on an active versus a traditional, non-active gaming system. Int J Exerc Sci 5: 160-169

Sandoval E, Eisinger D, Blau R (2015) Department of Education lifts ban on cell phones in New York City schools. New York Daily News,

2.3.2015 (http://www.nydailynews.com/ new-york/dept-education-ends-cell-phone-ban-nyc-schools-article-1.2134970; abgerufen am 21.5.2015)

Sapolsky RM (1992) Stress, the aging brain, & the mechanisms of neuron death. MIT Press, Cambridge, MA

Schaefer J (2014) Lernen mit neuen Medien – Digital macht schlau! GEO Magazin 12/2014 (www.geo. de/GEO/heftreihen/geo_magazin/lernen-mitneuen-medien-digital-macht- schlau-79266.html; abgerufen am 8.1.2015)

Schaumburg H et al. (2007) Lernen in Notebook-Klassen. Endbericht zur Evaluation des Projekts »1000mal1000: Notebooks im Schulranzen«. Schulen ans Netz e.V., Bonn

Schirrmacher F (2009) Payback. Warum wir im Informationszeitalter gezwungen sind zu tun, was wir nicht tun wollen, und wie wir die Kontrolle über unser Denken zurückgewinnen. Pantheon, München

Schmoll H (2011) Viele Grundschüler können nicht schreiben. FAZ 2.9.2011, S. 9

Schneider C, Katzer C, Leest U (2013) Cyberlife – Spannungsfeld zwischen Faszination und Gefahr. Cybermobbing bei Schü"lerinnen und Schü"lern. Eine empirische Bestandsaufnahme bei Eltern, Lehrkräften und Schü"lern/innen in Deutschland. Karlsruhe. Bü"ndnis gegen Cybermobbing e.V. Karlsruhe, Mai 2013

Schneier B (2015) Data and Goliath: The Hidden Battles to Capture Your Data and Control Your World. WW Norton, USA

Schölkopf B (2015) Learning to see and act. Nature 518: 486-487

Schoenfeld TJ, Gould E (2011) Stress and adult neurogenesis. In: Conrad CD (Hg) The Handbook of Stress: Neuropsychological Effects on the Brain, S. 137-156. Wiley-Blackwell, Chichester, UK

Schor J (2004) Born to Buy: The Commercialized Child and the New Consumer Culture. Scribner New York, NY

Schugar JT, Schugar HR (2014) Reading in the Post-PC Era: Students' Comprehension of Interactive E-Books. Paper presented at the AERA 2014, Philadelphia, Pennsylvania

Schultz W (2010) Dopamine signals for reward value and risk: basic and recent data. Behavioral and Brain Functions 6: 24 (1-9)

Schwartz MB, Vartanian LR, Wharton CM, Brownell KD (2008) Examining the nutritional quality of breakfast cereals marketed to children. J Am Diet Assoc 108: 702-705

Seehagen S, Konrad C, Herbert JS, Schneider S (2015) Timely sleep facilitates declarative memory consolidation in infants. PNAS 112: 1625-1629

Seife C (2015) The revolution is digitized. Nature 518: 480-481

Selkie EM, Kota R, Chan Y-F, Moreno M (2015) Cyberbullying, depression, and problem alcohol use in female college students: A multisite study. Cyberpsychology, Behavior, and Social Networking 18: 79-86

Shaffer F, McCraty R, Zerr CL (2014) A healthy heart is not a metronome: an integrative review of the heart's anatomy and heart rate variability. Front Psychol. 5: 1040

Shapley K, Sheehan D, Maloney C, Caranikas-Walker F (2009) Evaluation of the Texas Technology Immersion Pilot. Final Outcomes for a Four-Year Study (2004 – 05 to 2007 – 08). Prepared for Texas Education Agency. Prepared by Texas Center for Educational Research, Austin, TX

Shepperd JA, Grace JL, Koch EJ (2008) Evaluating the electronic textbook: is it time to dispense with paper text? Teaching of Psychology 35: 2-5

Shultz D (2015) When your voice betrays you. Science 347: 494

Siegfried W, Kromeyer-Hauschild K, Zabel G, Siegfried A, Wabitsch M, Holl RW (2006) Studie zur stationären Langzeittherapie der extremen juvenilen Adipositas. MMW- Fortschritte der Medizin 148: 39-41

Siegfried W, Siegfried A, Kunze D, Wabitsch M (2015a) Adipositas-Langzeittherapie im Rehazentrum Insula – Therapieperspektiven in Zeiten moderner digitaler Mediennutzung. Adipositas 9: 21-25

Siegfried W, Eder A, Schoosleitner C, Knollmann M, Lohmann A, Rehbein F, Mößle T
(2015b) »Internet Gaming Disorder«, »Schulvermeidendes Verhalten« und »Obesitas« bilden immer häufiger eine Trias: Gibt es ein ISO-Syndrom? Praktische Pädiatrie 21: 100-108

Siegle D, Foster T (2001) Laptop computers and multimedia and presentation software: their effects on student achievement in anatomy and physiology. Journal of Research on Technology in Education 34: 29-37

Simms I, Wallace L, Thomas DR, Emmett L, Shankar AG, Vinson M, Padfield S, Andrady U, Whiteside C, Williams CJ, Midgley C, Johnman C, McLellan A, Currie A, Logan J, Leslie G, Licence K, Hughes G (2014) Recent outbreaks of infectious syphilis, United Kingdom, January 2012 to April 2014. Euro Surveill. 19(24):pii=20833 (http://www.eurosurveillance. org/ViewArticle.aspx?ArticleId=20833)

Sisask M, Värnik A (2012) Media Roles in Suicide Prevention: A Systematic Review. Int J Environ Res Public Health 9: 123-138

Small DM, Zatorre RJ, Dagher A, Evans AC, Jones-Gotman M (2001) Change in brain activity related to eating chocolate. From pleasure to aversion. Brain 124: 1720- 1733

Small DM, Jones-Gotman M, Dagher A (2003) Feeding induced dopamine release in dorsal striatum correlates with meal pleasantness ratings in healthy human volunteers. Neuroimage 19: 1709-1715

Smith A, Raine L, Zickuhr K (2011) College students and technology, The Pew Research Center's Internet and American Life Project. [http://pewinternet.org/Reports/2011/College- students-and-technology.aspx]

Smith C (2001) Sleep states and memory processes in humans: procedural versus declarative memorysystems. Sleep Med Rev 5: 491-506

Smyth JM (2007) Beyond self-selection in video game play: an experimental examination of the consequences of massively multiplayer online role-playing game play. Cyberpsychol Behav 10: 717-721

Snowdon D (2001) Aging with grace. The nun study and the science of old age. Fourth Estate, London

Snowdon DA (1997) Aging and Alzheimer's disease: Lessons from the Nun Study. The Gerontologist 37: 150-156

Sparrow B, Liu J, Wegner DM (2011) Google effects on memory: Cognitive consequences of having information at our fingertips. Science 333: 776-778

Speck H (2012) Google Society & Generation Facebook (Vortrag, gehalten auf der 9. Jahrestagung der Deutschen Gesellschaft für Kriminalistik am 25.9.2012). Villingen- Schwenningen: Hochschule für Polizei

Spiegelman J, Detsky AS (2008) Instant mobile communication, efficiency, and quality of life. JAMA 299: 1179-1181

Spiel C, Popper V (2003) Evaluierung des österreichischen Modellversuchs »e-Learning und e-Teaching mit Schu¨lerInnen-Notebooks«. Im Auftrag des Bundesministeriums fu¨r Bildung, Wissenschaft und Kultur

Spitzer M (1996) Geist im Netz. Spektrum Akademischer Verlag, Heidelberg

Spitzer M (2004) Vorsicht Bildschirm. Klett, Stuttgart

Spitzer M (2005) Macht Fernsehen dick? Nervenheilkunde 24: 66-72

Spitzer M (2008) Werbung für Kinder? Nervenheilkunde 28: 705-709

Spitzer M (2009a) Gemütlich dumpf. Nervenheilkunde 28: 343-346

Spitzer M (2009b) Neugier und Lernen. Nervenheilkunde 28: 652-654

Spitzer M (2009c) Natur und Gemeinschaft. Nervenheilkunde 28: 773-777

Spitzer M (2010a) Medizin für die Bildung. Spektrum, Heidelberg

Spitzer M (2010b) Computer in der Schule. The Good, the Bad, and the Ugly. Nervenheilkunde 29: 5-8

Spitzer M (2011) Dopamin und Käsekuchen. Schattauer, Stuttgart

Spitzer M (2012a) Digitale Demenz. Droemer, München

Spitzer M (2012b) Digitale Demenz 2.0. Nervenheilkunde 31: 681–684

Spitzer M (2012c) Große kleine Schritte. Was wir vom Gehirn lernen können. In: Wahnsinn Bildung. Brauchen wir eine neue Lernkultur?, Brockhaus, Gütersloh/München 2012, S. 14–43

Spitzer M (2013a) To swipe or not to swipe? – The question in present-day education. Trends in Neuroscience and Education 2: 95-99

Spitzer M (2013b) Laptop und Internet im Hörsaal? Wirkungen und Wirkungsmechanismen für evidenzbasierte Lehre. Nervenheilkunde 32: 805-812
Spitzer M (2013c) Zeit verschenken, um Zeit zu haben. Nervenheilkunde 32: 7-10
Spitzer M (2014) Smartphones. Zu Risiken und Nebenwirkungen für Bildung, Sozialverhalten und Gesundheit. Nervenheilkunde 33: 9-15
Spitzer M (2014c) Handy-Unfälle. Nervenheilkunde 33: 223-225
Spitzer M (2014d) Rotkäppchen und der Stress. Schattauer, Stuttgart
Spitzer M (2015a) Digital genial? Mit dem »Ende der Kreidezeit« bleibt das Denken auf der Strecke. Nervenheilkunde 34: 9-16
Spitzer M (2015b) Cyberchondria oder Morbus Google. Nervenheilkunde 34: 123-127
Spitzer M (2015c) Verschwörungstheorien. Nervenheilkunde 34: 195-202
Spitzer M (2015d) Über vermeintliche neue Erkenntnisse zu den Risiken und Nebenwirkungen digitaler Informationstechnik. Eine Erwiderung zur Arbeit von Appel und Schreiner (2014). Psychologische Rundschau 66: 114-123
Spitzer M (2015e) Buch oder E-Book? Nervenheilkunde 34: 319-325
Stallen M, Sanfey AG (2013) The cooperative brain. Neuroscientist 19: 292-303
Statistisches Bundesamt (2015) Haushalte nach Haushaltsgröße im Zeitvergleich. (https:// www.destatis.de/DE/ZahlenFakten/Gesellschaft-Staat/Bevoelkerung/HaushalteFamilien/ Tabellen/Haushaltsgroesse.html; abgerufen am 8.3.2015)
Steinberg L (2009) Should the science of adolescent brain development inform public policy? American Psychologist 64
Steinberg L, Graham S, O'Brien L, Woolard J, Cauffman E, Banich M (2009) Age differences in future orientation and delay discounting. Child Development 80: 28-44
Stickgold R (2005) Sleep-dependent memory consolidation. Nature 437: 1272-1278
Stieger S, Burger C, Schild A (2008) Lifetime prevalence and impact of stalking: Epidemiological data from Eastern Austria. Eur. J. Psychiat. 22: 235-241
Stoet G, O'Connor DB, Conner M, Laws KR (2013) Are women better than men at multitasking? BMC Psychology 1:18 (doi:10.1186/2050-7283-1-18)
Streb J, Kammer T, Spitzer M, Hille K (2015) Extremely Reduced Motion in Front of
  Screens: Investigating Real-World Physical Activity of Adolescents by Accelerometry and Electronic Diary. Plos one 10: e0126722, doi: 10.1371/journal.ponc.0126722

Sum S, Mathews RM, Hughes I, Campbell A (2008) Internet use and loneliness in older adults. Cyberpsychol Behav 11:208-211

Sustainable Brands (2011) Heineken: The Sunrise Belongs to Moderate Drinkers; 14.12.2011 (http://www.sustainablebrands.com/digital_learning/communications /heineken- sunrise-belongs-moderate-drinkers; abgerufen am 25.1.2015)

Swing EL, Gentile DA, Anderson CA, Walsh DA (2010) Television and Video Game Exposure and the Development of Attention Problems. Pediatrics 126: 214-221

Symantec (2012) Norton Cybercrime Report (http://now-static.norton.com/now/en/pu/ images/Promotions/2012/cybercrimeReport/2012_Norton_Cybercrime_Report_Master_ FINAL_050912.pdf)

Takao, M., Takahashi, S., & Kitamura, M. (2009). Addictive personality and problematic mobile phone use. CyberPsychology & Behavior, 12, 501–507

Tamir DI, Mitchell JP (2012) Disclosing information about the self is intrinsically rewarding. PNAS 109: 8038-8043

Tamminen J, Lambon Ralph MA, Lewis PA (2013) The Role of Sleep Spindles and Slow- Wave Activity in Integrating New Information in Semantic Memory. J Neurosci 33: 15376-15381

Tamminen J, Payne JD, Stickgold R, Wamsley EJ, Gaskell MG (2010) Sleep spindle activity is associated with the integration of new memories and existing knowledge. J Neurosci 30: 14356-14360

Tan LH, Xu M, Chang CQ, Siok WT (2011) China's language input system in the digital age affects children's reading development. PNAS 111: 1119-1123

Tapscott D (2009) Grown up digital: The rise of the net generation. McGraw-Hill, New York

Tapscott D, Williams A (2010) Innovating the 21st century university: It's time. EDUCAUSE Review 45 (1): 17-29

Taras HL, Gage M (1995) Advertised foods on children`s television. Arch Pediatr Adolesc Med 149: 649-652

Taylor H (2010) Cyberchondriacs on the Rise? The Harris Poll 2010; 95, August 4th.

te Wildt B (2014) Digital Junkies. Internetabhängigkeit und ihre Folgen für uns und unsere Kinder. Droemer, München

Temple JR, Le VD, Van den Berg P, Ling Y, Paul JA, Temple BW (2014) Brief report: Teen sexting and psychosocial health. Journal of Adolescence 37: 33-36

Textor M (2014) Tablet-PCs – ein neues Medium für Kleinkinder in Familie und Kita. Kita aktuell 10: 225-226

Thomas M (2011) Deconstructing digital natives. Routledge, New York

Thomasello M (1999) The human adaption for culture. Annu Rev Anthropol 28: 509-529

Thomée S, Härenstam A, Hagberg M (2011) Mobile phone use and stress, sleep disturbances, and symptoms of depression among young adults – a prospective cohort study. BMC Public Health 11: 66 (doi:10.1186/1471-2458-11-66)

Thomée S (2012) ICT use and mental health in young adults. Effects of computer and mobile phone use on stress, sleep disturbances, and symptoms of depression. (Disserta tion) Occupational and Environmental Medicine, Department of Public Health and Community Medicine, Institute of Medicine, at Sahlgrenska Academy. University of Gothenburg

Thompson DA, Flores G, Ebel BE, Christakis DA (2008) Comida en venta: after-school advertising on Spanish-language television in the United States. J Pediatr 152: 576-581

Thorleifsdottir B, Björnsson JK, Benediktsdottir B, Gislason T, Kristbjarnarson H (2002) Sleep and sleep habits from childhood to young adulthood over a 10-year period. J Psychosom Res 53: 529-537

Tindell DR, Bohlander RW (2012) The use and abuse of cell phones and text messaging in the classroom: A survey of college students. College Teaching 60, 1-9

Tjaden P, Thoennes N (1998) Stalking in America: Findings From the National Violence Against Women Survey. National Institute of Justice (NCJ 169592), Centers for Disease Control and Prevention

Toda M, Monden K, Kubo K, Morimoto K (2006): Mobile phone dependence and health- related lifestyle of university students. Soc Behav Pers Int J 34: 1277-1284

Toppo G (2012) Obama wants schools to speed digital transition. USAToday 31.1.2012

Tossell CC, Kortum P, Shepard C, Rahmati A, Zhong L (2015) You can lead a horse to water but you cannot make him learn: Smartphone use in higher education. British Journal of Educational Technology 46: 713 (DOI: <10.1111/bjet.12176)

Tremblay MS, LeBlanc AG, Kho ME, et al (2011) Systematic review of sedentary behaviour and health indicators in school-aged children and youth. Int J Behav Nut Phys Act 8: 98-120

Trimmel M, Bachmann J (2004) Cognitive, social, motivational and health aspects of students in laptop classrooms. Journal of Computer Assisted Learning 20: 151-158

Tschentscher N, Hauk O, Fischer MH, Pulvermu¨ller F (2012) You can count on the motor cortex: Finger counting habits modulate motor cortex activation evoked by numbers. NeuroImage 59: 3139-3148

Tsitsika A, Janikian M, Tzavela EC, Schoenmakers TM, Olafsson K, Halapi E, Tzavara C, Wójcik S, Makaruk K, Critselis E, Müller KW, Dreier M, Holtz S, Wölfling K, Iordache A, Oliaga A, Chele G, Macarie G, Richardson C (2012) Internet use and internet addictive behaviour among European adolescents: A cross-sectional study. EU NET ADB Consortium, http://www.eunetadb.eu/en/reports-and-findings/40-reports, abgerufen am 30. 7. 2015

Turel O, He Q, Xue G, Xiao L, Bechara A (2014) Examination of neural systems sub-serving facebook »addiction«. Psychological Reports: Disability & Trauma 115: 675-695

Ulrich M, Keller J, Hoenig K, Waller C, Grön G (2014) Neural correlates of experimentally induced flow experiences. NeuroImage 86: 194-202

Unsworth N, Redick TS, McMillan BD, Hambrick DZ, Kane MJ, Engle RW (2015) Is Playing Video Games Related to Cognitive Abilities? Psychological Science 26: 759-7744

Ustjanauskas AE, Harris JL, Schwartz MB (2014) Food and beverage advertising on children's web sites Pediatr Obes 9: 362-372

Van den Bulck J (2007) Adolescent use of mobile phones for calling and for sending text messages after lights out: results from a prospective cohort study with a one-year follow- up. Sleep 30: 1220-1223

Van der Aa (2010) Stalking in the Netherlands: Nature and Prevalence of the Problem and the Effectiveness of Anti-Stalking Measures. Maklu Publishers, Antwerpen

Van der Lely S, Frey S, Garbazza C, Wirz-Justice A, Jenni OG, Steiner R, Wolf S, Cajochen C, Bromundt V, Schmidt C (2015) Blue blocker glasses as a countermeasure for alerting effects of evening light-emitting diode screen exposure in male teenagers. J Adolesc Health 56: 113-119

Van Egmond-Fröhlich AWA, Weghuber D, de Zwaan M (2012) Association of Symptoms of Attention-Deficit/Hyperactivity Disorder with Physical Activity, Media Time, and Food Intake in Children and Adolescents. PLoS ONE 7: e49781. doi:10.1371/journal. pone.0049781

Van Gelder RN (2015) A tablet that shifts the clock. PNAS 112: 946-947

Van Heuven WJB, Dijkstra T, Grainger J (1998). Orthographic neighborhood effects in bilingual word recognition. Journal of Memory and Language 39: 458-483

Van Ouytsel J, Ponnet K, Walrave M (2014) The associations between adolescents' consumption of pornography and music videos and their sexting behaviour. Cyberpsychol Behav Soc Netw 17: 772-778

Van Rooij AJ, Schoenmakers TM, Vermulst AA, Van Den Eijnden RJ, Van De Mheen D (2011) Online video game addiction: identification of addicted adolescent gamers. Addiction 106: 205-212

Vandewater EA, Bickham DS, Lee JH, Cummings HM, Wartella EA, Rideout VJ (2005) When the Television Is Always On: Heavy Television Exposure and Young Children's Development. American Behavioral Scientist 48: 562-577

Vandewater EA, Rideout VJ, Wartella EA, Huang X, Lee JH, Shim M (2007) Digital Childhood: Electronic Media and Technology Use Among Infants, Toddlers, and Preschoolers. Pediatrics 119: e1006-e1015

Varian H. Newspaper economics: online and offline 2010. http://googlepublicpolicy. blogspot. ca/2010/03/newspaper-economics-onlineandoffline.html.

Verma IM (2014) Editorial Expression of Concern and Correction. PNAS 111: 10779

Vo LTK, Walther DB, Kramer AF, Erickson KI, Boot WR, Voss MW et al. (2011). Predicting individuals' learning success from patterns of pre-learning MRI Activity. PLoSONE 6:e16093. doi:10.1371/journal.pone.0016093

Volkow ND, Wang G-J, Fowler JS, Tomasi D (2012) Addiction circuitry in the human brain. Annual Review of Pharmacology and Toxicology 52: 321-336

Wagner WR (2004) Medienkompetenz revisited. Medien als Werkzeuge der Weltaneignung: ein pädagogisches Programm. Kopaed Verlag, Mu¨nchen

Wagner H (2012) Warum sind soziale Netze eine Gefahr für Internetnutzer? (Vortrag, gehalten auf der 9. Jahrestagung der Deutschen Gesellschaft für Kriminalistik am 25.9.2012). Hochschule für Polizei, Villingen-Schwenningen

Wagner U, Gais S, Haider H, Verleger R, Born J (2004) Sleep inspires insight. Nature 427: 352-355

Wang CW, Chan CLW, Mak KK, Ho SY, Wong PWC, Ho RTH (2014) Prevalence and correlates of video and internet gaming addiction among Hong Kong adolescents: A pilot study. Scientific World Journal 874648

Wang CW, Ho RTH, Chan CLW, Tse S (2015) Exploring personality characteristics of
 Chinese adolescents with internet-related addictive behaviors: Trait differences for gaming addiction and social networking addiction. Addictive Behaviors 42: 32-35

Warschauer M (2006) Laptops and Literacy: Learning in the Wireless Classroom. Teachers, College Press

Warschauer M, Cotton SR, Ames MG (2012) One Laptop per Child Birmingham: Case study of a radical experiment. International Journal of Learning and Media 3: 61-76

Weaver III, JB, Mays D, Sargent Weaver S, Kannenberg W, Hopkins GL, Eroglu D, Bernhardt JM (2009) Health-risk correlates of video-game playing among adults. American Journal of Preventive Medicine 37: 299-305

Weaver E, Gradisar M, Dohnt H, et al (2010) The effect of presleep videogame playing on adolescent sleep. J Clin Sleep Med 6: 184-189

Weinstein N, Przybylski AK, Ryan RM (2009) Can Nature Make Us More Caring? Effects of Immersion in Nature on Intrinsic Aspirations and Generosity. Personality and Social Psychology Bulletin 35: 1315-1329

Weis R, Cerankosky BC (2010) Effects of video-game ownership on young boys' academic and behavioral functioning: A randomized, controlled study. Psychological Science 21: 463-470

Weiss MD, Baer S, Allan BA, Saran K, Schibuk H (2011) The screens culture: impact on ADHD. Atten Def Hyp Disord 3: 327-334

Weisskirch RS, Delevi R (2011) »Sexting« and adult romantic attachment. Computers in Human Behavior 27: 1697-1701

Weißler S, Müller J (Sophie), Domnik A, Pohl HW, Walhter D, Linder R, Gerbig H, Koch A, Löwenstein O, Müller J-J, Laub S, Walther S, Illing U, Forschler I, Hub I, Spitzer M, Lang K, Kares H, Haberstock R, Reyer G, Lucas K, Maria W (1977) Abi(tor)tur 77. Groß-Umstadt

Wenglinsky H (1998) Does it compute? The relationship between educational technology and achievement in mathematics. Policy Information Center, Research Division, Educational Testing Service, Princeton, NJ

Wells S (2010) Pandora's Seed. The unforseen cost of civilization. Random House, New York, NY

West JH, Lister CE, Hall PC, Crookston BT, Snow PR, Zvietcovich ME, West RP (2014) Sexting among Peruvian adolescents. BMC Public Health 14: 811

White RW, Horvitz E (2009) Cyberchondria: Studies of the escalation of medical concerns in Web search. ACM Transactions on Information Systems 27: 1-23

White AG, Buboltz W, Igou F (2011) Mobile phone use and sleep quality and length in college students. International Journal of Humanities and Social Science 1: 51-58

Wiener N (1948) Cybernetics: Or Control and Communication in the Animal and the Machine. MIT Press, Cambridge MA

Wildemuth BM (2004) The effects of domain knowledge on search tactic formulation. J Amer Soc Inform Sci Technol 55: 246-258

Wilhelm I, Diekelmann S, Molzow I, Ayoub A, Mölle M, Born J (2011) Sleep selectively enhances memory expected to be of future relevance. J Neurosci 31: 1563-1569

Wilhelm I, et al. (2013) The sleeping child outplays the adult's capacity to convert implicit into explicit knowledge. Nat Neurosci 16: 391-393

Willemse I, Waller G, Süss D, Genner S, Huber A-L (2012) JAMES – Jugend, Aktivitäten, Medien – Erhebung Schweiz. Zürcher Hochschule für Angewandte Wissenschaften Zürich (http://www.jugendundmedien.ch/fileadmin/user_upload/Fachwissen/Ergebnisbericht_JAMES_ 2012.pdf; abgerufen am 20.3.2015)

Williams DM, Raynor HA, Ciccolo JT (2000) A review of TV viewing and ist association with health outcomes in adults. Am J Lifestyle Med 2: 250-259

Williams DM, Raynor HA, Ciccolo JT (2000) A review of TV viewing and ist association with health outcomes in adults. Am J Lifestyle Med 2: 250-259

Wilson G (2010) The »Infomania« study. (http://www.google.de/search?client=safari&rls =en&q=Glen+Wilson+Infomania&ie=UTF-8&oe=UTF-8&gfe_rd=cr&ei=FFvYVMD HOKvj8wepzoD4Cw; abgerufen am 8.2.2014)

Wilson MA, McNaughton BL (1994) Reactivation of hippocampal ensemble memories during sleep. Science 265: 676-679

Wilson TD, Reinhard DA, Westgate EC, Gilbert DT, Ellerbeck N, Hahn C, Brown CL, Shaked A (2014) Just think: The challenges of the disengaged mind. Science 345: 75-77

Winterstein P, Jungwirth RJ (2006) Medienkonsum und Passivrauchen bei Vorschulkindern. Risikofaktoren für die kognitive Entwicklung? Kinder- und Jugendarzt 37: 205- 211

Wolak, J., Finkelhor, D., & Mitchell, K. (2012). How often are teens arrested for sexting? Data from a national sample of police cases. Pediatrics 129: 4-12

Woldin P (2014) Pornographie im Internet. Wieso schaust du anderen Frauen zu? FAZ 16.3.2014. (http://www.faz.net/aktuell/gesellschaft/massentrend-millionen-deutsche-konsumieren-pornographie-12849366.html?printPagedArticle=true; abgerufen am 17.5.2014)

Wölfling K, Mu¨ller KW, Giralt S et al (2011) Emotionale Befindlichkeit und dysfunktionale Stressverarbeitung bei Personen mit Internetsucht. Sucht 57: 27-37

Wong ML, Lau EYY, Wan JHY, Cheung SF, Hui CH, Ying MOK, Doris S (2013) The interplay between sleep and mood in predicting academic functioning, physical health and psychological health: A longitudinal study. Journal of Psychosomatic Research 74: 271-277

Wood E, Zivcakova L, Gentile P, Archer K, De Pasquale D, Nosko A (2011) Examining the impact of off-task multi-tasking with technology on real-time classroom learning. Computers & Education 58: 365-374

Wood B, Rea MS, Plitnick B, Figueiro MG (2013) Light level and duration of exposure determine the impact of self-luminous tablets on melatonin suppression. Applied Ergonomics 44: 237-240

Woody WD, Daniel DB, Baker CA (2010) E-Books or textbooks: Students prefer textbooks. Computers & Education 55: 945-948

Wotham J (2011) Feel Like a Wallflower? Maybe It's Your Facebook Wall. The New York Times, 9.4.2011 (http://www.nytimes.com/2011/04/10/business/10ping. html?_r=0; abgerufen am 26.1.2015)

Yang Y-S, Yen J-Y, Ko C-H, Cheng C-P, Yen C-F (2010) The association between problematic cellular phone use and risky behaviors and low self-esteem among Taiwanese adolescents. BMC Pub Health 10: 217-224

Yang R, Mao S, Zhang S, Li R, Zhao Z. (2013) Prevalence of obesity and overweight among Chinese children with attention deficit hyperactivity disorder: a survey in Zhejiang Province, China. BMC Psychiatry 13: 133 (doi: 10.1186/1471-244X-13-133)

Yang G, Lai CSW, Cichon J, Ma L, Li W, Gan W-B (2014) Sleep promotes branch-specific formation of dendritic spines after learning. Science 344: 1173-1178

Yen CF, Ko CH, Yen JY, et al. (2008) The multidimensional correlates associated with short nocturnal sleep duration and subjective insomnia among Taiwanese adolescents. Sleep 31: 1515-1525

Yen C, Tang T, Yen J, Lin H, Huang C, Liu S (2009) Symptoms of problematic cellular phone use, functional impairment and its association with depression among adolescents in Southern Taiwan. Journal of Adolescence 32: 863-873

Young KS (2008) Internet sex addiction: Risk factors, stages, and treatment. American Behavioral Scientist 52: 21-37

Young KS, Rogers RC (1998) The relationship between depression and Internet addiction. CyberPsychology & Behavior 1:25-28

Zeitzer JM, Dijk DJ, Kronauer R, Brown E, Czeisler C (2000) Sensitivity of the human circadian pacemaker to nocturnal light: Melatonin phase resetting and suppression. J Physiol 526: 695-702

Zelinski EL, Deibel SH, McDonald RJ (2014) The trouble with circadian clock dysfunction: Multiple deleterious effects on the brain and body. Neuroscience & Biobehavioral Reviews 40: 80-101

Zheng F, Gao P, He M, Li M, Wang C, Zeng Q, Zhou Z, Yu Z, Zhang L (2014) Association between mobile phone use and inattention in 7202 Chinese adolescents: a population- based cross-sectional study. BMC Public Health 14: 1022-1028

Zhong C-B, DeVoe SE (2010): You are what you eat: Fast food and impatience. Psychological Science 21: 619-622

Zhu Y Zhang H, Tian M (2015) Review: Molecular and functional imaging of internet addiction. BioMed Research International 2015: 378675: 1-9 (http://dx.doi. org/10.1155/2015/378675)

Zimmerman FJ, Bell JF (2010) Associations of Television Content Type and Obesity in Children. American Journal of Public Health 100: 334-340

Zimmerman FJ, Christakis DA, Meltzoff AN (2007) Associations between media viewing and language development in children under age 2 years. Journal of Pediatrics 151: 364- 368

Zimmerman FJ, Gilkerson J, Richards JA, Christakis DA, Xu D, Gray S, Yapanel U (2009) Teaching by Listening: The Importance of Adult-Child Conversations to Language Development. Pediatrics 124: 342-349

Zucker TA, Moody AK, McKenna MC (2009) The effects of electronic books on Pre- Kindergarten-to-Grade 5 student's literacy and language outcomes: A research synthesis. Journal of Education Computing Research 40(1):47-87

Indeks

A

ADHD	74, 247, 248, 264
Aktywność fizyczna	262
Alkohol	87, 89, 90
Amazon	76
Apple	186
Azbest	31

B

Badania PISA	104
Bezsenność	271 i nast.
Big Brother Awards	121, 122
Big Brother	121
Big Data	121, 124 i nast.
BMI	33

C

Choroby	30
– cywilizacyjne	16, 27 i nast., 32, 53
– weneryczne	306 i nast.
Ciśnienie krwi	162
Cukier	44, 47
Cukrzyca	289 i nast.
Cyberchondria	20, 202 i nas.
Cyberlęk	173
Cyberlobby	20
Cybermobbing	20, 165 i nast.
Cybernetyka	19
Cyberprzestępczość	20, 138 i nast.
Cyberprzestrzeń	55
Cyberseks	294 i nast.

Cyberstalking	165 i nast.
Cyberstres	20, 149
Cyberuzależnienie	86 i nast.
Cyfrowa demencja	8 i nast., 59, 321
Cyfrowa technologia informacyjna	7, 16, 24, 53, 157, 327
– – –, skutki	18
Cyfrowe media	24, 238
– przedszkola	238
– sieci społeczne	82
Cyfrowy świat	13
Cyfryzacja życia	12, 83
Cywilizacja	27
– a choroby	15 i nast.
Czynności bezsensowne	74
Czytanie	220

D

Dane	126, 139, 140
Data Mining	147
Deep Face	133
– Learning	125 i nast., 147
Deficyt snu	272, 276, 292
Depresja	170, 197 i nast., 298, 311 i nast.
Dieta	28
– zachodnia	41 i nast.
Dłonie a nauka	231
Dokładność myślenia	78, 79
Dyskontowanie przyszłości	16

E

e-booki	221 i nast.
– dla dzieci	219 i nast.
Edward Snowden	131, 132, 147
Ekran	17, 233, 250, 253, 260
Emotikony	251
Empatia	191, 315 i nast.
Energia	35, 38

F

Facebook 17, 20, 59, 66, 68, 72, 73, 77, 104, 113 i nast., 124, 133, 137, 139, 141, 146, 160, 164, 167, 174, 175 i nast., 195 i nast., 323
– a depresja i zespół stresu pourazowego 197 i nast.
Facetime 186
Flow 93 i nast.
FoMO (lęk, że coś nas ominie) 184 i nast.

G

Google
    66, 80, 81
Gry 102, 273, 274 i nast.
– komputerowe 74, 94, 97, 101 i nast., 107, 264, 332
– –, aktywacja układu nagrody 94
– – poważne 97
– –, uzależnienie 92 i nast., 101 i nast.

H

Hazard patologiczny 89, 90, 91
Hipochondria a internet 202 i nast.
Hormony stresu 154

I

Instagram 17, 160
Interakcje społeczne 82
Internet 78, 82, 101 i nast., 187
–, problematyczne korzystanie 109 i nast.
Inwigilacja 124
iPad 254
iPhon 159 i nast.,

J

Jedzenie 38 i nast.
– wysokokaloryczne 44

K

Kampania 1-1-1	118
Karta Payback	142
Klasy Steve'a Jobsa	255
Komputer	273
Koncentracja uwagi	18, 72, 248
Kontrola	153
Książki elektroniczne	221 i nast., 240, 256, 286

L

Lęk	74, 173, 191
– przed rozłąką z telefonem	180 i nast.
– społeczny	174, 176
–, poziom	182, 183
–, że coś nas ominie (FoMO)	184 i nast.

M

Manipulowanie	135
Masa ciała, przyrost	41
Media cyfrowe	18, 156, 168
– –, skutki wykorzystywania	10
– społecznościowe	112, 144, 178
Mobbing	166
Mowa, rozwój	217, 227, 230
Mózg	36 i nast., 86, 114, 145, 214, 227 i nast., 243

N

Nadwaga	32 i nast., 47, 48, 52, 262, 263, 265, 290
–, ryzyko	46
Nagroda	35
Nałóg	99, 100
Neuroobrazowanie	86
Nieuwaga	62 i nast., 74
Nomofobia	180 i nast.

O

Ochrona danych	139, 140
Offline	355 i nast.
Ołów, zatrucie	31
Osiadły tryb życia	30
Ostra reakcja stresowa	150, 151
Ośrodki przyjemności w mózgu	145
Otyłość	32 i nast., 47, 48, 52, 53, 263
–, błędne koło	44
–, źródła	45

P

Papierosy	31, 87
Pisanie na klawiaturze	253
Pismo odręczne	253 i nast., 268
Pornografia internetowa	299 i nast.
Portale randkowe	305
Procesy mózgowe	116
– rozwojowe	245
Promienie rentgenowskie	31
Prywatność	129 i nast.
Przemoc	74
Przestępczość	138 i nast.
– internetowa	138
Przyjemność	94, 97
–, odczuwanie	40, 42
PSTD (zespół stresu pourazowego)	197 i nast.

R

Reklama	45 i nast.
Rezonans magnetyczny	87, 145
Ruch, brak	18, 261

S

Samotność	315, 321 i nast.
Seks	39, 294, 304

Seksting	295 i nast.
Sen	18, 271 i nast.
– i cukrzyca	289 i nast.
– i pamięć	287
Skype	323
Smartfon	10, 55, 71, 79, 80, 82, 83, 84, 115 i nast., 181, 182, 250, 277, 305, 317 i nast.
– a osiągnięcia akademickie	71
– w sali lekcyjnej	81 i nast.
–, poziom korzystania	78
–, rozprzestrzenienie w Niemczech	58 i nast.
Stalking	170
Stan flow	93 i nast.
Steve Jobs	123
Strach	42 i nast.
Stres	74, 150, 153, 155, 172
– ostry i przewlekły	152
Styl myślenia	76
– życia, zmiana	28
Szwajcarski scyzoryk czasów informatyzacji	55 i nast.

T

Tablet w przedszkolu	18, 237
– dla niemowląt	234 i nast.
Tablice interaktywne	330
Technologie cyfrowe	18
Technostres	156
Telefon komórkowy	17, 73, 187, 274 i nast., 277
– – w szkołach	60 i nast., 334 i nast.
Telewizja	8, 46, 47, 187, 261, 274, 328
– a rozwój dzieci	218
Test uwagi	76
Tłuszcz	44, 47
Toksyczność wynikająca z nadmiernego pobudzenia	151
Twitter	17, 59, 77, 124, 135, 136, 139, 146, 160, 167
Tycie	46

U

Uczenie się	244
Układ nagrody	36, 38, 39, 40, 49, 86, 94, 98

– –, spadek wrażliwości 42, 44
– odpornościowy 152
Uwaga 246 i nast.
Uzależnienie 38 i nast., 331 i nast.
– behawioralne 119
–, podatność 89
– od Facebooka 113 i nast.
– od gier komputerowych 92 i nast., 101
– od internetu 101 i nast.
– od smartfona 115 i nast.
– od substancji 119

W

WhatsApp 17, 167
Wielozadaniowość 62 i nast., 84
– medialna 63
– w polu widzenia 69
Wirtualna rzeczywistość 19
Wypadki samochodowe 191
Wzrost 30

Y

YouTube 66

Z

Zakazy korzystania z mediów cyfrowych 345 i nast.
Zespół stresu pourazowego (PSTD) 197 i nast.
Zmęczenie 278

Ż

Życie seksualne 18
Żywność 45 i nast.

Spis treści

Przedmowa	7
Wprowadzenie	15
Cywilizacja i choroba	15
Cyber-	19
Cyberlobby wywołuje cyberstres	20
Przeładowanie czy dyktat większości?	22
Dostrzeganie, zapobieganie i terapia	24
1. Choroby cywilizacyjne	27
Od myśliwych i zbieraczy do rolników	28
Nadwaga	32
Energia i nagroda	35
Uzależnienie i jedzenie	38
Uzależnienie od sernika, kiełbasek i czekolady	40
Uzależnienie jest silniejsze od strachu	42
Reklama	45
Zależność – mechanizm – konsekwencja	48
Wnioski	52
2. Smartfony w cyberprzestrzeni	55
Szwajcarski scyzoryk czasów informatyzacji	55
Wielozadaniowość i nieuwaga	62
Wielozadaniowość – zawsze i wszędzie	68
Granie zamiast myślenia	74
M-learning: smartfony w sali lekcyjnej?	81
Wnioski	84

3. Cyberuzależnienie — 86
Uzależnienia od substancji i inne — 88
Uzależnienie od gier komputerowych — 92
Uzależnienie od internetu i komputera — 101
Uzależnienie od internetu — 106
Uzależnienie od Facebooka — 113
Uzależnienie od smartfona — 115
Wnioski — 119

4. Big Data, Big Brother i kres prywatności — 121
Wielki Brat — 121
Terror – strach – inwigilacja — 124
Big Data i Deep Learning — 125
Koniec prywatności — 129
Przeklinanie szkodzi — 134
Manipulowanie dla dobra nauki — 135
Cyberprzestępczość: ofiara 2.0 i sprawca 2.0 — 138
Mówienie o sobie jest fajne! — 143
Wnioski — 147

5. Cyberstres — 149
Nagły wypadek — 150
Kiedy brakuje kontroli — 153
Technostres — 156
Stres ze smartfona — 158
Stresujący Facebook — 164
Cybermobbing i cyberstalking — 165
Wnioski — 172

6. Cyberlęk — 173
Lęki społeczne — 174
Nomofobia – lęk przed rozłąką z telefonem — 180
FoMO — 184
Empatia versus lęk — 191
Facebook jako pomoc w sytuacjach klęsk i katastrof — 195
Wnioski — 200

7. Cyberchondria 202
Skłonność do hipochondrii? 203
Eskalacja przez niewiedzę 205
Żeby szukać, trzeba wiedzieć 211
Wnioski 213

8. Cyfrowe dzieciństwo: pozbawione doznań zmysłowych i nieme 214
Doznania zmysłowe: chodzi o zależności 215
E-booki dla dzieci? 219
Naśladowanie: zmysły i ruch, od szczegółu do ogółu 226
Od (u)chwycenia do myślenia 229
Tablety dla niemowląt? 234
Wnioski 239

9. Cyfrowa młodzież: nieuważna, niewykształcona, nieruchliwa 242
Zdolność uczenia się i wiek 243
Uwaga – ważne, rzadkie dobro 246
Ekrany w edukacji? 253
Ekrany i brak ruchu 260
Wnioski 266
Epilog 268

10. Cyfrowa bezsenność 271
Korzystanie z mediów i deficyt snu 272
Zakłócacze snu: komórka i smartfon 277
Mechanizmy 283
Sen i pamięć 287
Sen i cukrzyca 289
Wnioski 291

11. Cyberseks 294
Seksting 295
Pornografia internetowa 299

Seks na życzenie	304
Wnioski	309
12. Cyfrowo depresyjni i samotni	**311**
Ekrany i depresja: wielość mechanizmów	312
Utrata empatii	315
Smartfony: ryzyko i działania niepożądane	317
Samotność, otępienie i śmierć	321
Wnioski	323
13. Co robić?	**325**
Uświadamianie	326
Przeciw uzależnieniom: ochrona czy techniczne przechytrzanie samego siebie?	331
Rozdawać?	334
Zrezygnować?	340
Zakazać?	345
Argumenty i kontrargumenty	352
Offline: luksus czy nuda?	355
Wnioski	357
Podziękowania	**360**
Ilustracje	**363**
Przypisy	**364**
Bibliografia	**389**
Indeks	**441**

SERIA **Kontrasty i kontrowersje**

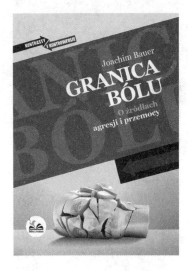

Joachim Bauer
GRANICA BÓLU
O źródłach agresji i przemocy

Zygmunt Freud uznał, że agresja jest jednym z ludzkich popędów, i tym samym uczynił ją swego rodzaju mistyczną siłą. Konrad Lorenz widział w niej wyraz „tak zwanego zła" w ludzkiej naturze.

Bez agresji ludzkość by nie przetrwała, jak przyznaje autor Granicy bólu – ale założenia Freuda i Lorenza są błędne. Agresja jest czysto neurobiologicznym fenomenem i nie ma w sobie nic z mistyki. Darwin za najsilniejszy z ludzkich popędów uznał potrzebę przynależności i skłonność do zachowań społecznych. Odkrycia współczesnej neurobiologii przyznają mu rację. Ostracyzm, brak akceptacji, piętnowanie odmienności i ignorowanie zasady równych szans to poważne przyczyny agresji zarówno w wydaniu indywidualnym, jak i grupowym.

Najskuteczniejsze środki zapobiegające agresji i przemocy to zdrowe więzi, dobra edukacja i świadome wychowanie. Jeśli nie chcemy dopuścić do tego, by nasza planeta legła kiedyś w gruzach, powinniśmy poważnie potraktować najnowsze odkrycia neurobiologów.

SERIA **Kontrasty i kontrowersje**

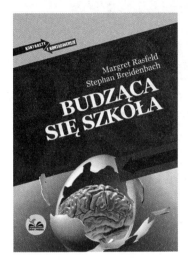

Margret Rasfeld,

Stephan Breidenbach

BUDZĄCA SIĘ SZKOŁA

Dlaczego dzieci po przekroczeniu szkolnego progu z czasem tracą ochotę do nauki i przestają zauważać bogactwo otaczającego je świata? Dlaczego rozpoczęcie edukacji dla wielu z nich oznacza utratę spontaniczności i otwartości na współpracę? Co sprawia, że szkoła staje się dla nich symbolem przymusu, konieczności zaliczania życiowych etapów, których znaczenia z reguły nie rozumieją i z którymi się nie identyfikują?

Współinicjatorzy niemieckiego projektu edukacyjnego „Budząca się szkoła" – prof. Stephan Breidenbach i dyrektorka berlińskiej szkoły Margret Rasfeld – uważają, że tę sytuację można zmienić. W książce „Schulen im Aufbruch" (tytuł niemieckiego wydania, Kösel-Verlag, Monachium 2014) udzielają odpowiedzi na powyższe pytania i opisują szkołę, w której uczniowie sami przejmują odpowiedzialność za tempo uczenia się i kolejność przerabianych tematów. Rozbudza to w nich silne poczucie sprawczości, odpowiedzialności za własny sukces edukacyjny i odwagę w stawianiu czoła życiowym wyzwaniom.

SERIA **Kontrasty i kontrowersje**

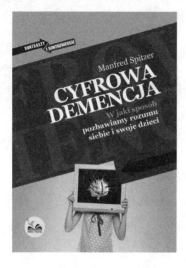

Manfred Spitzer

CYFROWA DEMENCJA

W jaki sposób pozbawiamy rozumu siebie i swoje dzieci

Bestseller na liście czasopisma „Der Spiegel" w kategorii książek popularnonaukowych.

Życie bez komputera, smartfona czy internetu obecnie jest już niemożliwe. Dzieci i młodzież spędzają dziś w świecie cyfrowych mediów ponad dwa razy więcej czasu niż w szkole. Skutkami są zakłócenia rozwoju mowy, problemy z nauką i koncentracją, stres, depresja i narastająca gotowość do stosowania przemocy fizycznej.

Cyfrowa demencja to określenie, którego przed kilkoma laty użyli południowokoreańscy lekarze do opisania symptomów chorobowych – zarówno psychicznych, jak i fizycznych – będących skutkiem niekontrolowanego korzystania z mediów cyfrowych. Renomowany niemiecki psychiatra i neurobiolog, Manfred Spitzer, daje w swojej książce szczegółowy wgląd w istotę i przyczyny tego zjawiska. Naukowiec z całą stanowczością wzywa rodziców do ograniczenia czasu poświęcanego przez dzieci na cyfrową rozrywkę, aby uchronić je przez popadnięciem w cyfrową demencję.

SERIA **Kontrasty i kontrowersje**

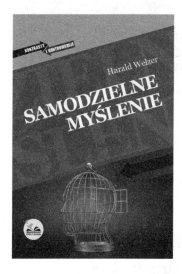

Harald Welzer

SAMODZIELNE MYŚLENIE

Jaka przyszłość czeka naszą cywilizację? Najwyższy czas, by każdy z osobna zadał sobie to pytanie i zastanowił się, co możemy zrobić już dziś, żeby wizja przyszłości znów stała się obietnicą a nie zagrożeniem. Autor, Harald Welzer, znany niemiecki psycholog społeczny prezentuje bezwzględną analizę społeczeństwa zakażonego wirusem totalnej konsumpcji i politycznego paraliżu. Jednocześnie Welzer pokazuje wiele konkretnych i intrygujących sposobów pozwalających każdemu z nas stać się politycznie aktywnym obywatelem i poważniej traktować siebie i własne interesy. Okazuje się, że pierwszy krok wcale nie jest taki trudny – wystarczy zacząć samodzielnie myśleć!

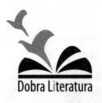

Dobra Literatura – wydawnictwo i księgarnia internetowa

Literatura oparta na faktach, beletrystyka, publicystyka popularnonaukowa oraz poradnikowa z dziedziny psychologii.

Znajdziecie u nas książki, które warto przeczytać, które inspirują i dają do myślenia, pozostawiając po sobie cenne ślady.

Zapraszamy do wspólnej wędrówki!

Książki wywołujące burzę emocji
www.dobraliteratura.pl